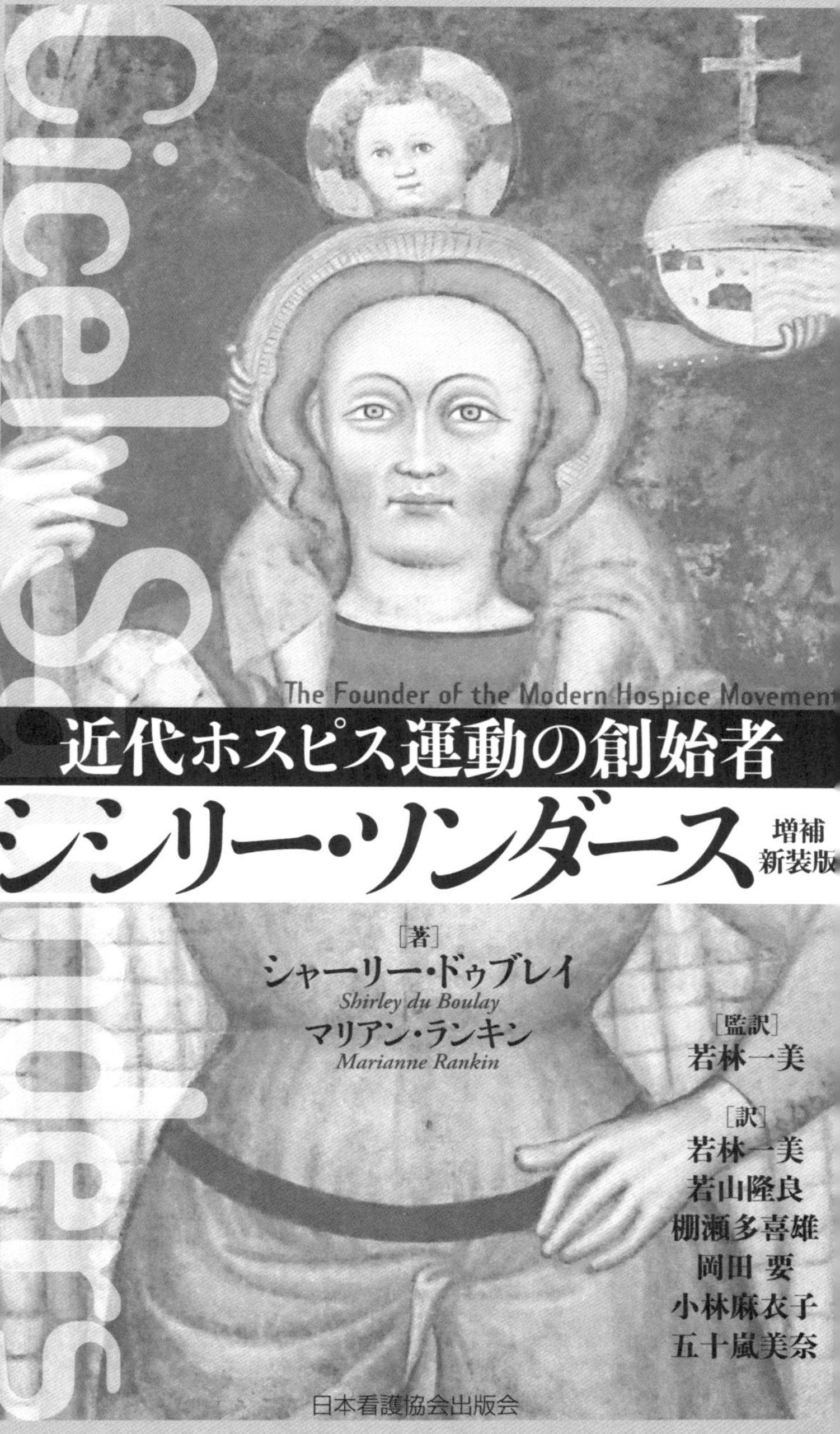

The Founder of the Modern Hospice Movement

近代ホスピス運動の創始者

シシリー・ソンダース

増補新装版

［著］
シャーリー・ドゥブレイ
Shirley du Boulay
マリアン・ランキン
Marianne Rankin

［監訳］
若林一美

［訳］
若林一美
若山隆良
棚瀬多喜雄
岡田 要
小林麻衣子
五十嵐美奈

日本看護協会出版会

CICELY SAUNDERS
The Founder of the Modern Hospice Movement

By Shirley du Boulay
Updated, with additional chapters by Marianne Rankin

表紙カバー写真 （聖クリストファー）
Fondazione Salvatore Romano, Firenze, Italy
画像提供：Kotomi Yamamura

左ページ：シシリー・ソンダース写真
画像提供：St Christopher's Hospice

本文中の聖書の文言は一般財団法人 日本聖書協会 新共同訳に準拠した

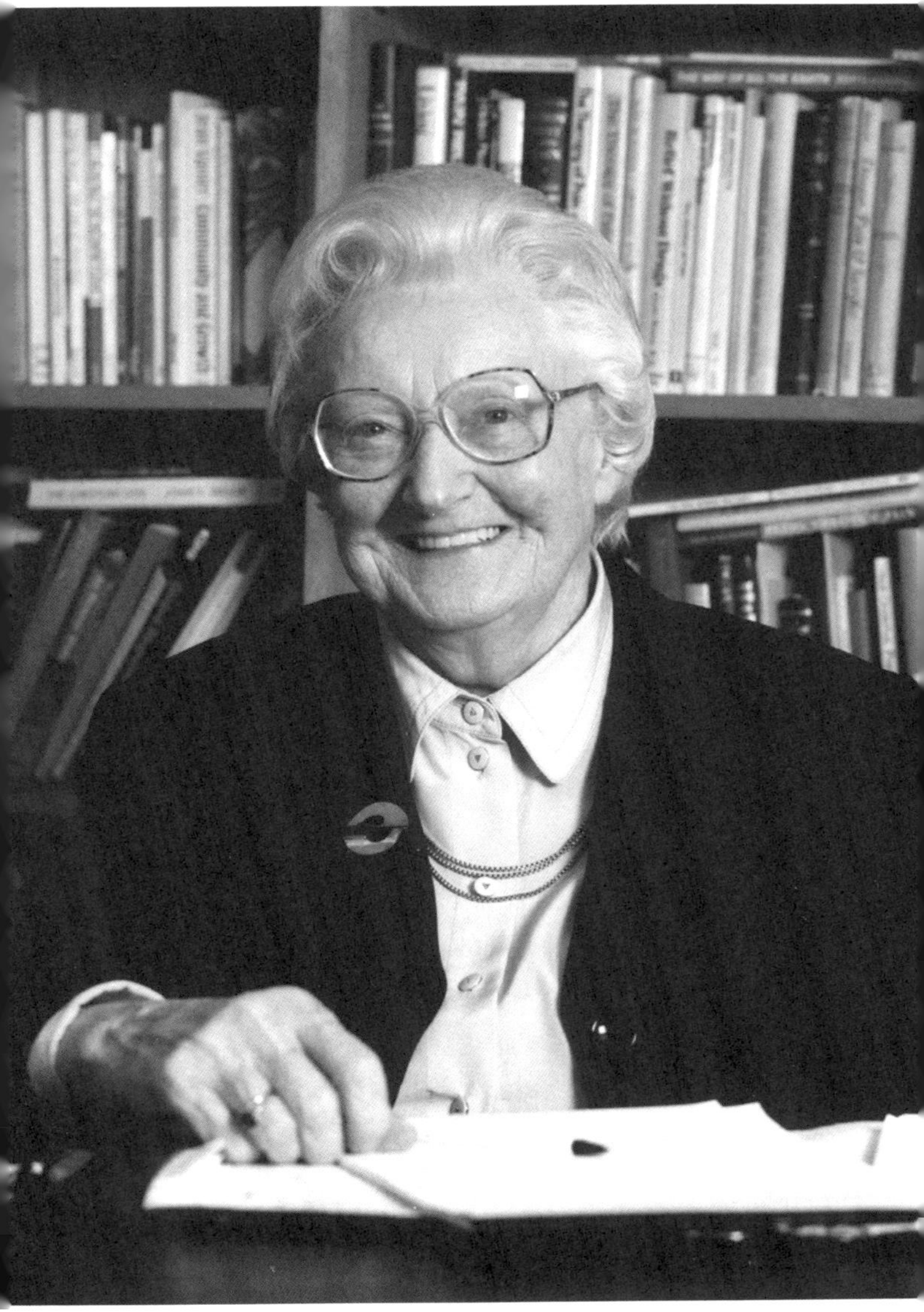

日本のみなさんへ

この本は、世界で初めての〈臨床と教育的目的をもったホスピス（research and teaching hospice）〉が出来上がるまでの記録です。私個人の話としてではなく、今日、世界的に広まったホスピス運動の起こりとして読んでいただきたいと思います。患者こそが主人公であり、ホスピス運動の真の創始者なのです。

日本の読者の方たちも、きっと重い病気に苦しんだ自らの患者や友人の方たちへと思いを馳せることでしょうが、彼らの足跡から、その人たちの置かれていた状況ばかりでなく、限りない勇気にも目を向けていただきたいと思っています。

様々な国で、その国情にあったやり方のホスピスや疼痛緩和が取り組まれています。日本でも、既にホスピス運動の種がまかれているわけですが、ぜひこの考えが、治療やケアの概念の中に広く取り入れられるようになることを望んでいます。

ホスピスの古典的な意味解釈の中には、〈旅人の休息所〉というものがあります。ホスピスチームと出会うあらゆる患者や家族は、たとえその人たちがそのとき、家にいようと、施設であろうと、また病院の専門家グループとしてその人たちに出会おうと、とにかくその人固有の旅の途上にあるのです。

ホスピスチームのスタッフは、専門家としての技術の習得に励むのと同様、自らの人間の全存在をかけ、いかなる援助が可能なのかを考えなければならないでしょう。セント・クリストファー・ホスピス設立のきっかけとなったポーランド人の患者、デヴィッド・タスマは、二つのとても大切な言葉を言い遺してくれました。

「あなたの家の窓になろう。」

「私は、あなたの頭と心の中に存在するものとなりたい。」

死の床にあった彼は、お互い同士があらゆる情報を共有し、心情を理解し、友情を高める、といったことに対して、寛容であるべきだと訴えていました。日本の方たちが、こういった声を受け止め、よりよい医療をめざされますように。果てしない旅は続きます。

一九八八年一一月一〇日

シシリー・ソンダース

はじめに

シャーリー・ドゥブレイによるデイム・シシリー・ソンダースの伝記に新たな章を書き加えることになり、二人の女性——著者シャーリーとその対象となったデイム・シシリーの働きに焦点を当てることができたことは光栄である。この本を読んだ直後に、デイム・シシリーの最後の二〇年について知りたくなり、シャーリーに書いてもらえないかと提案した。しかし、彼女は別の伝記に集中しているときであり、代わって私に書くよう勧めてくれた。恐れ多いと思いながらこのお話を引き受けたが、そのときからシャーリーはおおいに支えとなってくれた。しかし、何か不適切なことがあるとすれば、それは私の責任である。

二〇〇五年にデイム・シシリーが亡くなり、新聞で多くの死亡記事を目にするまで、私は彼女の偉大な功績に気づかなかった。私自身も地元のホスピスで何年もボランティアをしてきたが、多くの仲間がそうであるように、この働きがどのようにして始まったのかなどということに思いを寄せることはなかった。シャーリーのすばらしい本は、私の目を開いてくれた。何という物語であろうか。引き裂かれるような別れの痛みが、二〇世紀の偉大な成果である近代ホスピス運動の始まりになっていくのである。シシリーは一九八四年に出版された自身の伝記を喜んでいた。シャーリーにはたくさん話をし、日記を隅々まで読むことを許しながら、本書の校正は事実関係のみにとどめ、著者の洞察を変えようとすることはなかった。この本によって、シシリーは世界に注目されるようになった。

そして、シシリーはそれからさらに二〇年間、活動的な人生を送った。余生を悠々自適に楽しむこともできただろうが、そのようなことはしなかった。セント・クリストファー・ホスピスは常に世界中の模範となって運営されていたし、彼女はその功績によって知られる存在となっていたのである。彼女は、死にゆく患者と家族に、なぐさめをもたらした。〈ホスピス〉という、今では特記記事がなくても使われる言葉、死にゆく人の身体的、社会的、精神的、そして霊《スピリチュアル》的痛みへの包括的ケアを通じて。そしてこの運動は、医療システム全体の医師と患者の関係を変化させるきっかけにもなった。

私は、とうに通常の退職年齢に達していながら、まだ多くをなすことになる一九八〇年代中頃から、シシリーの物語を取り上げる。

マリアン・ランキン

目次

主な登場人物

アーンショー＝スミス、エリザベス……セント・クリストファー・ホスピスのソーシャルワーク部部門長。

アミュルリー卿……自由党の党内幹事で、老人病学者。セント・クリストファー・ホスピスの初代副施設長、後に施設長を歴任。

アントーニ　→ミチュニヴィッチ、アントーニ

ウイナー、デイム・アルバーティーン……保健省主任技官。後にセント・クリストファー・ホスピスの副医療部長、会長、施設長を歴任。

ウイランズ、ヘレン……セント・クリストファー・ホスピスの病棟看護師長、総看護師長を歴任。

ウエスト、トム……セント・トーマス病院医学校の同級生。セント・クリストファー・ホスピスの副医療部長、医療部長を歴任。

ウエスト、ベティ……シシリーの友人。

ウォールド、フローレンス……イェール大学看護学部部長。アメリカで行われたシシリーの講演を聞き、親交を結ぶ。

ウォレス、ジャック……事務弁護士。セント・クリストファー・ホスピスの初代理事。

ウォン、オリーヴ……エディンバラ女子神学大学長。ホスピスの精神的基盤について示唆を与える。

エドワーズ、ミュリエル……キング・エドワード病院基金看護部門スタッフ。後にセント・クリストファー・ホスピスの初代理事、事務局長を歴任。

ガードナー、リリアン……ソンダース家の使用人。一家の家事一切の取り仕切りを任される。

カーニー、クリスティン……シシリーの個人秘書。

ガルトン、ヴェレナ……セント・クリストファー・ホスピスの総看護師長。

ガルトン、バーバラ（G夫人）……セント・ジョセフ・ホスピスの長期入院患者。シシリーの友人。

クラグスブラン、サム……アメリカ・コロンビア大学臨床准教授。セント・クリストファー・ホスピスの顧問、後に「ビジター」を歴任。

スウィーツァー、カールトン……スローンケタリング記念病院のチャプレン。シシリーと親交を結ぶ。

スティール、ジョーン……セント・クリストファー・ホスピスの病棟看護師長。

ステュワート、ハロルド……セント・メアリー病院薬学部長、教授。シシリーの父親の友人。シシリーに痛みの研究をするように勧める。

スミス、ジャスティン（ピーター）……建築家。セント・クリストファー・ホスピスの設計者。

ソンダース、クリストファー……シシリーの弟。セント・クリストファー・ホスピスの初代理事。

ソンダース、クリッシー……シシリーの母。

ソンダース、ゴードン……シシリーの父。不動産業を営み、成功する。

ソンダース、ジョン……シシリーの弟。

ソンダース、デイジー……ゴードンの姉で、シシリーの伯母。シシリーと兄弟が幼い頃、母親代わりに面倒をみる。

ダイアマント夫妻……ソンダース家の古くからの友人。シシリーの父母の別居後、父の面倒をみる。

タスマ、デヴィッド……セント・トーマス病院の患者。シシリーの最初の恋人。セント・クリストファー・ホスピス設立のきっかけとなる。

タナー女史……ローディーン校の寮母。後にセント・トーマス病院の寮母。シシリーの相談相手。

デヴィッド　→タスマ、デヴィッド

ドレイク、マッジ……シシリーの友人。セント・クリストファー・ホスピスの初代理事。

トワイクロス、ロバート……セント・クリストファー・ホスピスの臨床薬理学研究医。後にサー・マイケル・ソーベルハウスの医療部長。

ナイト、フレドリック……シシリーの母方の祖父。

ナッタール、ペギー……元・看護師で『ナーシング・タイムズ』の編集者。シシリーの友人。

パークス、コリン・M……セント・クリストファー・ホスピスの精神科医で、著名な研究者。

バーチ、ロゼッタ……シシリーの友人。セント・クリストファー・ホスピスの初代理事。

バトラー、C・V……セント・アン・カレッジの恩師。経済学者。

バレット、ノーマン（ペースティ）……セント・トーマス病院の外科医。シシリーに医師になることを勧める。

ファッジオリ、ダニエラ……マリアンの子どもで、シシリーの義理の娘。

フォード、ギリアン（ギル）……厚生省医療局副局長。後にセント・クリストファー・ホスピスの研究部長となる。シシリーの友人。

ブフーズ＝ジスコ、ポール・マリアン……ポーランド出身の画家。シシリーの夫。

ベインズ、メアリー……セント・クリストファー・ホスピスの内科医。

マウント、バルフォア（バル）……モントリオールのロイヤル・ビクトリア病院の外科医、腫瘍医。「シシリーの息子たち」の一人。

マクナルティ、バーバラ……セント・クリストファー・ホスピスの病棟看護師長。

マリアン　→ブフーズ＝ジスコ、ポール・マリアン

ミチュニヴィッチ、アントーニ……セント・ジョセフ・ホスピスの患者。シシリーの二番目の恋人。

モンロー、バーバラ……セント・クリストファー・ホスピスの死別サービスおよびソーシャルワーク部部門長。

ラマートン、リチャード……セント・クリストファー・ホスピスの医師。

ラムジー……セント・クリストファー・ホスピスの患者。闘病日記を遺す。

ラン、レナード（レン）……セント・クリストファー・ホスピスのチャプレン。

ラント、エヴァレッド……ロンドン教区ステップニー補佐主教。セント・クリストファー・ホスピスの初代「ビジター」。

リード、ブルース……キリスト教慈善活動のコンサルタント。ホスピスの開設に協力する。

リード、ベティ……アルモナー協会の教官。後にセント・トーマス病院のソーシャルワーカー長。

ルイー……セント・ジョセフ・ホスピスの長期入院患者。シシリーの友人。

ローズマリー……ロゼッタ・バーチの娘。シシリーの名づけ娘。シシリーの晩年の世話をする。

関連年表

＊はホスピス関連事項

一九一八年六月二二日　シシリー誕生
一九四〇年　ナイチンゲール看護学校入学
一九四五年　トレボーンにて回心の体験
一九四七年　セント・トーマス病院に勤務（アシスタント・アルモナー）
一九四八年　セント・トーマス病院でデヴィッドとの出会いと死
一九五一年　セント・トーマス病院医学校入学
一九五七年　医師免許取得
一九五八年　セント・メアリー病院で痛みの研究開始／セント・ジョセフ・ホスピスに赴任
一九六〇年　セント・ジョセフ・ホスピスでアントーニとの出会いと死
一九六一年　父ゴードン死去
一九六三年　マリアンと出会う
一九六六年　＊厚生省にホスピス開設を申請
一九六七年　＊セント・クリストファー・ホスピス開設
一九六八年　母クリッシー死去
一九六九年　イェール大学から名誉科学博士号を授与される／＊在宅ケアサービス開始
一九七三年　＊研修センター開設
一九八〇年　デイムの称号を授与される／マリアンと結婚
一九八一年　テンプルトン賞の受賞
一九八六年　オックスフォード大学とケンブリッジ大学から名誉博士号を授与される
一九八九年　メリット勲章の受章
一九九一年　＊デイケアセンター開設
一九九五年　マリアン死去
二〇〇二年　＊シシリー・ソンダース基金（現シシリー・ソンダース・インターナショナル）設立
二〇〇五年七月一四日　シシリー死去
二〇一〇年　＊シシリー・ソンダース緩和ケア協会開設

Chapter 1

労苦なくして結実するものなど存在しない。

――ヘンリー・マダサナス

Chapter 1

少女時代――不仲だった父と母のはざまで

バーガーズドープ[*1]、一九〇〇年一月二七日

今朝七時から一〇時まで大佐と共に過ごしたが、病状は悪化の一途をたどり、うわ言も口走るようになった。彼の口ぶりは、全く見ていられないほどであった。「もう港には着いたか」などと聞かれたこともあったが、彼は港のすぐそばにいるはずだし、その旅路もほとんど終わりに近づいているとしか思えない。また別のときに、「君のことを感じたい。触らせてくれ、お願いだ」と言いながら、そのしわだらけの手で私の顔を挟み込むように触ったりする。また突然に、きっと妄想の中で誰か

＊1　南アフリカ共和国東ケープ州の街。

大切な人と共にいると思い違えたのだろう、「キスをしてくれ。さあ、お願いだ」とも哀願された。私が彼にキスをすると頰から涙がこぼれ、子どものように泣き始めた。こちらも思わずもらい泣きしそうになったが、辛うじて抑えた。腕をさすってやると、再び静かに眠り始めた。神様、どうかこの哀れな重病人を、家で待つ愛する人々のもとへ導いてあげてください。

致命傷を負い、死の床にある男性の最期のときを描いたこの心揺さぶられる文章は、フレドリック・ナイトの日記からの引用である。フレドリック・ナイトは南アフリカへの初期移民の一人で、この日記は彼の村がボーア人の占領にあった年に書かれている。ナイトはやさしく魅力的で、また美男子であった。彼は〈人を殺すことよりも、ケアをすること〉を好み、遠くから彼の助言を求めてやってくる人々に思いやりの心を示していた。そういった彼の人柄は、その孫娘、シシリーに受け継がれていくことになる。シシリーは、それから五〇年以上の後、末期や死に対する医療者の意識革命を行い、末期患者の尊厳を保つことに惜しみなく力を注いだ。

フレドリック・ナイトはバーガーズドープで店を経営していたが、商売のほうは彼のやさしさと他人への思いやりのためにあまり儲かっていなかった。他人を思いやるがため、掛け売りをしすぎて商売は失敗した。また、突発したボーア戦争[*2]も不景気に拍車をかけた。

二人の息子と一人娘のクリッシーが生まれたのは、こうした困難の最中であった。家族はそれでも妻のおかげでどうにか暮らしをたてていた。彼女は、自分の一族がかつて幸福だった時代（ないしは、少なくとも今以上には社会的に認められていた時代）を記録した家族史の文書を大切に保存していた。それらを見て自分自身を慰めるために。

例えば、彼女の先祖の一人であるサー・ジョン・ストロードが、チャールズ一世[*3]の御乱心事件を通じて有名になったことなども、こうした文書を見るにつけ思い出すことができる。この事件は、サー・ジョンと八人の議員が、時の君主が要求した税金引き上げに反対したことに端を発している。そのことに腹をたてた王が議会に乗り込んできたのだが、議会側は事前にそのことを知っていて、誰もそこにいなかった。この事件をきっかけに、イギリスでは支配君主は通報なしに庶民院に入ることが禁止された。

こうした昔の思い出は、以前はこの妻を喜ばせはしたものの、時が経ち生活が苦しくなるにつれて、役に立たなくなった。彼女は次第にイライラが目立ち始め、ついには相

*2　イギリスとオランダ系ボーア人が南アフリカの植民地化を争った戦争。

*3　イングランド、スコットランド、アイルランドの王（在位一六二五〜一六四九年）。イングランド議会と課税や宗教政策をめぐり衝突したため、議会を長期にわたり閉会し、専制政治を行う。一六三七年にイングランド国教会の祈祷書をスコットランド長老派教会に強制導入したため、スコットランド側と一線を交えた（主教戦争）。戦争資金調達のためにイングランド議会を再開するが、イングランドとアイルランドも巻き込んで内戦が生じた（ピューリタン革命）。イングランドでの裁判の結果、有罪となり、一六四九年に処刑された。

当ひどい神経衰弱になってしまう。クリッシーが一三歳になったとき、家族は負け犬のようになってイギリスに戻ってきた。

大人になったクリッシーに対する人々の印象は、人によってかなりの開きがあった。彼女を、やさしく思いやりに富み、魅力的で、またかわいく、愛すべき人物だと考える人がいる一方、浅はかで怒りっぽく、欲張りだとみる人もいた。彼女はエレガントでスラッとしており、着ている服のセンスもすばらしく、〈小さいことも気にかかり、自分のやったことはすべてに完璧でないと気が済まない〉完全主義者でもあった。生きることにあまり器用ではないこの人物については、とてもいじらしい感じがする。彼女の強ささえも、自己挫折の原因に結びついていった。観察力にたけたシシリーのある友人は、クリッシーのことを〈何事にも完璧にこなす、驚くほどやさしい控えめな人〉と称している。

結婚相手のゴードン・ソンダースは、彼女とは正反対の人物だった。彼女が暗いとすれば、彼は明るかった。彼女がもろく壊れそうであるのに対し、彼は力強かった。心も広く活発、仕事もバリバリ行い、大きく力強い、時に尊大な感じすら受けるほど、彼は実にバイタリティに富んだ男性だった。元気で誠実で、皆を力づけるような人物であった。しかしこうした外向的な性格は、必ずしも皆に好まれたわけではない。彼のその後の人生を知るある人は、彼のことを「横柄で上昇指向、退屈で、常に何か目新しいものを必要としているような人物だった」と評している。

ゴードンの傷つきやすい性格は表面にはあまり出なかったが、シシリーは彼が傷つきやすく、すぐ落ち込むことを知っていた。ゴードンは現在の地位を確保するために、自分の本心をみせようとしなかった。しかしそのため、彼の情緒は不安定でもあった。

ゴードンの父親は、まだカメラが出始めの頃、イートン、オックスフォード、ケンブリッジなどイギリス各地に写真館のチェーン店をもっていたことから、ゴードンと同じくビジネスにたけた人であったことは疑いない。父親は二度結婚している。ゴードンは一七人の子どもたちの中で一番下で、最も頭の良い子だった。父親はゴードンが一歳になるかならぬかの頃に亡くなり、財産はすぐになくなった。「盗られたか、無駄使いしたのだ」と孫の一人は言っている。実際の話、年長の子どもたちの中で、父親と同じように家業を切り盛りしていけるだけの才覚を持ち合わせた者はいなかった。ヴィクトリア朝水彩画の才能があった妻は、そのほとんどの時間を絵を描いて過ごしていた。福祉の制度がまだ整っていなかった当時、たくさんの子どもを抱えた未亡人に対して世間ができることは、せいぜい心の中で同情するぐらいのものだった。

一〇代前半になったゴードンは、どうにか金銭的な工面をつけてもらい、ウィルトシャー州にあるダントシーズ農業学校に行かせてもらうことができた。学生時代、彼はすべての学校活動に参加し、狩猟に出掛けたり、蛾を探しに深夜こっそりと外出するなど、そこでの二年間は実にすばらしいものであった。卒業する前に、彼は一家を何とか再興しようと決心する。第一次世界大戦が勃発する直前のことである。

ゴードンは学生時代にくるぶしを痛め、完治する見込みもなかったので、徴兵されることもなかった。そこで、彼は職を探す必要があった。資本もなく始められ、その上、儲かる職である。ダントシーズ校での養成課程が彼にとって良いバックグラウンドとなり、不動産屋に勤めることに決め、まず夜学に通った。ギディ・アンド・ギディ社にしばらく勤務の後、一九一六年にはジョン・D・ウッド社に共同経営者として参画することになる。当時の共同経営者は八人で、会社は主に高級不動産市場を扱い、既に十分な土台の上に成功を収めていた。商売のほうは着々と進んでおり、仲間たちはゴードンを喜んで迎え入れた。

ゴードンのことをシシリーは〈海賊のようによく働く人〉と称しているが、この意見には同僚たちも賛成したことであろうと思われる。ゴードンは不動産の値打ちを見極める才能に恵まれ、自分がすべきことをやり通す意志力も備えていた。ジョン・D・ウッド氏とゴードン・ソンダース両者の関係は完璧なほどうまくいっていたこともあり、彼の仕事は順調そのものだった。三〇年にわたってゴードンは共同経営者のトップとして、グロブナー＊4のような広大な土地の商談や、騰貴《とうき》を見込んだ上で物件を買い、大成功を収めるなどの活躍をしている。そして何よりも、彼は当初の目的、即ち、金を儲けるといった目的を実現させている。成功を互いに祝い、喜び合った日、ゴードンは共同経営者の一人に、喜びに満ち満ちた顔でこう言っている。「僕たちは単なる金儲けの仕事をしたんじゃないぞ。楽しみながら金を儲けたんだ！」

第一次世界大戦の始まる直前、ナイト家とソンダース家は北ロンドンで出会うことになる。両家ともに社会的に一度没落するという体験を経ていた。そういった状況から脱け出ようとするゴードンの積極性と意志力の強さといったものは、どうしてよいかわからずにいたナイト家にとっては魅力的なものに映ったのだろう。クリッシーの母親は、娘をソンダース家へ嫁がせようと大変な努力をした。そのかいあってか、クリッシーははじめのうちこそ嫌がっていたが、三度目のプロポーズでついに結婚を決意する。ゴー

＊4　現在は、ロンドン屈指の高級住宅街であるメイフェア地区、ベルグラビア地区周辺。

ドンは後に、「勝算はなかった」と述懐しているが、断られることで彼は闘志を燃やしていった。

ゴードンのような外向的、感情的な男性が、陰謀をたくらむようなクリッシーの母親に対して抵抗する勇気をもたなかったはずはないのだが、彼はビジネス以外の世事には疎く、自分はうまく世渡りできないのではないかと思っていた。彼は当時二二歳、一六人の兄弟姉妹に囲まれて育ち、自分にとって必要な人間はすべて身のまわりにいて、世間知らずであった。その上、クリッシーは困難な状況をかかえており、美人でもあった。そんな二人が婚約する。

婚約期間は四年、当時としてはこの程度の期間は別にめずらしいものではない。ゴードンは、家庭を築く前に何とか仕事のほうで一人前になっておきたいという気持ちもあった。しかし後に彼はシシリーに、結婚する段階ではクリッシーに哀れみのようなものを感じており、そのためにも結婚を取り止めることなどできなかった、と言っている。それがいかに立派な心情とはいえ、哀れみといったものは結婚の土台となりうるようなものではなく、結婚後、種々の問題に直面する。ゴードンとクリッシーは愛し合っていたとはいえ、やはり何の問題もなく楽しく一緒に暮らせるような二人ではなかった。

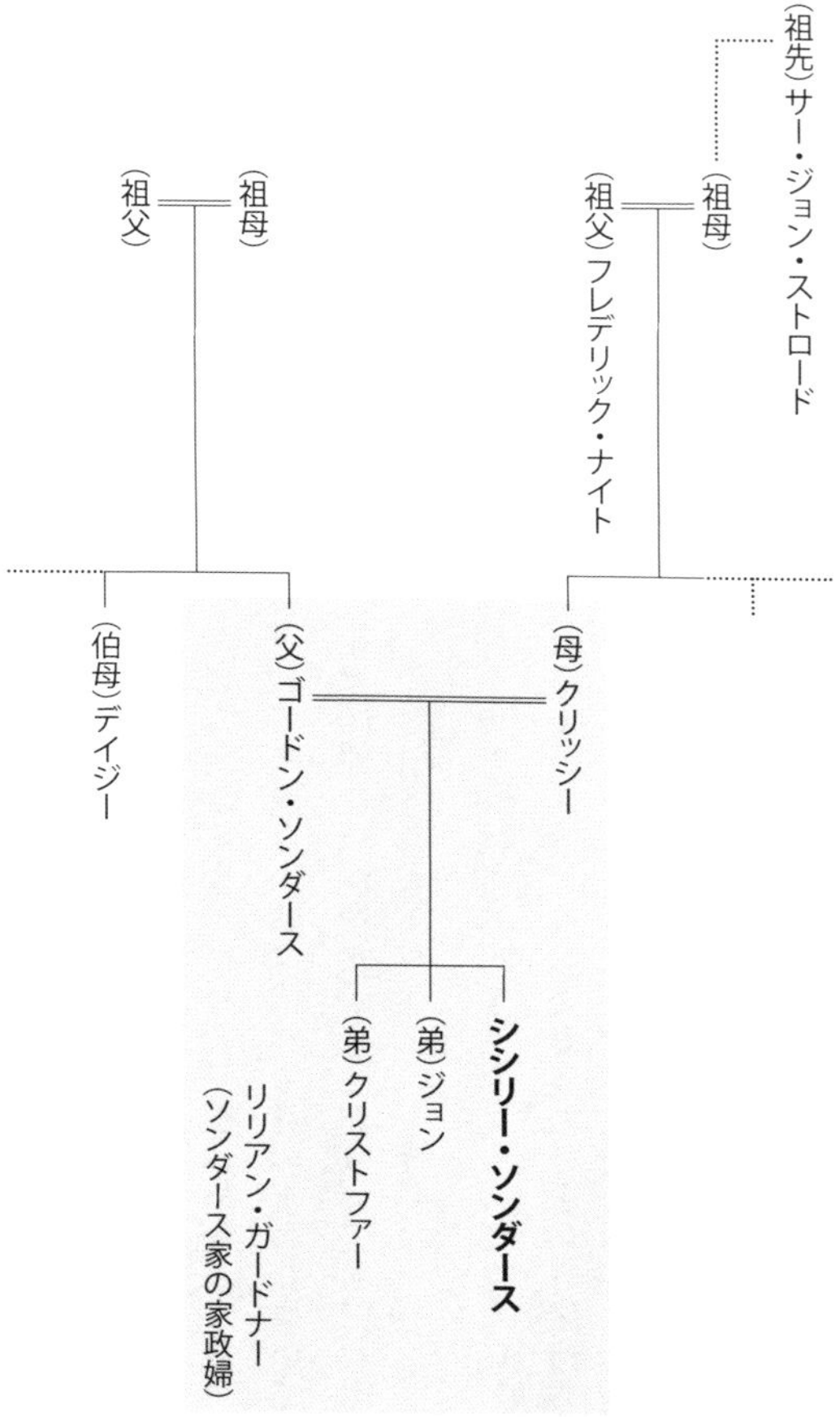

fig.1
ソンダース家の家系図

二人の間には三人の子が授かった。シシリーはその最初の子で、一九一八年六月二二日生まれである。シシリー・メリー・ストロード・ソンダースと名づけられた。ストロードは一七世紀の有名な祖先を記念してのものである。シシリーに続いて、一九二〇年にはジョンが、その六年後にはクリストファーが生まれている。ゴードンとクリッシーは、一緒に暮らしていた二八年の間、ロンドン北部のバーネット区*5に住んでいた。その街で移り住んだ家をたどってみると、ゴードンがその間、資産を徐々に増やしていたことがわかる。最初の家はリンデンロッジにあり、よくあるような郊外の家であった。その後、一九二二年にモンケンホルトに移り、ハドリー・グリーンにある大きな家に引っ越した。ここで二人は、一九二〇年代当時の中流階級の夫婦としてはめずらしくないことではあるが、召使いを雇い始める。この後、子どもたちの思い出に残っているのは、乳母や雇い人など誰かが必ずクリッシーのまわりにいて、彼女の手助けをしているような光景ばかりである。クリストファーが生まれると、雇い人の数はさらに増えた。

シシリーは幼稚園に通い始める。幼稚園は彼女のお気に入りであったが、その後通うことになる学校のほうはどうも好きになれなかった。学校へは何人かのほかの女の子と一緒に馬車に揺られて通ったが、いつも家に戻るときには悲しさに打ちひしがれ、何と

*5　ロンドン北部にあるロンドン市の区の一つ。ロンドン郊外の高級住宅地。

か皆から逃げ出したい気持ちで一杯だった。彼女は人気者というわけでもなく、またそれをどうすることもできなかった。この原因は、もしかすると彼女の背の高さにあったのかもしれない。当時、彼女は同い年の女の子と比べて随分と背が高かった。さらに、彼女の頭の良さは既に皆の中で抜きん出ていたが、このことはほかの子どもたちにとっては面白くないことだったのだろう。

「こんな状態は好ましいものではない」と両親は判断し、シシリーは一〇歳のときにイギリス南東部のシーフォードにある全寮制の学校に入れられることとなる。ここで彼女は、洗練もされておらず恥ずかしがり屋の子たちに囲まれ、おしゃべりがすぎて注意されるなど、常に問題を引き起こしている。しかし、寮母が理解者となってくれた。その人の名はデイジーという。シシリーにとっては父方の伯母で、名づけ親でもあるデイジーは、シシリーの人生において重要な人物である。彼女はシシリーが困っているとき、さりげなく助けてくれるような人であった。シシリーは時に病気もしたが、そんなときもデイジーは必ずベッドの脇に現れ、見舞っている。シシリーがそこにいたのは四年であったが、実に幸福な日々であったといえよう。

シシリーが一四歳になる前に、ゴードンはどうも娘の才能が十分に生かされていないと感じ、ブライトンのそばの全寮制の上流女子校、ローディーン校に転校させる。シシリーは、この父親の独断と横暴に対して猛烈に怒った。「父はこのことについて、私に一言の相談すらしませんでした。一四歳になるというのに、私はまだ父のお気に入りのおもちゃのように扱われていたのだと思わずにいられませんでした。」情けなくて、寂しくてならなかった。学校にも行きたくなかった。学校に行くのがあまりにも嫌で、通学列車でいくことを拒絶していたので、車で行っていた。ある学期に、その車が動かなくなったが、通学列車を使うことで学校に対する恐怖心をもたないようにと、ほかの車をわざわざ手配したこともある。

シシリーは、シーフォードから一緒にローディーン校にやってきた唯一の友だちをも失うはめになった。二人は部屋を共有していたが、当時の決まりであった消灯後の無駄口禁止条項に引っかかり、即座に別々の部屋に入れられてしまったからである。シシリーは実に恥ずかしがり屋で、一学期中ずっと、午前中の休み時間に飲んでもよいココアを一度も飲んだことがないほどだった。そうしたココアを誰かと一緒に気軽に飲めると感じられるようなグループがなかったからである。そうした中、聖歌隊に交って歌えば自分のいる場所があるということで、チャペルだけが彼女の安心できる場所だった。

二〜三年後に起きた些細な出来事をきっかけに、シシリーの悲しみの毎日は変化をみせ始める。「ある人が私の物を盗んだのです。金でできた飾りが入った小包みが着いているはずだったのになかなか来ないので、その旨、家に手紙を書いたのです。そこで父は寮母に手紙を出し、その結果、ある女の子が盗んだということがわかりました。そんなことを言い合えるような友だちがいなかったのも一因ではありますが、理由はとにかく、私はこのことについて誰にも何も言いませんでした。それでその子の両親も寮母も私を非常に思慮深いとして、とても喜び、ほめてくれました。実際のところ、そんなこんなで私はその子と友だちになりました。彼女自身も私と同様、いったい全体どうしたらいいかわからない寂しさで一杯の女の子だったのです。」

これがきっかけだった。このときを境に、彼女の中で何かが変わった。彼女は副級長となり、その少し後に寮長へと急成長した。この役目を仰せつかるに際しては、内心では心配だった。というのは、前任者は大変な人気者で、遊びもスポーツも何にでもたけていた生徒だったからである。彼女はこのことが本当に心配で、前の寮母のメランビーに手紙で相談した。メランビーはローディーン校における彼女の数少ない良き理解者であり（もう一人の理解者は寮母のタナーだった）、シシリーはメランビーの言うことに一目も二目も置いていた。メランビーはこう返事をしている。「去って行った人への思い出とは、その人が何をしたかではなくて、その人自身がどうだったのかということによると思います。寮長としてあなたと彼女が比べられることはないし、自信をもって自分のやり方でやればいいと思うの。もちろん皆、リズ（前任者）のことは忘れないでしょうけど、でもそれは寮長リズではなく、リズ自身としてなのよ。」このアドバイスに力を得て、最後の一学年をシシリーは思い切り楽しむことができた。シシリーが学校を卒業するとき、この寮母は「生来リーダーとしての資質に恵まれていたわけではないけれど、シシリーは十分立派に役目を果たした」と述べている。シシリー自身はローディーン校で特別に教養を積んだとは感じなかったが、別のものをつかんだといえる。それは、敗者や弱者に対する思いやりのような気持ちである。「だってこの間、私自身がしょっちゅう、敗者、負け犬のような気分でいたわけですからね。」

学校生活が面白くなかったのと同じように、家庭もシシリーにとっては楽しいものではなかった。物質的にはゴードンの夢は実現していた。彼は実によく働き、私財を増やし、いまやすべてにわたって最高のものを自分は得ている、と感じていた。子どもの教育も然り（実際、彼は、シシリーをローディーン校に行かせることで、最高の教育を与えたと考えていた)、車、ホテル、服装、家ももちろんである。

シシリーがローディーン校に行った直後、一家はハドリー・コモン[*6]の反対側の大きくて魅力的なウィリアム&メアリー様式の邸宅、ハドリー・ハースト[*7]に引っ越す。そこには三棟の家と大きな庭、一頭の牛がいる小さな牧場、テニスコートはグラスコートが二面、ハードコートが一面、それにスカッシュコートも一面、壁で囲まれた庭園、それにイチジク、桃、ネクタリンの木々や温室もあった。これらに見合うだけの数の使用人もいた。コック、台所用メイド、召使い、ハウスメイド各一名、それに、ゴードンのロールスロイスとクリッシーのモーリスのための運転手一人が雇われていた。ゴードンはまた、彼が夢中になっていたプラモデルの電車をつくるために、パートタイムではあったがわざわざ人を一人雇い入れていた。ゴードンのプラモデル熱は大変なもので、ハドリー・ハーストの家の上層階は全部このために使われていた。電車が部屋から部屋に走り回れるように、壁と壁との間には穴が開けられていた。

残念ながら、結婚自体はうまくいっていなかった。二人は人々の面前で喧嘩こそしなかったが、不和は他人にも感じられた。訪ねてきた友人にとっても、その空気は如何《いかん》ともしがたいものであったらしい。二人は互いに苛立たせ合い、徐々に別々に暮らすこと

*6 ロンドン市バーネット区の自然保護区に指定されている共有地で、広大な敷地を有する緑地公園。

*7 一七〇〇年に建築家のクリストファー・レンが建てた邸宅で、イギリスの歴史的建造物第二級に指定されている。ウィリアム&メアリー様式は、イギリスのバロック様式のこと。

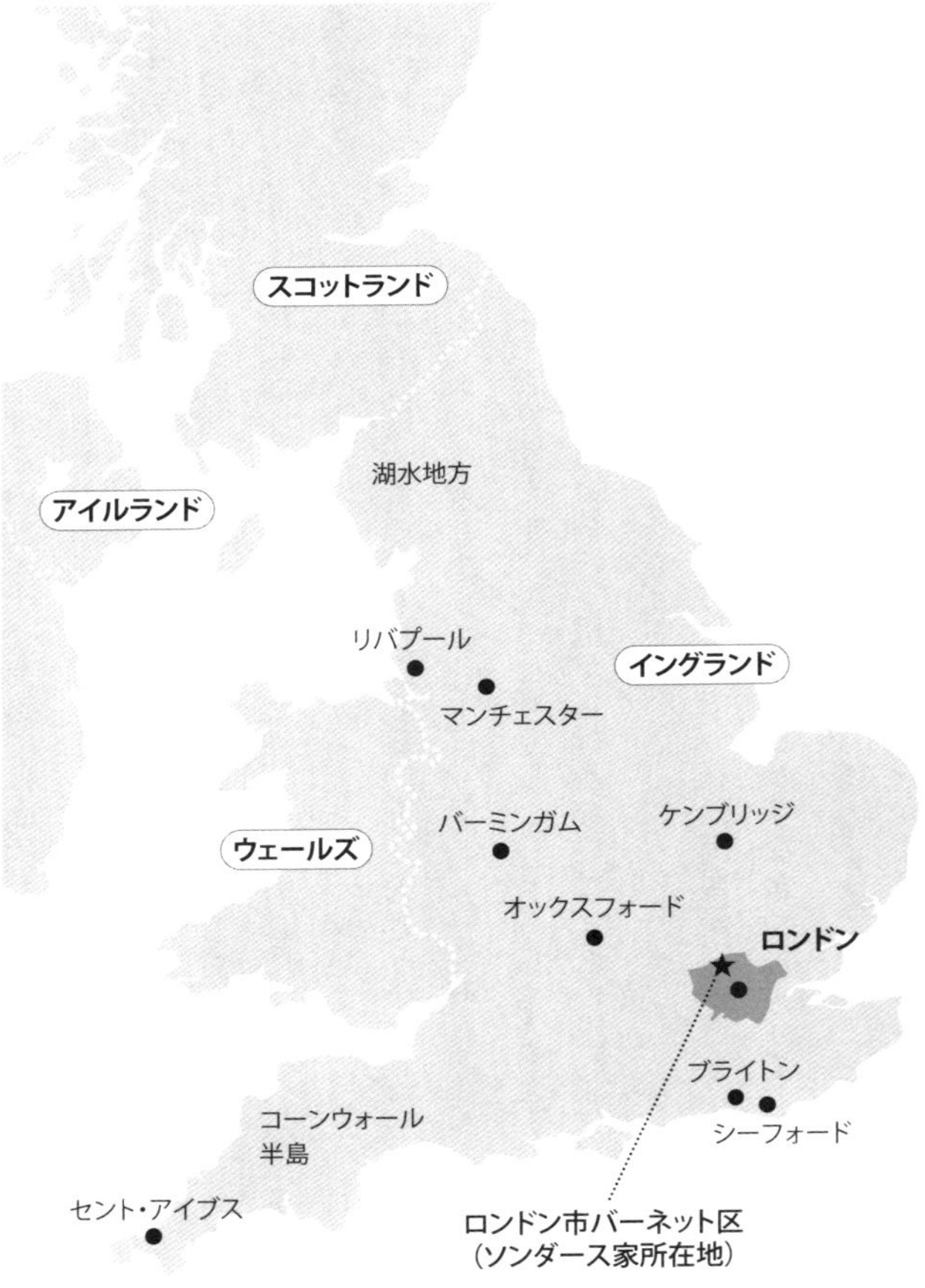

fig.2

Chapter1 に登場する主な地名

が多くなった。ゴードンはそのダイナミックで外向的な性格から、常にまわりに人がいたり、何かをしていないと気が済まないところがあったが、こうした気持ちは妻には伝わらなかった。妻のほうは一日中、時には二日でも、二階に上がったきりで現れてこないような状態だった。二人の間のコミュニケーションのなさがどのぐらいひどかったかは、二〇〇ポンドの借金をしていることを妻が夫に告げる際、そこに第三者を同席させたことすらある、という事実からも十分わかるだろう。同席させられたその人も困ったに違いない。こんなことは、普通の夫婦ならそっと二人きりのときに行うものである。

シシリーの心を苦しめた小さな出来事も山ほどあった。「あるとき、両親は大切なパーティーに招かれました。新しいドレスや靴を買い揃え、髪もきれいにセットして、後はただ出掛けるだけになった途端に、母が『行かない』と言い出したのです。もう少し詳しくいうと、二人は車に乗ってロンドンまで行ったのに、そこで母は『断固行かない』と言い出したらしいのです。これやあれやで、私は両親が二人ともかわいそうで…。父はこういったことが起こるとどうしていいかわからなかったようで、母は母で、父との関係をどうしていいか、わからなかったようです。」

実際のところ、クリッシーは本当に何もできなかったらしい。彼女の行動は統一性がなかった。また一面、上流気取りでもあった。駅でのことである。汽車に乗り込もうとすると、ポーターは子どもたちをそのまま通したのに、毛皮のコートを着て着飾ったクリッシーだけが、「奥さん、ここからは一等の乗客だけですが…」と呼び止められてしまった。シシリーの記憶では、彼ら全員一等の乗客であったはずなのだが、「呼び止められたのは着飾った母だけで、私たち子どもは全然大丈夫だった」のである。また、こんなこともあった。それは暑い日のことであったが、クリッシーがそんな日にもかかわらず、暑苦しそうに帽子を被っている。シシリーはそれを見て、子ども特有のしつこさで何度も母親に、「ねえ、どうして帽子なんか被っているの？ 暑くない？ 気持ち悪くない？」と聞いた。母親のそのときの答えは、「シシリー、私はハドリー・ハーストのソンダース夫人なのですよ」というものであった。

ゴードンの妻としての立場に満足しているとはいうものの、彼女はその妻としての責任を全うするだけの素質も性格も持ち合わせていなかった。特に召使いのことは悩みの種だった。他の金持ちにとってもそうだが、ことさら彼女には難しかった。どのように雇い、どう対応していいか、見当もつかなかったのである。クリストファーは、これが母の神経がまいった最大の原因と考えている。

こうした大変な状況の中にあって、光を与えてくれた人の中に、リリアン・ガードナーがいる。家に来たとき、リリアンはまだ二一歳と若く、何事にも積極的で心もやさしく、頑張り屋で、かつ美人でもあった。彼女を雇ったのはクリストファーの養育係としてであったが、まもなくリリアンが家事を切り盛りするようになった。家事の一切合切、買い物から子どもたちの衣類の世話、召使いの管理、そしてゴードンのためのワイン選びに至るまで、彼女が取り仕切った。

リリアンは小さなクリストファーが「ねえねえ、ちょっと温室のほうに来てみて。トンボが仲良くしているよ」と言うのを聞いて、子どもたちのことがすぐに好きになった。子どもたちも同様だった。「生活は瞬く間に好転しました。リリアンはすぐに母親同然となりました。特に僕にとっては」とクリストファーは述懐している。リリアンは、クリストファーに友だちがいないことを知ると、母親代わりとして彼のために何ができるかを真剣に考えた。シシリーとは七歳違いで、リリアンの存在は友だち、姉、時には〈物事を何でも面白くする人〉であった。

ソンダース家においてはいつも問題があったものの、楽しい出来事もあった。テニスやスカッシュや乗馬もした。リリアンがシシリーといつも一緒にいられるようにと、クリッシーはイースターの贈り物の作り方をレッスンしたりした。クリスマスの舞踏会もあった。年に一度、シシリーとリリアンはゴードンのたくさんの兄弟姉妹や子どもたちのために〈おばさんのパーティー〉を開き、ゲームに興じたものである。魚釣りのためにスコットランドに行ったり、夏休みにはセント・アイブスのトレロイーハン・マナー・ホテル[*8]で過ごした。そこで子どもたちははしゃぎ回った。中年の宿泊客にとっては非常に大切だった九時のニュースの時間に下に降りてきて、静かな雰囲気を台無しにしてしまったこともある。シシリーはサーフィンがとてもうまくなり、その彼女の才能に感動した友人の一人が次の詩を贈っている。

ローディーンから来た背の高い女の子、
サーファーの中のクイーン、
最高の波にそのクイーンが乗ったとき、
僕らにできることはただただ驚き目を見張るだけ。
ほっそりした妖精のようなその子の行くところ、
世界は輝く。

*8 セント・アイブスはイングランド南西部、コーンウォール半島の突端近くにある街で、海辺のリゾート地として知られている。トレロイーハン・マナー・ホテルは歴史ある邸宅を改装したクラッシックなホテル。

クリストファーは、その頃まだ幼なすぎて連れて行ってもらえず、〈思い出したくもない嫌な思い出〉ではあるが、ジョンやシシリーにとっては楽しい旅であった。ジブラルタルやマデイラ諸島への地中海クルーズも一家は楽しんでいる。

しかし、そういうときでも一家が家族だけでいたということは全くなく、子どもたちとしては、家族というものが何を意味するのかわからなかっただろう。例えば、スコットランドで釣りをしたときも、ロッジには常に色々なグループの知人がいた。海辺で十数人もの人が一緒に写っている昔の写真がいみじくも示しているように、コーンウォールには山のような人数の友だちが一家と共にいた。地中海クルーズには、ゴードンの友人たちが同行した。ゴードンとクリッシーが休暇を利用してエジプトに行ったときでさえ、二人は友だちを連れて行ったものである。

こうしたことは偶然の出来事ではない。常に意図的なものだった。ゴードンは人といるのが好きであったからでもある。ゴードンは誰かが自分のまわりにいてチヤホヤしてくれるのを好んだ。また、彼は実に気前のよい一面も持ち合わせており、時には他人のホテル代まで払って、彼らを色々なところに連れて行ったりしている。しかしこういった行動の裏には、二人の結婚の溝を何とか少しでも取り繕おうとする無意識の企てともいうべきものが存在していたように考えられる。そしてこの企ては効を奏した。一面において、という但書はつけねばならないが。

子どもたちは長い間にわたって、一家あるいは自分たちがどの程度大変な状況にあるのかをあまり認識していなかったのではないか、と現在シシリーは感じているが、このことは逆の見方をすれば、彼らの両親が子どもたちをあまりかわいそうな目にあわせないように努力していたおかげなのかもしれない。二人が子どもたちに本当に幸福で愛情に満ちたときを与えられないのが事実であったにしても、少なくとも良い思い出をつくってあげることはできたわけだ。

シシリー、ジョン、そしてクリストファーの三人は、お互いに深入りせず大変仲良くやっていた。この程度のことであれば、少しの努力で得ることができた。それに、自分の生活の三分の二は全寮制の学校で過ごしていたのだから、なおさらだろう。ジョンとシシリーは年齢が二歳しか違っていなかったこともあり、一緒に何かをやることが多かった。二人は実にダンスがうまく、まわりの人は踊るのをやめて、見とれるほどだった。八歳下のクリストファーは、兄と姉は自分などには興味なく、また逆に二人のほうはクリストファーが一番下なだけに、自分たちがもらえないものを色々と与えられていると考えていた。クリストファーは通り道に立ち、「シシリー、ねえ、そんなになで肩じゃなかったら、もっと背が高かったのになぁ」と言っては、シシリーをからかったり、逃げ回ったりしたのを今も思い出すと言う。

なかなかの一家であったのは間違いない。ある人は「ゴードンもシシリーもクリストファーも、実に頭が良い。ゲームなどについていえば、ジョンも卓越している」と評価している。

ジョンは確かに知的なものよりも、車とかスポーツに興味を示していたが、これほど頭の良い人間（ジョンはその後〈キレ者ジョン〉といわれた）が一歩下にみられるほど、他の三人は抜きん出ていた、ということなのだろう。ジョンは今、自分が静かであるとすれば、その理由の一因は、シシリーがおしゃべり好きだったからであろう、と思っている。ジョンは食事中静かにしていたものだが、シシリーと父親はよく主義主張について議論を闘わせていた。それは時に〈猫の喧嘩のようにギャーギャー言うひどいもの〉であった。想像するとおり、ゴードンは保守的な考えをもっており、彼はがまんするのが得意なほうではなかった。シシリーのやさしく、自由そのものの性格は既に小さいときから表面に現れていたが、このこともゴードンとのぶつかりの一因であった。ゴードンの出勤がいつもより遅いと、同僚たちは「シシリーとまたやってきたのかい？」などと言ったものである。

しかしそんなぶつかり合いも、二人ともバイタリティがあって理想に燃え、見かけ以上に傷つきやすいという性格のもと、互いに刺激し合っていたからにほかならない。シシリーは父親を尊敬していた。また父親のほうは、ほかの子たちと同様、彼女を愛し、誇りとし、夢をもっていた。一〇代のとき既に、シシリーはその父親から受け継いだ様々な性格、例えば彼の能力、何にでも興味旺盛なところ、積極的なことなどの芽を見せつつあった。このほかにも、潜在的にはあったものの、このときにはまだ明確ではなかった資質、つまりリーダーシップに抜きん出ていることなどは徐々に形づくられつつあった。シシリーは父親について、「とにかく父は他人を元気づけ、励ますことにかけては最高で、そのおかげで父のアヒルたちは皆、白鳥になれたのです」と述懐している。後年、同じようなことが彼女自身についても言われることとなる。

ゴードンは良き父であろうと努力をした。クリケットやボーリング、テニスを何時間もかけて子どもたちに教え込もうとしたりしている。ただ、こうしたことのすべてにわたって子どもたちが関心を示したかというと、そうではないのは当然といえば当然である。シシリーは農園の仕事があまり好きでなかったが、父親は農務省のためにボランティアとして様々なことをし、またノーフォーク州に農地をもっていたほどなので、このことは如何ともしがたく、父親をがっかりさせたものである。またシシリーは、ブリッジのようなものもダメだった。後年、彼女は、父はブリッジを一所懸命教えてくれたが、「私のほうはどうも集中できるほどこのゲームが好きではなかった。かわいそうな父である」と書いている。父親は、「シシリーは何事にも卓越している」という期待をもっていたが、そうした期待はしばらくの間、見事に裏切られ続けた。娘にかける父親の夢の実現には、今しばらくの時間が必要であった。

しかしこうしたことは、父娘の間が真実極まりなく、また愛情に満ちた関係を示すものにほかならない。他方、シシリーと母親との関係は異なっていた。一家の子どもたちは誰でも何らかの形で、母親との関係が難しいことを実感していた。一家と親しい友人たちは、家族の皆がどんなに楽しげに遊んでいたときでも、母親がそこに現れるだけでそうした雰囲気は一変した、と述べている。

母親のお気に入りだったクリストファーであるが、彼は思っていることを最もオープンに話す人物である。母親と親しく過ごした記憶は彼になく、覚えているのは、母方の祖母のように彼女がすぐ引きつったように怒ったり、眉間にしわを寄せたり、厳しかったりしたことぐらいである。しかし、祖母の厳しさが断固たる意志の強さを表すものであったのに比べ、クリッシーのほうはもっと「消極的で後ろ向き、かつ悲しみとか不幸な感じを起こさせるものだったから、自分たち子どもとしては、彼女に対する愛情がそのためどうしても小さくなっていくような印象を禁じえなかった」という。クリストファーは小さいときから既に、母からなるべく逃げようと努力し、子どもらしさを装って母親をうまくだまし、色々なものを自分のために買ってもらったりした。

実に悲しい話がある。ある日、クリストファーが庭の母屋からずっと遠くに離れた池のそばで一人で何時間も遊んでいたとき、ある人が「なぜこんなところに一人でいるのか」と尋ねた。彼の答えはなんと、「だって、ここだとママから一番遠くに離れていられるからさ」というものだった。

クリッシーも気の毒な人である。彼女は自分なりに良き母になろうと懸命に努力した。しかし、そうした努力はことごとく水泡に帰している。クリッシーは、関係をもうどうしようもないと感じているジョンにもなるべく近づこうとしたが、うまくいかなかった。

ジョンは「母は自分の感情というものをうまく表現できない」と頭では十分知りつつも、やはり「母とのダンスは、まるで箒と踊っているようなものでした。何ともどうしようもない感じでした」と言う。またジョンは、母親がほかの連中ともうまくやっていけないこともわかっていた。「母は実におしゃべりで、しかも間の抜けた感じでした。あまり頭が良くなかったのに、とてつもなく利口なシシリーや父、クリストファーと勝負していたのです」とも言っている。

クリッシー以外の誰もが皆、何かに優れた面をもっていた。しかし、クリッシーも看護することにかけては秀でており、皆の世話を一所懸命した。また、あまり面倒なことにならない範囲なら、人々に対して彼女は誠実この上ない関心を示したものである。汽車の中で誰かと会ったり、友人の孫に話しかけたりするのは得意だった。この言葉は少し響きが悪すぎるが、彼女の行為は、いわば表面的なものであったといえる。

子どもとして、何となくこうしたことをわかっていたシシリーは、母を気難しく腹立たしい人だと感じ、そして自分には本当の意味での母親がいない、と心から感じていた。しかしデイジー伯母さんがいたおかげで、この感じは随分和らげられた。この二代前のソンダース家の娘である伯母は、結婚したことはなく、またもちろん子どももいなかったが、一家の子どもたちにとっては母親代わりの存在であった。デイジーは、父親が自分のところに来て、弟のゴードンが生まれたときの様子を語り、また「彼は君のものだよ」と言っていたのをよく覚えている。姉弟は互いに気持ちが通じ合い、また尊敬し合っていた。実際、彼女を知れば誰もが好きになってしまう、デイジーはそんな人間であった。彼女のことをシシリーは、「愛情に満ち、しっかりしていて心が温かい人。そして、外にはやさしく親切な人だが、他方、内には実に厳しい人」と称している。

シシリーが生まれ、クリッシーが対応し切れなかったときに色々と手助けをしたり、世話をしたのはデイジーだったが、数か月もすると、赤ん坊に好かれているのは母親よりもその伯母ということが誰の目にも明らかになったので、彼女はそこを去らざるをえなかった。その後、状況が変わり、シシリーが四歳になる頃には、二週間おきに一家を訪ねるのが常になった。デイジーがハドリー・ハーストに来るのは、一家にとって実に胸躍る時間だった。デイジーはシシリーに対して極めて大きな影響を与えた人物である。シシリーは母親には恵まれなかったかもしれないが、少なくとも伯母には大変恵まれていたことは疑いない。「もし母親を選べるのでしたら、デイジー伯母さんを選んでいたと思います」とシシリーは言っている。

無我夢中になっている子どもには邪念がない。大人も同様で、心の奥底からわき起こる創造的なものに揺り動かされ、真理を追究していくには、心は穏やかで、柔軟で、開かれたものでなければならない。まさにこうした心の状態こそ、新たな真理が生まれる源泉なのだ。真実を得ようと試みたり、考えたりすらもすべきでない。自分の心に既に存在している何かが現われ出るのを待つような心にしておくということなのである。

——ジョン・V・テイラー『仲裁の神』

Chapter

2

オックスフォード大学から看護学校へ

シシリーはオックスフォード大学の入試に失敗し、ローディーン校を離れたが、大学に入りたいという気持ちは捨ててはいなかった。中等教育の六年のうち、丸一年を彼女は音楽に熱中して過ごしたため、大学入試への準備が遅れた感がある。それが入試失敗の一因となったとはいうものの、シシリーのその後の勉学面での優秀な成績を考えると、このときオックスフォードのレディ・マーガレット・ホールとサマービル・カレッジの両校に落ち、またケンブリッジのニューハム・カレッジも補欠で順番待ちだったのには、やはり驚かざるをえない。それでも彼女は頑張り通し、ベーカー街にあるベンディクセン予備校に入り、その後、オックスフォードのソサエティ・オブ・ホーム・スチューデンツ、後のセント・アン・カレッジに入学を果たしている。

そこが最後の最後でやっと入れた学校だったし、またその時点ではソサエティ・オブ・ホーム・スチューデンツは正式な大学として認められていなかったことにはじめのうちこそ内心引っかかるものがあったが、時が経つとともに、シシリーはこの学校に入れたことに喜びを感ずるようになった。父親の後を継いで不動産関係の職に就く気持ちを捨て、彼女は政治学、哲学、経済学を学び始める。政治家の秘書にでもなろうと考えていた。一九一四年から四五年にかけて、当時のソーシャルワーカーに絶大な影響力をもっていたC・V・バトラー女史を経済学の師とできたことは、彼女にとって実に幸運なことだったといえる。

バトラー女史のシシリーに対する最初のコメントは、「入学間もない学生のうちで、シシリーほど初級経済学に通じている者はいない」というものであったが、これはローディーン校で政治と経済を学んだ先生がシシリーのお気に入りだった、ということによるところも大きい。もっとも、バトラー女史のこうした見込みはすぐには現実にならなかった。一年目の終わりに記されたレポートの中には、最初のうちは一所懸命勉学に励んだものの、「今ではオックスフォードのちゃんとした大学に入るために相応の時間を割いている」と書かれるようになっている。註釈として記されているシシリーの昔の学校に対する言葉もなかなか辛辣で、いわく「ローディーン校は、大学準備用の学校としては適当なところではないと思う」とある。

当時、フランス語とラテン語も含まれていた第一次学士試験をシシリーは成功裏にやり遂げたものの、その一年目には戦争が始まり、オックスフォードの生活もほかと同様、一変した。このときソサエティ・オブ・ホーム・スチューデンツの校長であったグレース・ハドーは、機関誌『ザ・シップ〔The Ship〕』への投稿の中で、戦時下のオックスフォードについてこう記している。「我々は、雑多な街ロンドンや様々な会社や役所、またはアカデミックなオックスフォードの大学街で働く、別にどうというところのない市民である。…こうした中で、オックスフォードで最近新たにみられる光景は、強いコックニーなまり[*1]で話す人々がすすり泣き、あわてふためき、心を乱している様である。…ロンドンのイーストエンド地区に住んでいると思われる多くの貧しい母親たちは、悲しげに乳母車を押しているが、オックスフォードでもそういう光景が見られるようになっている。」

*1　ロンドンの労働者階級で話される下町言葉。

シシリーはオックスフォードに一時滞在したが、世界中が戦争に揺れる中で勉学に励めるわけもなかった。そのようなこともあって、彼女は応急手当と家庭看護分野のイギリス赤十字社の試験を受けることになる。学生時代の彼女の心をまずとらえたものは、実は看護の世界であったのだが、両親に反対されたためにこの夢が実現することはないままに終わっていた。しかし時ここに至り、シシリーの性格と義務感は見事に開花し、とうとう彼女は家族の反対を押し切り、オックスフォードを去って看護師になろう、と決意したのである。

バトラー女史は、シシリーは机の上での勉学より、実際に身体を使って行う仕事のほうに向いているし、「どこからみても、やはり学生には向いていない」と言って、シシリーの決意に賛成した。しかし校長代理は、オックスフォード以外を志向するような人間がいるなどとはどうしても理解できず、シシリーに対して「十分な事前通知がなかった」との理由から、次の学期の授業料を払うよう手紙を書いた。校長代理はさらに続け、シシリーが看護の世界に入るのは残念至極であり、「あなたが今までに学んだ様々な貴重な教育を全く無駄にし、たとえ非常に有益な職とはいうものの、今のこの世なら数限りない人々が志願しているような職業をわざわざ選択するというのは、実に残念なことです。それに、高等教育を十分に積んだ看護師向きの仕事はあまりありませんよ」とも言っている。

しかし、シシリーの決意は動くことはなかった。彼女はセント・トーマス病院[*2]にあてた手紙の中で、以前から心を動かされていた看護に関する赤十字社の訓練を、今すぐに、かつキャリアとして開始したい旨を堂々と述べている。この一〇日後、彼女はさらに手紙を書き、すぐにでも勉強を始めたいので、解剖学と生理学の本を送ってほしい、と頼んでいる。しかしながら、官僚的な事務の手続きははかどらず、やれ推薦状だ、面接だ、空席の有無云々と待たされ、結局彼女は一年近くもイライラしつつ、〈家の中で看護の真似事をしながらブラブラ〉過ごすことになる。

戦時下の看護というのは、一種独特のものである。一九三八年に戦争が回避された後、イギリスでは緊急事態発生に備えて様々な準備がされていた。この翌年、第二次世界大戦が始まると、ナイチンゲール看護学校[*3]はサリー州やハンプシャー州にある精神科病院や知的障害者用施設に疎開した。基礎訓練の場はギルドフォード近辺のシャムリー・グリーンにある大きな施設に移っていたが、この地こそ、シシリーが他の二十数名のメン

*2 ロンドン中心部にある病院。セント・トーマス病院内にナイチンゲール看護学校がある。

*3 ナイチンゲール看護学校（The Florence Nightingale School of Nursing and Midwifery）は、一八六〇年にフローレンス・ナイチンゲールがセント・トーマス病院の中に開校したもので、正式名称は「フローレンス・ナイチンゲール看護師助産師学校」。現在はロンドン大学キングス・カレッジ・ロンドンの中にあり、大学の一部局になっている。看護師、助産師の養成教育を行うだけでなく、看護教育、専門的な資質の向上のための研修や大学院での研究などの機会も用意されている。

バーと共に一九四〇年一月の寒風下、最初の八週間のトレーニングを経て〈船出〉をしたところである。

ここでの生活は厳しく、またトレーニングも大変だった。暖房もなく、灯火管制も行われていた。六時半には起きて氷のような水で顔を洗い、講義と実習の前には必ず〈家庭の義務〉ともいうべきものがあった。これらは、ていねいこの上もないほど注意深く行われる必要があった。フローレンス・ナイチンゲール自らにチェックされるほどの注意深さが要求された。風呂掃除は適切な布と適切な量のクレンザーで行い、備品は濡れ拭きと乾き拭きをしなければならず、すべてが終わると先輩たちがひっきりなしに点検する。ここでの実習を管理していたのは、厳しさの中にもユーモアがある元気一杯の教師、〈シスターPTS〉である。彼女は「火事と出血のとき以外に走ってはいけません。それから、健康のために一日に一度は思い切り息が切れるようなことをしなさい」と言う人であった。

ナイチンゲール看護学校の看護師の間には、強い団結心があったようだ。実習の最中に一緒になった他の病院の看護師たちは、ナイチンゲール看護学校の看護師たちは、えてして自分たちを特別視し、また自分たちの学校こそ、看護師になる唯一最良の学校だと思っているところがあると感じていた。こうした感じ方は、確かに的を射ている点があった。実際、ナイチンゲール看護学校の看護師たちは自分を特別視する傾向にあったことは否めないし、自意識過剰ぎみにそうしたことを冗談半分に言い合ったりもしていたのである。確かに当時、セント・トーマス校（ナイチンゲール看護学校）は十二分にたしなみを身につけた淑女しか入れなかった。例えば、ガイ校から来た看護師はストッキングなしでも職務に就いたが、ナイチンゲール看護学校の看護師は、戦時下ストッキングを手に入れるのが困難なときですら、そのような真似はしなかった。

基礎訓練終了後、シシリーと仲間たちはゴダルミング近郊のハイデスタイル、ベイジングストーク近郊のパーク・プレベット、チャートシーにあるボトレーズ・パークの三か所の精神科病棟で三年間、実習を続けた。それらは当時よくあった、急ごしらえに病院に仕立てた荒涼とした感じの建物だった。柵や独房のような部屋が病棟のあちこちにあった。窓はほんの数センチしか開けられておらず、トイレはロックなし、ベッドは床スレスレで、マットレスも枕も石のように硬かった。そこにはプライバシーというものが存在していなかった。

パーク・プレベットでは、シシリーは一つの部屋に六人で寝泊まりしていたが、その

オックスフォード

ソサエティ・オブ・ホーム・スチューデンツ（後のセント・アン・カレッジ）
…… 政治学、哲学、経済学を学ぶ

ロンドン

セント・トーマス病院ナイチンゲール看護学校
基礎訓練：シャムリー・グリーン
実習：ハイデスタイル、パーク・プレベット、ボトレーズ・パーク
…… 看護師資格を取得。しかし、背部痛悪化のためキャリア断念

オックスフォード

セント・アン・カレッジ
…… 社会科学分野の学位を修了し、アルモナー（医療ソーシャルワーカー）の資格取得

ロンドン

セント・トーマス病院
…… アシスタント・アルモナーの職に就く（29 歳）

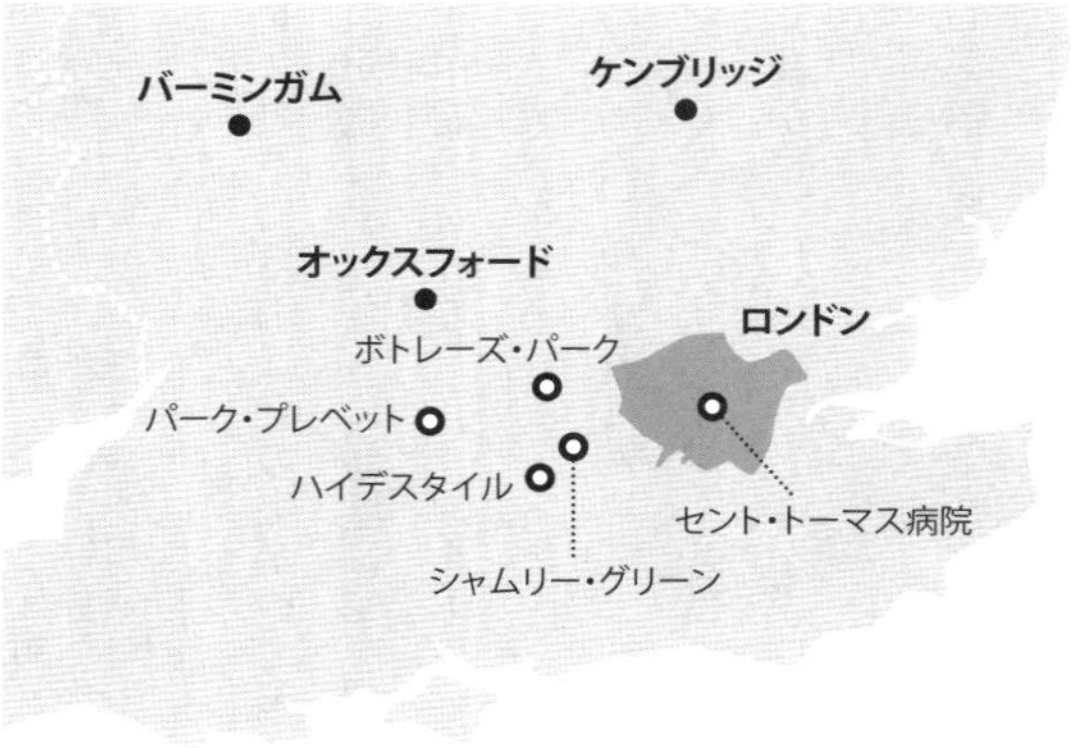

fig.1
シシリーの学業・職業の変遷（1）

部屋にはドアが六つもあり、ベッドのまわりのカーテンすらなかった。シシリーの組のほか、一四人と二〇人の二つのグループがあったが、この人たちが風呂場やトイレに行くには彼女の部屋を通らないと行けないようなひどい状態だった。夏にははさみ虫が出て服が傷められ、ノミにせめられたり、マットレスの下には山ほどの虫がいて困ったことなど日常茶飯事だった。戦時下で食糧そのものが乏しく、さらに料理に頭を割いている余裕もなく、食べ物は他の施設と同様、猫の食べ物のようなピルチャード*4とパンのみだった。ピルチャードとパンは年五〇ポンド近くも食べている。

シシリーは、しかし幸福だった。幸福そのものだった。生まれて初めて、彼女は皆に好かれていた。意見を求められる友もいた。彼女は看護に没頭した。まさに水を得た魚のようなものである。四〇年経った今も、この〈我が家〉に入ったときを思い出すと、シシリーの身体はやさしさで光り輝くようである。

基礎訓練が始まり数週間も経つと、シシリーは看護の世界を天職と感じるほどになっていたが、トレーニング自体は厳しいものであった。生まれながらの恥ずかしがり屋の性格には苦しめられたし、また病棟における彼女のレポートには種々問題もみられた。彼女を内気この上ないと称する人もいれば、「病的に神経質」「劣等感で一杯のよう」と

*4 ヨーロッパマイワシ。西ヨーロッパ沿岸産のイワシの一種で、幼魚を油漬缶詰にする。

言う人もいた。また、「静かででしゃばらないが、物事を否定的にみる人間」という人もいた。さらに、「強い性格が度を越し、自分をうまく主張しかねている」と言うような人もいた。しかしながら、当時もなお変わりなかった親の反対を押し切って我が道を歩む彼女の強い意志力は、多くの場で注目されていたのは間違いない。「彼女はリーダーだった」と言う人もいる。

いずれにせよ、ポイントは〈決意〉という語の中に潜んでいるように思われる。シシリーにセント・トーマス校（ナイチンゲール看護学校）への推薦状を依頼された女性校長は次のように記している。「シシリーは、経済的な理由で生活のために働く必要性に迫られていないため、一人家に閉じこもって黙々と楽しむのを決め込みかねないようなところがあったが、他方、自分のキャリアというものに対しては熟慮に熟慮を重ねていた。またその意志の強さは大変なもので、もし彼女が少しでもやろうと決めたことがどのような理由にせよ妨げられたことがあったとしたら、それは驚き以外の何物でもないといえるほどのものである。」

看護スタッフも、シシリーがもっていた潜在的な能力を十分見極めていたといえる。例えば、病棟師長は当初、シシリーを病棟中追いかけ回してはあれこれと苦言を呈し、シシリーの休みたいという願いに対して、一言「ダメ。さ、早く仕事をして」と答えるような人だった。ある日この師長はシシリーがバカなことをしているのをみつけ、ひどく叱った上でこう言った。「シシリー、あなたって人はね、もっともっとよくなれるし、またそうなる人なの。それがわかっているからこそ、私はこうしてあなたを追いかけ回して文句を言っているのよ。」

他方、シシリーの張りつめた家庭生活やそのために生じる成績不振、学校内における人気のなさなどは、彼女の異なる一面を如実に物語っている。シシリーは持前の才能に秀でてはいたものの、当時は認められることもなく、自信がついたり才能が開花したりする段階にはなかった。それにもかかわらず彼女は夢をもち、己れの欠点に打ち勝ち、また内気さを隠そうと努力していた。そして、彼女はこれらを成し遂げたといえよう。シャムリー・グリーンにおける基礎訓練を終えた後、彼女らは新たなプロとして誇りをもってパーク・プレベットに出向くが、シシリーはそこで仲間により即〈仲間の代表者〉に選ばれることになる。つまり、見習い中の自分の仲間だけでなく、先輩たちの代表にもなったわけである。仮に上司がシシリーのそうした問題をみつけたとしても、仲間の見習いたちはそれに気づかなかったのである。

同年代の友人であるメリー・ルーズは、シシリーのことを今もよく覚えている。「シシリーの能力はとにかく大変なもので、当時から彼女は何をやるのも一番。特にハイデスタイルの女性用病棟でのことは忘れられません。そこには私たちが尊敬もし、恐れてもいた有能で怖い看護師長が上に控えていました。その病棟で私たち見習いの仕事がちゃんと時間どおり行われたかどうかをチェックするのはシシリーの役目でした。彼女自身がまだ見習いなのですから、大変だったと思いますよ。病棟にはそれぞれ六〜七人の見習いがいましたが、成績はいつもシシリーが一番。ほかの見習いがやり残した仕事がないかどうかを見回ってチェックするのも彼女の役目。シシリーは自分の仕事だけでなく、時間どおりできない人の手伝いも、いつも立派にやりこなしていました。」

仲間たちは段々と、シシリーはどうやら並の人間ではないと気づき始めていた。彼女たちはシシリーが好きなだけでなく、尊敬もし、また彼女の話を喜んで聞いていた。シシリーの患者たちに関する説明ぶりは明快そのもので、また事実を冷静にとらえ、加えて楽しく、さらに同情に富んだものであった。教師や大学教授になっていてもおかしくはないシシリーの知性は皆の心をとらえてやまず、また彼女はほかの皆よりどこか大人びたところもあった。

実際のところ、彼女は当時二二歳であったが、ほかはそれよりいくらか若い一八歳か一九歳だった。一枚の大きな写真をシシリーはもっていた。彼女のロッカーのそばに立つハンサムな英国空軍パイロットのもので、これは様々な憶測を呼んだ写真だった（シシリーによれば、この男性はボーイフレンドと呼んでもおかしくない存在であったが、彼が空軍に入ってから二人の関係は長続きしなかった）。父親は彼女に経済的苦労はさせなかったので、生活のほうは楽だった。彼女がもっていたスエードのブーツやオスロットの毛皮の手袋、ワニ皮のハンドバッグなどは仲間たちからは羨望の目で見られ、またエリザベス・アーデン風のメイクアップは戦時下だった当時、最高の贅沢と考えられていたものである。

シシリーはジョークを好み、一九四〇年当時の風潮からすれば少しきわどすぎるような冗談をよく言ったりもしていた。学期の終わりに訪問した総看護師長（マトロン）[*5]のためのショーを演出したシシリーについての面白い話があるので、ここに紹介しよう。ショーの中で、経験不足ではあるものの悪気の全くない見習い看護師たちが、患者たちを何とも言いようのない不安定な気持ちにさせてしまうという寸劇が上演された。そこにシシリーが、幽霊のようないでたちで、くるぶしまで届いてしまうようなドレスを着て登場し、患者たちの気持ちをうまく引き立てるという場面があった。この感動的シー

＊5　ナイチンゲール方式看護教育における看護総監督を「マトロン」という。

ンの後方では、皆が声を合わせて〈スワニー河[*6]〉を歌っていたが、その最後の段でコーラスは歌詞を変え、「かわいそうなオールド・ジョー」とやるところを「かわいそうなオールド・フロー」（フローはフローレンス・ナイチンゲールの愛称）とやったのであった。しかしこのたくらみはうまく運ばず、シシリーは総看護師長に呼ばれて、「あなたのような人は絶対に良い看護師にはなれませんよ。いったい看護師を何だと思っているのですか。冗談事を誰が行い、誰が行うべきでないかというあたりを、どうもあなたはわかっていないようですね。ナイチンゲール看護学校出身の看護師になりたいと本当に願っているのなら、これからはもう絶対、あのナイチンゲールを題材にした冗談は言ってはいけません」と厳しく叱責されたのであった。このとき、シシリーは本当に辞めさせられるのではないかと心配したが、数か月後に〈病院史上最高の快挙〉といわれたキリスト降誕劇を演出するに及んで、その汚名は挽回された。このとき訪問した総看護師長は、単なる総看護師長ではなく、デイム[*7]の称号をもったセント・トーマス病院のアリシア・ロイド・スティルだった。彼女は国際的にも著名な人物である。シシリー自身、このクリスマスショーを演出した若き見習い看護師の自分が、後年デイムの称号を与えられるようになるとは知る由もなかった。

＊6　「故郷の人々」という曲名でも知られているアメリカ民謡。

＊7　グレートブリテン及び北アイルランド連合王国（イギリス）の叙勲制度において与えられる称号の中の一つがナイト（Knight）で、女性でナイトに相当する叙勲を受けた者はデイム（Dame）の敬称をつけて呼ばれる。

シシリーは内科、外科、小児科、婦人科の病棟で勤務し、さらには劇を手掛けたり、特別食調理室で働いたりもした。これらすべてを彼女は愛した。小児病棟での夜勤なども例外ではなかった。「子どものことについて私は何も知りませんでしたし、おまけに私のアシスタントは私以上に何も知らず、小児科用の訓練も受けておらず、亡くなってしまった赤ちゃんもいて、本当に大変だったんです」とシシリーは述懐している。子どもたちの中で特に思い出深いのはレギーである。レギーに流動食をあげようとすると、レギーはよくその弱々しげな指でシシリーのメガネを外そうとした。この子が死んだときのシシリーの悲しみ方は大変なもので、通常は係のポーターが遺体を遺体仮置場に運ぶのだが、それを見ていられず、シシリー自ら運んだほどであった。

現在と同様、当時も見習い看護師はその行動をチェックされていた。週間レポートシステムがあって、そこには、時間に正確か、穏やかか、信頼に足る人間か、身ぎれいにしているか、などの項目があった。こうしたチェックは、病棟管理、更衣、浣腸、カテーテル、末期患者ケア、包帯巻き、ベッドメイク、手術準備、病人用の食事の準備、病棟を清潔に保つこと、器具を清潔にすること、回復期にある患者の監督、病人の観察等々、看護師としての職業的な技術面での項目と同様、細かくチェックされた。彼女たちは懸命に働き、その時間は長く、トレーニングは子細を極めた。食事も患者の膝元にただ置かれるのではなく、気持ちを込めた形で、かつ食欲をそそるおいしい食べ物がきれいな皿で供される必要があった。また、患者の顔をていねいにしっかりと拭く（最初はまず、ジョージという名の人形を使って練習させられた）よう言われ、さらには患者の状況や症状をすべて覚えなければならなかった。立ったままで病棟の半分（一八床）もの患者全員に関する記録を作成しなければならなかった。記録用紙には、氏名や年齢から、これまで受けた手術および治療、服用中の薬、体温、脈拍、呼吸数などが書かれていた。見習いの中にはこうした訓練を怖がる者もいた。特に監督者が〈緑の竜〔The Green Dragon〕〉というあだ名の看護師長のときはそうであったが、シシリーにとっては相手が誰であれ、それほど問題はなかった。

　課題の中には、当時としても既に相当時代遅れのものがあった。例えば、咽頭炎（アンギーナ）で苦しむ患者の痛みを少しでも和らげようと、亜麻仁《あまに》*8でできた湿布を温め、広い病棟をわき目も振らずに走って、その患者のもとに持っていったりしたことをシシリーは覚えている。こうしたことは、患者の痛みというよりは、看護師の苦しさを気分的に和らげるのに役立っているのではないか、と彼女は感じたものだ。

＊8　亜麻科植物の種子。亜麻は人類が初めて栽培した植物の一つといわれ、種子は油に、茎は布地や紙に利用されて、エジプトでミイラを包む布地として用いられた。

器具の殺菌は、当時、看護師がその責任者となっていた。現在のように清潔に殺菌された器具一式はなく、見習い看護師がメス、手術用受皿、ピンセット、針、ガスバーナーの上に置く深皿などを煮沸消毒しなければならず、また停電に備えて長いロウソクなどの準備も怠るわけにはいかなかった。時に、停電は実に面倒な事態を引き起こしたものである。例えば、冬の間は夜の明ける前から仕事を始めなければならなかったが、そういうときは電気がないと薄明りの中で働かされることになった。あるとき、見習い看護師が患者たちのコップを集める代わりに、入れ歯を集めるはめになったこともある。

シシリーは、長い時間看護の仕事をしていると必ずといっていいほど背中の痛みに襲われた。彼女は一〇代の頃から背中には苦しめられていた。背が高くてひょろ長い子だったシシリーは、母親ゆずりの生まれつき背骨の曲がったところがあったからである。ローディーン校では、毎日四〇分間、床の上に横にならされた（その間はラジオも本もダメ、しかも寮長がジッと見ている中でである）。シシリーが看護師になると言い出したとき、寮長のタナー女史はわざわざシシリーに手紙を書いて、背中には十二分に気をつけるよう忠告している。なけなしの貴重な自由時間を横になって身体を休ませることで何とかトレーニングに耐えていたが、それにしても背中の痛みはひどいものだった。

こんな状況にもかかわらず、シシリーはいつも元気一杯だったが、まさにこれは精神力の賜物であった。しかし実際きつい仕事のため背中は悪化し、看護師になりたての頃には彼女の脊椎はやられていたのである。蓄膿症やひょう疽、ものもらい、気管支炎など様々な症状に苦しめられたため休暇をとらざるをえなかったので、普通の人より若干時間がかかりつつ、シシリーの三年間の時は何とか過ぎた。

しかし、ボトレーズ・パークで最後のトレーニングをする段になる頃には、とうとう限界に達した。このときシシリーは、夜勤（一二夜勤務、二夜休）を担当していたが、勤務後の朝など寮に歩いて戻るのさえやっとという有様だった。とうとうかかりつけの医師を通じて紹介された外科医に診てもらうことになったが、その医師は背中を一目見るなり、「もうお辞めなさい」と忠告したのだった。これですべてが終わったといえる。成績優秀者となり銀メダル有資格者（戦時下においてはメダルは与えられなかった）となったものの、看護師としての彼女の生涯はここで終わってしまったのである。この後、シシリーは看護師として再び勤務することはなかった。

以前から示唆されていたとはいうものの、これほどはっきりした最後通告を聞かされることは、ショック以外の何物でもなかった。ただ、何もせずにジッと悲しむばかりというのは、シシリーの性には合っていなかった。シシリーはかなり前から、背中が原因で看護師のコースを続けられなくなるかもしれないと思っていたので、母校のセント・アン・カレッジに手紙を書いて、公衆衛生に関わる仕事の資格を得るためにオックスフォードに戻ることが可能かどうかを問い合せていた。しかし病気が原因で看護師になれないとわかった時点では、シシリーの気持ちは常に患者と共にいられるような職に傾いていた。そこで彼女は、アルモナー、今でいう医療ソーシャルワーカーになろう、と決意するのである。

一九四〇年代のアルモナーは、当時〈レディ・アルモナー（婦人慈善家）〉として世間一般には知られていた。中世に施しをなし、病院を管理していた〈アルモナー（慈善家）〉と呼ばれた人々と区別するためである。しかし一九四八年、国民保健サービス[9]の出現により前述の〈婦人〉の部分が取れ、さらに五〇年代半ばには、〈アルモナー〉の名称は〈医療ソーシャルワーカー〉に変わることになった。

一九四〇年代のこうした人々の職務は現在の医療ソーシャルワーカーのものと極めて似ているが、患者の心理には現在ほど注目をしていないこと、逆に基本的な物質面での

*9 p.115 参照。

欲求を満たすことに今以上に重きを置いていることが、現在と異なる点として挙げられる。古いタイプのアルモナーは、大変実務的に秀でた人たちであった。例えば彼らは、退院直後の人々に対し、回復期にある患者用に特別のホームをつくり、必要とされる患者には特別な料理をつくり、病院のために何らかでも貢献できるような人を探したりした。さらには患者の財政状況を調べ、必要と判断した場合には、一六世紀以来続いている貧しい人々用の〈サマリア人の基金〉を使って必要な援助を行っていた。

アルモナーとなるためには、実務面・理論面双方の勉強と訓練が必要とされたので、セント・アン・カレッジに再び手紙を書いたシシリーは、その返事の中で、学位と公衆社会管理学を修めるためには社会科学分野の二科目を取るようアドバイスされている。シシリーはセント・トーマス校で半年間教鞭をとった後、一九四四年一〇月に、セント・アン・カレッジに復学し、学位と証書を同時に取るべく勉学を再開した。すぐに彼女の生活は落ち着きをみせ始め、セント・トーマス校の寮母になっていたタナー女史にあてて、数週間後に次のような手紙をしたためている。「ここでの生活は実に楽しく、また勉学のほうも面白いものですが、時には、病院での生活も今はなつかしく思い出され、実際に自分の手に汗して行う仕事が待ち遠しいです。」

シシリーにとっては常に実務面と学究面双方が必要であったが、時にこの両者のバランスをとることは困難であった。しかし三年半の看護師としての生活を経て萎縮してしまった心が鋭敏になっていくことに対し、彼女は喜びで一杯だった。この数か月後、それまでシシリーの能力を並みあるいはそれ以下と考えていたバトラー女史は、その考えを見直し、シシリーは最優秀の成績に値すると思うに至っている。

シシリーは再び、横になりながら勉強をする必要があったが、二年間の勉強を一年で終わらせ、政治理論の科目と公衆社会管理学のディプロマで最も優秀な成績を修めた。他の分野と併せて政治理論の科目と看護の実績（戦時下の特別奉仕とみなされた）によって、彼女には戦時学位が与えられた。大器晩成型には様々な面白さがついているが、自分の指導教官を惑わせて困らせるのを目の当たりにできる、というのもその一つである。

さて、シシリーはその後、レディ・マーガレット・ホール・セツルメント（ロンドンのランベス地区にあるソーシャルワーカーの生活センター）の一室を借りて次のステップのトレーニングに進むことになる。シシリーは「彼女の知性は際立っており、己れの人生で何をしたいかを明確にわきまえている人物である」といった手ばなしの推薦の言葉をセント・アン・カレッジよりもらっているが、この言葉はうれしさを通り越して、困惑させられるものであった。というのは、実際のところ、彼女は本当にアルモナーになりたいのかどうかも定かでなかったし、まして残りの人生において自分がいったい何をしたいのかも、暗中模索の状況にあったからである。

とはいうものの、何をするにせよ、やろうとしたことは完全にやり遂げようという決意は強かった。当時、シシリーはセント・トーマス病院を含む多くの病院で実際に仕事をしていたが、アルモナー協会に心が傾いていた。ここは、彼女が尊敬していた著名なディーコン女史の指導下にあった。実習の一年間の様々なプログラムはベティ・リードによって決められていたが、彼女はシシリーが訓練を受けていたときにアルモナー協会の教官の職にあり、その後シシリーがセント・トーマス病院で正式なアルモナーとして働くようになると、そこでソーシャルワーカーの長となった人物である。したがってシシリーのことはよく知っていた。

ベティ・リードはシシリーの聡明さを見抜き、実に容易にテストに合格する姿に驚かされたという。しかし彼女の見るところ、アルモナーになることがシシリーの能力を十二分に生かすことになるとはどうしても思えなかった。「彼女には活躍できるもっと広い世界が必要でした。表にはまだ現れていないけれども、底知れぬ何かを有している人物だったからです」と彼女は述懐している。彼女には、シシリーが当時なお看護師になれなかった無念さから立ち直っていないように見受けられた。アルモナーで居続けるのはそう長いことではないと思われ、実際シシリー自身もその思いをもっていた。シシリーはタナー女史に再度手紙を書き、その中で「特に、医療上の理由から困っている人々に対する実習を好みます。しかし他方においては、それも看護と比べればそれほどでもありません」と述べている。確かにシシリーが満足できるのは、患者と実際に一緒にいるときであった。シシリーが患者に対して示す熱心さは大変なものだったので、仲間たちは彼女の患者が何か特別面白いような人々なのではないか、と感じていたほどである。もちろん患者がそのように何か特別な人であったわけではなく、彼女の愛情が普通より大きかったところにその理由があった。

その後シシリーは再び健康を害し、背中の手術のため半年間休むことになる。このときは脊椎彎曲によるものではなかったが、障害が認められる脊椎を治すべく、ラミネクトミー処置[*10]がなされている。手術によってさらに悪化する可能性は一〇%あったが、苦痛がなくなれば目の前に開けるであろう新たな道を頭に浮かべつつ、シシリーは楽観的に物事をとらえて、手術を受けようと決意するのである。結果は大成功で、それ以前と

＊10　脊柱管の骨を開く手術。

比べれば随分と気分も良好になった。シシリーはその後AIMSW（医療ソーシャルワーカー協会准会員）となり、できればセント・トーマス病院のような教育研究病院での職を得て、一つのところに長く滞在し、一つのケースを最初から最後まで通して見続けるべく種々努力したかった。学生でいることは、彼女にとって実にじれったいことであった。

一九四七年九月、二九歳にしてシシリーはセント・トーマス病院のスタッフとして初めて職に就いた。このときの具体的な肩書きは、ノースコート・トラストにおけるアシスタント・アルモナーというものである。この選択は彼女の思いに基づくものであった。ノースコート・トラストは当時はセント・トーマス病院の一部で、がん患者を専門とするところであり、シシリーはこの時点で既に六週間の特別トレーニングを王立がん病院において終えていて、この分野を今後、専門にしようかと考えていた頃であった。ただ問題は、その実現に向けて具体的にいかに事を進めていくかという点にあったが、この時点ではまだ彼女自身、この問いに対しては定かな解答はもっていなかった。

見る瞬間、人は底知れぬほどに大切な物事に己れの身を置いている。それによって己れ自身の道を進むことになることもあるし、また逆に背を向けて地に向かうこともある。一生が変わったり、一国の運命が下されることもある。戦慄を覚えることもあるし、勝ち誇ることもある。もっと見たいと思うこともあろうし、逆に目を閉じることもある。

——アラン・エクレストーン『神を受け入れる』

Chapter

3

邂逅

シシリーにとって、オックスフォードを去って数か月間の期間は忘れられない時期であった。一九四五年の六月から九月にかけて、まず学位と資格を得、その後、両親が別居、それから彼女自身がキリスト教に回心[*1]したという様々な出来事が引き続いて起こっている。

ゴードンとクリッシーの関係を考えると、二人がなぜにこうも長く一緒に暮らしていたのか、疑問を感じる人も少なくないはずである。二人は実に対照的な人物であり、かつ自分と異なる相手の部分をほめ合うこともなく、いつも大声で罵倒し合っていた。家

＊1　あるきっかけにより、神に背いている自らの罪を認め、従来の生き方を悔い改めて、新しい信仰に目覚める個人的な信仰体験。

を訪ねた人は誰でもこの二人の間の関係がおかしいのに気づき、またその暗い空気は表に現れる怒りと憤りで倍化された。しかし、二人はこうした状況にも耐え続け、二八年もの間、一緒に暮らしたのだった。この背景にはいくつかの理由がある。当時は、別居とか離婚とかは今に比べれば大変めずらしいことだったし、またシシリーが感じていたように、愛情に近いものが二人の間に根強く存在していたことも挙げられよう。しかしそうした中で最も大きい理由に、クリッシーが一人立ちしていなかった点があったものと思われる。ゴードンの妻およびハドリー・ハーストの女主人としての名が、彼女にとっては何より必要であった。自分自身のことは一人では何もできず、行き場所もなく、子どもたちは誰も一緒に住もうとせず、友だちはほとんどいなかった。一人になっていたなら、彼女は別居を原因とする世間への羞恥心以上のものをがまんしなければならない状況に追い込まれていたことと思われる。ただ、いずれにせよ、ゴードンにとっては既にがまんの限界に達しつつあった点は、彼女も十分承知していたに違いない。残されたのは時間の問題のみであった。

この二人に対しては、誰も同情を禁じえないであろう。すべてに全力を尽くし、バイタリティがあり、何事にも絶えず関心をもって熱心なゴードン。片や、常に自信がなく、家政婦のリリアンたちのような有能さややさしさがないために、家事を自ら切り盛りすることもできなくなり、さらには彼女自身が心から切望していたといえる愛情を他の人間に与えたり、逆に与えられたりすることもできなかったクリッシー。こうしたことは、多分クリッシーがあまりに頑張りすぎた結果なのではなかったのか、とクリストファーは今、感じている。「いつも僕らから何かを求める一方、自分のほうは僕らが望んでいた愛情とか心遣いとかを何ら示そうとはしない、母はそんな人間でした。お金は山ほどあったのに、全く自分に自信がない、そんな感じでした。愛情を表に示すことができなかったのです」と彼は述懐している。直接的には感情的なかかわりをもったこともない子どもの友人たちでさえ、彼女と一緒に住むことがいかに大変かは気づいていた。シシリーの友人は苦々しげに「あの人は哀れっぽくよく泣いていて、妻として落第でした」と言い、また他の友人は「皆が支えてやらなければいけない、かわいそうな人」と称している。シシリーは既に母親がどんなに難しい人であったかは承知しつくしていたと同時に、自らそれが原因でイラつくのはやめようと思った。クリッシーが原因で起こるもめ事の悪循環を避けたかったからである。

一九四五年夏の時点で、父親の気持ちは行きつくところまで行きついた、とシシリーは感じ始めていた。父親はハドリー・ハーストを去りたくはなかった。また、彼がいなくなれば、クリッシー一人でそこを切り盛りしていくことは不可能だった。いったい二人に残された方法は何だったのか。シシリーはこうした中で、完全にゴードン側についていた。最後の段階では別居を始めたのはゴードンのほうだったと認めつつも、シシリーはなお「長い期間を通じてみれば、非は母にありました。母は一生あのままで終わりかねない人でした。とにかくなぜか〈与える〉ということを知らない人で、それは大変至難の技だったようです」と述べている。

クリッシーに偏頭痛が起こるようになり、頻繁に部屋に閉じこもるようになると、疲れ切ったゴードンは、自らを責めつつも、とうとうこれ以上は彼女と同じ部屋に一緒にいることもがまんできなくなってしまった。明らかに何か手が打たれなければならなかった。当時、ジョンは結婚して外国に暮らしていた。クリストファーはまだ一九歳で、オックスフォードにいた。ゴードンとクリッシーの間には気持ちの触れ合いなどあろうはずもない。そんなわけで、一家の感情面での重荷はシシリー一人にのしかかっていた。父と数人の親友と相談したシシリーは、母親をラズベリー狩りに連れ出して、「父親はこれまで十分に努力した。母のほうも『そろそろプライドなど捨て去るべきではないのか』」と進言したのである。その後いかに大変だったか、何が起こったかは容易に想像されよう。こうしたことは鋭い針で刻まれたもののように、心の中に強く残るものだ。

その後、ジョンとその妻バーバラがクリッシーを助けようとした。「クリッシーのもつ愛情というものは、何か実際の行動に向けられる必要がある」という点に着目したのはバーバラだった。しかしこの段階では、クリッシーを遠ざけつつも、様々な感情面での問題に対処し、実際の面倒をみたり計画を行わなければならなかったのは、クリッシーに去るよう説得を試みたシシリーだった。シシリーはまず、クリッシーがベッドフォード付近の家に間借りする手伝いをした。そしてこの計画が失敗すると、次にはセント・オールバンズ[*2]にある友人の家に引っ越しをさせるべく努力した。しかしクリッシーはそこにも落ち着くことはできず、段々と話の最中に自殺をにおわすようになった。〈おきまり〉といった感じでそうしたことを口に出されると、「怖い」というより「またか」という感が強かったが、クリッシーは「シシリーのアパートを出て、バスの下敷きにでもなる」と言ったこともある。

こうした脅しは本気でない場合がほとんどであるが、しかしそれなりに軽く見過ごすこともできないものである。状況は悪化し、心配の種となり、ついには、一九三七年に

＊2　ベッドフォードとセント・オールバンズは、いずれもロンドン郊外の街。

結婚してソンダース家を去っていたリリアンが再び舞い戻って、助けてくれることになった。「クリッシーさえ助けてくれれば」という条件付きで、ゴードンはリリアンとその家族に大きな家を買ってやった。気だての良いリリアンでさえ大変な努力をしたものだが、何とかうまく対処してくれた。自殺の脅しはなおも続き、クリッシーは離婚には何としても応じなかった。ゴードンはその後も何年かハドリー・ハーストにとどまり、そこで一家の友人であるダイアマント夫人と、既に隠居していた姉のデイジーに面倒をみてもらうことになる。

ゴードンはクリストファーと一緒に過ごし、クリッシーはただただシシリーに頼り切っていた。その間、和解工作も行われたりしたが、これも失敗に終わり、その後二人は再び顔を合わせることはなかった。ゴードンとクリッシーがお互いの間に残した傷や家族に与えた影響は大きく、何年にもわたって癒えることはなかった。子どもたちは、リリアンの負担を軽くしようと、父親の面倒をよくみた。また、ジョンとバーバラはたびたびクリッシーを家に泊まらせ、シシリーは母親を休みの日などに色々な場所に連れて行ったりしたものである。何年にもわたってクリッシーは寂しさを隠せず、また自分の別居状態を恥じていたが、晩年、特にゴードンが亡くなって誉れ高き未亡人となってからは、平静な生活を送った。一九六八年、クリッシーは穏やかな死をセント・クリストファー・ホスピスで迎える。母親の面倒を最後までみられたことに大きな喜びを感じつつ、シシリーは一家の墓石に「我らが平和は神の御許《みもと》に」と記し、その後は二度と再び両親のことについて思い悩むことのない日々を送り始めたのである。

両親の問題に心が砕かれている間も、シシリーは全く異なる内からの声を聞き続けている。信仰に対する強い思いがそれである。

熱心なクリスチャンで、シシリーが〈聖なるゴッドマザー〉と呼んでいた伯母のデイジーを除けば、ソンダース家は宗教的な一家とはいえず、教会などにも一家揃って行くなどということは全くなかった。これに関してジョンが覚えている唯一の例外は、父親があるとき、自発的に教会に行くと言い出し、さらにシシリーが学校で堅信式[*3]を行うに至って、クリッシーもシシリーに続くと決心したときのことである。ただこれも、クリッシーが一人になりたくないためにしたのではないか、という声すらあった。

ローディーン校に行った後、当然のこととしてシシリーは教会に足を運ぶようになったが、バーナード・ショー[*4]を読んだことが契機となって、彼女は決断を下し、自分自身

＊3　入信の儀式である「洗礼」を幼児期に受けた人が、成人として洗礼の誓約を「堅め」、キリスト教信仰の責任を引き受けることを表明する儀式。

＊4　一九世紀半ば～二〇世紀半ばのアイルランドの文学者、脚本家、劇作家、評論家、政治家、教育家、ジャーナリスト。「私は無神論者だが、そのことを神に感謝している」「信仰をもつ者が無神論者より幸せだという事実は、酔っ払いがしらふの人間より幸せなことに似ている」という言葉が知られる。

は無神論者であると公然と称するようになった。聖歌隊で歌うときを除き、彼女はその後、教会に長い間行かなかった。

オックスフォードでの一年目は宗教面で特筆すべきことはなかったが、看護職の空きを待つ間、彼女は一冊の本に出会う。ジョン・ハダムというペンネームをもつ作家が書いた『良き神〔Good God〕』というタイトルの本は、彼女の内面に一石を投じた。中途半端なことが嫌いな彼女は、それ以後、神を求め続ける。考え、話し、論じ、そして教会に再び行き始めた。また実によく本を読んだ。C・S・ルイス[*5]の文献を読み、その完全ともいえる論理に酔いしれた。また、ウィリアム・テンプル[*6]の説く人間の平等とキリスト教が有する社会的側面は、当時彼女の中で育ちつつあった自由主義ともいうべきものに強くアピールした。さらに、ドロシー・L・セイヤーズ[*7]の『王となるべく生まれた人〔The Man Born to be King〕』の中で語られている真実に魅惑され、大変心を動かされたものである。ラジオで放送されているこの劇を聴くため、夜勤も控えたほどである。

オックスフォードに戻ると、シシリーはベイリオル・カレッジの礼拝に通い始め、そこで聖歌隊に入っている。また、無神論者とクリスチャン双方のためにC・S・ルイスがリーダーとして開いていたソクラテス会にも入会している。この会は、主にクリスチ

＊5 一九世紀末〜二〇世紀半ばのアイルランド系のイギリスの小説家、英文学者、神学者。

＊6 一七世紀に活躍したイングランドの外交官、エッセイスト。

＊7 一九世紀末〜二〇世紀半ばのイギリスの作家、現代・古典言語学者、キリスト教人道主義者。

ヤン・ユニオン[*8]やイングランド国教会など他のクリスチャンのグループとはしっくりこない人々を対象としたものであった。シシリーもまた、当時はこうした感じを抱いていた一人であった。大学で働くチャプレン[*9]もこの会に参加していた。ここでシシリーは、チャールズ・ウィリアムズ[*10]に出会ったり、C・S・ルイスが後年その著作の中で書いたものを読んでいるのを見たりしている。

しかし、こうしたことはすべて知的レベルでのことにすぎず、心のレベルではまだまだシシリーは深みに達していなかった。電気のことをよく知りつつ、暗闇の中に生きているような状況であったといえよう。彼女は明かりがつくことを心から願い、本で読んだり友人から聞いていたような真の回心を渇望していたが、つかまえることはできなかった。次第にシシリーは「自分の願いや祈りは聞き入れられないのではないか」と考え始めるようになった。よくあるように、苦悩と暗闇に満ちたこの数か月は、花開く前ぶれの時期であったといえよう。

シシリーの友人の六～七人は、コーンウォール[*11]にあるトレボーンという村に小さな家を買っていた。彼らは、後年、全国聖書カレッジの副学長となったメグ・フートをリーダーとする福音派（エバンジェリカル[*12]）のクリスチャンであった。二週間にもわたる休暇

＊8　キリスト教福音主義の団体で、主に大学での宣教を中心に活動している。
＊9　p.267 参照。
＊10　一九世紀後半～二〇世紀半ばのイギリスの詩人、小説家、劇作家、批評家。
＊11　イギリス南西部の半島。
＊12　プロテスタントは、主流（メインライン）派と福音（エバンジェリカル）派に分かれる。主流派はあくまでも信仰のみであり、実生活とは切り離して考える。福音派は、プロテスタントの中でも、聖書は誤りなき神の言葉であると考え、自由主義、伝統主義的立場に抗して生まれてきた流れである。

には、聖書研究、礼拝および議論や祈りがたっぷりと行われた。当初、彼らはシシリーを自分たちの会に招きはしなかった。彼らはシシリーがキリスト教に興味をもっていることを十分知っていたし、また彼女が回心に向かうことを心から願ってはいたものの、シシリーが自分たちのことを〈くそまじめで謹厳実直〉とみなしていると考えていたからである。また、シシリーの力に満ち満ちた性格や、いかに独立心に富んで自由な人間であるかも知っていた。加えて、シシリーは自分たちを批判しかねないし、また自分たちが行おうとすることに対して何らかの邪魔にもなりかねない、と心配もしていた。メグ・フートを除いて他のメンバーは全員、自分たちがシシリーと知的な面で渡り合えないのではないか、とも感じていたふしがある。だから、シシリーが自らグループに参加したいと申し出たとき、皆〈文字どおり困惑し切った〉のだった。ただ、このシシリーの願いを断ることは事実上できなかったし、さらには彼女が両親の別居後、寂しく不幸な状況にあったことも知っていたので、グループのメンバーは彼女の参加希望を受け入れた。

彼らのこうした心配は、的を射たものであった。実際、最初のうち、シシリーの言動は皆を驚かせ、しっくりこないものがあった。批判的で、人をからかうようなところもあった。清廉すぎると彼女の目には映るグループのやり方に対し、相当挑戦的な態度もとっている。例えば、日曜日にスポーツをすることは彼らの取り決めにより禁止されていると知ると、シシリーはわざと水泳に行ったりした。ただ、彼らは確かにまじめすぎるところがあったにせよ、そこには襟を正させる部分もあることが、徐々にシシリーにもわかり始めた。彼らの中心的考えのうちの一つ、即ち、〈神に対してただ自然に赴くこと〉という考えは、次第に彼女の心をとらえ始めた。メンバーは皆、「ただただ空っぽになって神に向かおう。人間というものがせいぜいできるのはそれだけだから」とよく言っている。ちなみに、ちょうどこのときは、日本がイギリスに対して無条件降伏をするか否かが皆の関心の的になっていた頃である。二つの重要なテーマがうまくかみ合わさった一例といえる。

　ある日、礼拝が終わると、シシリーは二階に行き、祈り始めた。「私はこう祈ったのです。『神様、私はこれまで感情に流され続けていました。また、神様を信じ、その下で一所懸命努力しますと誓ったときも、実のところは、どれほど心から本当にそう思っていたか、わかったものではありませんでした。でもどうか、こうした今までのことを赦《ゆる》してもらえますか』と。すると神は、『何かをなすのは私であって、お前ではない』

と語ってくれたように私の心には聞こえたのです。この瞬間、神が私を守ってくれ、すべては大丈夫なのだということを、心の底から実感したのです。今までずっと背を向けていた世界が、突如として眼前に開けた、そんな感じでした」と、シシリーは述懐している。

ついに来るべきものが来、その喜びの前に、彼女がそれまでもっていた様々な野望は一瞬にして消え去った。歓喜は大きく、心は晴れわたった。シシリーがこの瞬間変わったのは、誰の目にも明らかだった。このときシシリーが書いた詩が、友人の手元に今も残っている。この詩が最高の出来ばえとはシシリー自身考えてもいないだろうが、このときの彼女の体験と至福を如実に表すものとして、以下に掲げてみよう。

於 トレボーン、一九四五年七月

陽光の海辺に雷響く
その只中に舞い散る波の泡沫
そこに神が在る
海の波頭の風舞うしぶきの白さ

荘厳なる響きとともに寄せる波
柔かく細やかで清い水の感触
波が砕けるその瞬間のときの動き
飛沫とともに再び海のかなたに戻らんとする波
これらは皆、神からの贈り物、希望の呼びかけ
救い主の前に跪《ひざまず》き
すべてを神に捧げた我ら、神はその愛をもって
我らを求めた、我らは神の子
神は天からその霊を与え給う
黄昏時の紫色に光る雲の沈黙の下
真実は灰色に雲った我らが心に押し寄せる
我らを愛し給う神は我らが心を求め
そして神とともに平和と喜びは訪れた

シシリー・ソンダース

シシリーは求め続けていたものをついにみつけたわけだが、それではいったい、なぜこの一九四五年夏というとき、そしてこのコーンウォールの海辺の小さな村という場において、祈りが聞き入れられたのであろうか。シシリーはこれ以前からも「神よ、今日この瞬間がどうかその瞬間とならんことを」といった祈りを行い続けていたが、それらが聞き入れられることは一度としてなかった。いったい何が起こり、彼女の言葉を借りれば「スイッチがついに入れられた」のであろうか？ また、シシリー自身それまでは魅せられることがなかったプロテスタントの一派である福音派の下でこの出来事が起こったのは、いったいなぜなのだろうか？

当時の彼女の環境の特筆すべき点としては、家の中での様々な問題、とりわけ両親の別居といった点が挙げられる。モニカ・ファーロン[*13]は、人に回心が起こるときの状況について、次のように記している。「こうした体験が起こる背景としては、成功に心躍るときか、逆に苦痛に心砕かれているときの二つが挙げられるが、総じて言えば、後者を背景とするものが多い。」そして、「神というものは、こうした状況が行きつくところまで行きついたときに自らを現す」という見解は、シシリーの場合、まさにそのとおりであったといえるのである。試験のために身を粉にして勉強し、疲れ切っていた彼女は、

＊13 二〇世紀半ば〜二一世紀初頭のイギリスの小説家、ジャーナリスト。宗教や精神世界に関連した著作が多い。

様々な刺激や満足感に結びつくような状況にあったし、また両親の別居は、彼女を傍観者としてではなく、まさに当事者そのものとして巻き込み、苦しみを与えた。彼女は傷つき、疲れ切り、〈今にもつぶされそう〉であった。苦痛と疲労のため、シシリーは受動的になっていた。この後には何度もあったとはいうものの、こうしたことは彼女の人生にとって初めてのことであった。ここにこそ、彼女が真に解放され、己れの敗北を認め、他を受け入れられるようになった背景がある。

シシリーが福音派のクリスチャンになった理由は複雑ではあるが、理解は十分できるものである。それは、彼女の回心体験そのものだけをとってみても説明可能であるが、とにかく福音主義*14と出会うことによって、シシリーはそこに多くのものを見出し、また当時自分が必要としていたものをみつけたのだった。福音派は、不満と不安に満ち満ちていたシシリーに、心の底から切望していた確信と平和を与えてくれたのだった。さらに、このグループの人々は、彼女が以前知っていたような、疑問を呈し、それに対して応ずるといったやり方とは全く異なる方法、即ち、ただただ神の前に頭をひれ伏すことを強調していたが、このことも彼女が欲していたものであった。すべてのことが収まるべきところに収まり始めたのであろう。トレボーンのグループの一人でシシリーの友人

*14 信仰の根幹を「聖書」におくというプロテスタントの考え方。

は、「多くのものが花開いた、という感じでした」と言っている。シシリーが回心した直後に友人となり、その後、生涯の友になったロゼッタ・バーチは、福音主義が言わんとすることを深く理解しており、次のように説明している。「福音主義は様々なことがシンプルにわかりやすく説明されるので、キリスト教に基づく信仰生活を始めようとする人がなじみやすいのは自然なことです。信仰上どうすればいいのかがはっきりしています。私たちに求められているのは神への応答であり、何かをするときには、神に応えるように行えば、多くの助けが得られるのです。」

この恵みの根本となるものは、もちろん聖書である。聖書は福音派の人々にとって何はなくとも依るべき最大の土台ともいうべきものであり、また信仰と行動に際して、最高にして侵すべからざる権威とみなされているものである。真理を追究し始めた人が批判的な目をもたなくなることは時に問題になるが、シシリーの場合、その宗教的求道の出発点が知的側面からであったため、問題になることはなかった。そして今、彼女を動かしているのは頭ではなく、内なる心であった。キリスト教福音主義は、明確に何が真実で〈彼らの言葉に従えば〈健全〉〉、何が真実でない〈同じく〈健全でない〉〉かを断言するための宗教上、神学上の論争などありえるはずもなかったが、このこともシシリーにとっては好ましい点であった。

福音主義にとって次に重要な点は、個人個人と神とのつながりという点にある。そしてこの神とのつながりは、キリストを通じてのみ、また信仰のみをもって達成可能（換言すれば、救いというものは善き行いによってもたらされるのではなく、ただただ神の恵みによってなされる）とされる。この点は、シシリーの回心にとっての基本であった。また、彼らにとってイエス・キリストは個人的な友人ともいえる存在であり、礼拝は家庭的かつ素朴な行いであるとされる。さらに彼らの間では、イエスは公然と語られる。このことは、中流イギリス人としてのシシリーにとってはしっくりするものではなかったが、他方、熱心さみなぎる人間としてのシシリーにとっては安らぎに満ち満ちたことであった。

こうした確信、安心感や明確な権威、あるいはイエスとの私的な関係といった様々な点にも増してシシリーが心から強く求めていたものは、赦しであった。何からの赦しであったのだろうか？　シシリーは述懐している。「親切な人間でなかったこと、母にガミガミとうるさかったこと、父をわかってあげなかったこと、弟が結婚したときつらくあたったことなどに対する赦しを、私は必要としていました。私は罪の意識が強い人間でした。」こうしたことは他人からみればたいしたことではないように映るかもしれないが、本人にとってはまさに一大事である。このことをもう少し具体的に記してみよう。両親の別居にあたってシシリーが重要な役回りを演じたことは前述したが、このときいかに彼女が正しく行動したとしても、またいかに彼女のしたことが必要なことであったとしても、二八年間にもわたる両親の関係を切り裂く張本人となることはたやすいことではなかった。そして、絡まり合う雑草のように解決の糸口がみつからぬ状況のもとで、彼女の心の中には、まさに〈自分が存在していること〉そのこと自体に対する罪の意識が常にあったのだった。シシリーはこのときまで、赦され、受け入れられる世界があることを全く知らなかった。

シシリーは生後間もないとき、母親が愛情も生活そのものの能力も限られた人間であったため、伯母のデイジーに育てられた体験をもつ。その伯母は愛情に満ち、心もやさしい人であったが、母親は幼いシシリーが親代わりの伯母のほうに心が動いているのを知り、嫉妬し、結局伯母は母親により追い出されることとなる。つまり、生まれて一年も経たぬ間に、シシリーは二つの別れを体験したのである。青年期は、自分の夫にも子どもにも愛情がうまく表現できない母親との毎日であった。夫も子どもたちも、母親に対してはこうした背景から、なかなか容易に愛情を感じることができなかった。〈子どもはその親を愛すべきもの〉というのが社会の教えのようなものだから、理由は必ずしも明確ではないにせよ、子は親を愛していない自分をみると、罪悪感に苛まれることとなる。二七歳になる頃には、シシリーは罪の意識の重荷に押しつぶされそうになっており、赦しと安らぎを心から必要としていた。思考のレベルでキリスト教を求めている間はこれが解決されることはなかったものの、福音主義と出会うことで、この問題はいっきょに解決されたといえる。「あなたが自分の犯した罪を心から認めさえすれば、それは直ちに洗い清められます。その罪ゆえ、本来なら高価な代償が支払われて然るべきですが、イエスがあなたの身代りとなってくれたのです。イエスの死があなたを救ってくれたのです」と福音主義は言うのである。こうして、シシリーはついに今までの重荷から解かれ、〈地に足がつかない〉ほど自由な身となったのである。「はじめて十字架を見ることで重荷から解き放たれたクリスチャンのような出来事が、まさに私にも起こったのです」とシシリーは述懐している。

　コーンウォールから帰ったシシリーは、ほかの人たちが一人でも多く回心するようエネルギッシュに動いていた。喜びで心は躍り、みんなを帰依させようと、会う人ごとに口角泡を飛ばしたが、家族は思ったとおり冷ややかであった。一緒に喜びを分かち合ってくれると思った伯母のデイジーでさえ、気も乗らないようにただ「そう、よかったわね」と言ったきりだった（実際のところ、彼女は心から喜んでいたのであるけれど）。それは、この伯母はシシリーのことを十二分に知っていたからである。つまり、一時的に酔いしれた熱情的なものより、もっと地についた堅固な、いわば常識的なものこそ、シシリーが本当に必要とするものである、という点を知り抜いていたのである。

「皆の前で信仰を告白したい」というシシリーの気持ちは、ウエストミンスターのセントラルホールで福音派のトム・リーズによって主催された会に参加したときにかなえられることになる。リーズはこのとき参加していた人々に向かって、「キリストに自分の生涯を捧げようと最近数か月のうちに誓った人で、まだそのことを公にしていない人たちは、どうか前に出ていただきたい」と言い、もちろんシシリーはそうしたのであった。

シシリーの生活のすべてはキリスト教に基づくものとなったが、このことはそれまで全く知らなかった内面的な明かりを灯すこととなった。ロゼッタ・バーチとの友情は深まり、二人はロゼッタの妹と他の二人の友人と共にアパートを借りることになる。このうちの三人はクリスチャンであったが、彼女らは常に祈りを忘れず、毎朝食後には必ず聖書を勉強し、福音派の人々のハンドブックともいえる『聖書の探求〔Search the Scriptures〕』という本を通じて体系的な研究を怠らなかった。

シシリーはキリスト教的思想を自分の仕事の上にも活用しようとしたが、思いもかけなかった反対に出会うことになった（四〇年代においては、クリスチャンは今以上に厳しい目にあうこともあったのである）。自身がクリスチャンであるベティ・リードでさえ、シシリーの行動には首をかしげることも少なくなかった。「シシリーの行動はいわゆる福音主義の人々のそれで、つまり相当感情的なものだったわけです。非常に健全な彼女も、少し度を越していました。仕事の前によく祈禱会などを開いたようですが、これもすべてがすべてうまくいっていたわけではなかったようです」とベティは言っている。当時を振り返ってシシリーは、この頃は「クリスチャンとしてあまりに熱心すぎた」と述懐し、人々に強制することの危険性もはっきりと理解していたが、このいわば〈実に信心深かった時期〉においては、何事も彼女を止めることは不可能だったといえよう。スイッチは既に押されており、彼女はその光の真っ只中で喜びに満たされていた。

シシリーはこのように様々な行動をし、色々な会合や祈りのグループや聖書研究会に出席し、また教会（オール・ソウルズ教会*15〔諸魂教会〕で行われていた福音派の集会の熱心なメ

*15 ロンドン中心部ランガムプレイスにあるイングランド国教会（聖公会）の教会。福音派運動の世界的なリーダーであるジョン・ストット（p.111参照）が一九四〇年代半ばに副牧師を務めていた。

ンバーになっていた）にも頻繁に出掛けていたが、その心の内には一つの問いかけが常に存在していた。「この感謝の気持ちをいかに表し、またそのために何をなすべきなのか。」彼女はその問いへの答えが知りたくて仕方がなかったが、回心してからの彼女は、自身の未来が開示されるのを待つためには、注意深く、受容的であるべきことを学んだ。当時は、なすべきことはとりあえずやっているという満足感があった。そんなこともあって、アルモナーとしてのトレーニング期間の後半の二年間はそれまでどおりに働き、祈り、そしてただただこの問いかけに対する答えを待っていたのである。

Chapter 4

自らが愛を操ること、可能と思うことなかれ。
我らが値するものと判断されれば、
愛こそが我らを操るなればなり。

——カリール・ジブラン『預言者』

Chapter 4

デヴィッド——死にゆく人との恋

一九四七年秋の時点で、シシリーは正式な看護師であり、アルモナー（現在の医療ソーシャルワーカー）であり、さらには信心深い福音派のクリスチャンであった。彼女は、結婚を望んでいたし、非常にドラマチックだった回心経験を己れの一生に生かすには、何をなすべきかを模索してもいた。この直後に、シシリーはある男性に出会うことになる。その人は彼女にとっては初めての相思相愛の関係になった人物であり、初めての別離も体験した人であった。その上、彼女がそれから後、仕事に本格的に打ち込むきっかけを与えた人物でもある。

セント・トーマス病院でシシリーがアルモナーとして独立して初めて受け持った病棟にいた患者の一人に、デヴィッド・タスマという男性がいた。ポーランド系ユダヤ人で不可知論者[*1]の彼は、ワルシャワの貧民窟を暴動前に抜け出して、イギリスに渡ってきていた。教養が特別高いというわけではなく、彼自身自らを〈ただの粗野な中年男〉と称していた。職業はウェイターで、イギリスには親戚もおらず、友人もなかった。年はまだ四〇にすぎなかったが、自分の一生は無駄であったと感じており、手遅れのがんにかかっていた。シシリーはこの男性についてはほとんど何も知らなかった。知っていたことといえば、兄弟は四人で、母親は彼がまだ若いときに亡くなっていること、祖父はユダヤ教のラビ[*2]で、孫たちと論争するのをこよなく好んでいたこと、若いうちから仕事をしていたこと、友人の妻と恋に落ちたこと、戦時中フランスにいたこと、などにすぎない。彼がもうすぐ死にそうであることも知っており、近いうちには大変なことになることもわかっていたので、彼のことを注意深く見守っていた。

デヴィッドはしばらくして仕事に復帰したものの、それも束の間で、すぐに病状が悪化した。このとき管理人が電話をしてきたのが、当時彼の担当医療ソーシャルワーカーであったシシリーだった。シシリーは管理人に、デヴィッドのかかりつけの医師に連絡

*1 神の存在を立証することも否定することもできないので、神が確かに存在すると知ることは不可能であるという立場をとる人。一方、無神論者は、神は存在しない、ありえないという立場をとる。

*2 ユダヤ教における宗教的指導者であり、学者でもあるような存在。

させ、この医師は最寄りの病院の手配をした。シシリーはその後すぐにデヴィッドの家に出向き、救急車が来るまでのひとときを二人は過ごすことになるが、このときデヴィッドはシシリーに向かって、「自分は死ぬのだろうか」と尋ねている。彼女の答えは「イエス」であった。この日、彼はハイゲートにあるアーチウェイ病院に入院することになった。この日を境に、職業的なものにすぎなかった二人の関係が深い友情に発展したのである。そしてこの関係はさらに深まり、間もなく愛情にまで発展する。

状況が状況だったので、二人の会った回数は多くない。デヴィッドが亡くなるまでに会った回数は二五回にすぎない。シシリーの手帳に記されたメモ書きは簡単なものだが、雄弁に何かを物語っている。二人の出会いは一回一回がとても大切で、それらは一語一句の短い言葉の中に如実に要約されている。シシリーは二人に残されている時間がいかに短いかを知っていたので、どんなに小さな思い出でも心にとめておくつもりであった。

「二人の関係は職業上のものにすぎない」と自らに思い込ませるかのように、シシリーは当初、彼のことを苗字で「タスマ」と称していたが、「体調悪し」「好転」「疲れ」など健康状態のコメントや、二人の間の会話の内容などに続けて、「デヴィッド」という名のほうを使うようになっている。二人の会話の内容の多くは宗教に関するもので、主、福音、ユダヤ教、イザヤ[*3]、平和などの言葉が散見される。ある日のメモには、通常の訪問時間を大きく越えた〈八時二五分まで〉病院にいたとの記載がある。あと二か月に迫った人生の時において、瞬間が貴重だった。こうした中でも最も心を打たれるのは、二人の心情の交わりの核ともいうべき部分を忘れないようにしておくために、特別に秘密の言葉を使って二人の深まりゆく関係を記している部分である。「赦《ゆる》しを乞う」「あなたが私のことを決して見捨てないこと、前からわかっていた」「私たちが心の底から感じることとって」「とにかく最高」、そしてある土曜日に書かれた「とろけるような午後」といった一語一句。

自分が恋に落ちたとわかったのは、こんな午後のひとときであったに違いない。シシリーは述懐する。「週末の午後を、皆は実に楽しげに笑い合って過ごしていました。そういう皆の乗っている二七番バスを背にしながら、私はこう感じたの。『いいの、私には、ほかに何もなくたって。今日の午後は何といっても最高だったもの』って。」そしてついに、二五日がやってきた。そのとき、二人の間にはただ「さようなら」の一言があったきりだった。その日、彼と夜まで一緒に過ごし、デヴィッドが寝入ったのを見てから病院を後にしたシシリーは、その後会った看護師に「彼は再び目を開くことはなかった」

＊3　旧約聖書中最大の預言書とされる『イザヤ書』を残したユダヤ人の記述預言者。紀元前八世紀後半に活躍した。外敵の侵攻を受けて動揺する民に、神ヤハウェの信仰のみが救いであることを説き、のち殉教したといわれる。

つたのである。

と告げられた。こうして彼女は、デヴィッドという人間がこの地で会った最後の人となった。

シシリーは翌日の夜、ヴェア街のセント・ピータース教会で開かれた祈りの会に参加した。人々が賛美歌「イエスの御名《みな》はいかにうるわし」を歌い出すと、彼女の心はデヴィッドに対する気持ちで一杯となり、やりきれなさではち切れそうになった。「でも、彼はあなたよりもずっと深くイエスのことを知っていたのです」などといった確信ありげな言葉を聞かされると、シシリーは「デヴィッドの耳にはイエスの御名も一度としてうるわしく聞こえたことなどなかったろう」と思った。「彼のことを再び自分は心配できるだろうか、などとそれまで思ったこともありませんでした。いえ、彼ばかりでなく、キリストを知らずして亡くなっていったすべての人についてもです」とシシリーは言う。

二人の出会いは短く、また回数も多くはなかったが、心の上で大きなインパクトをもつすべての出来事と同じように、シシリーの心に明確な痕跡を残した。もう三五年前にもなるこのときの二人の会話を、彼女は今も実に詳細に覚えている。一方がまさに死にゆこうとするときになって愛し合うようになった、という悲劇的事実は、それほど重要なことではない。もちろんこのことが、普通の恋人たちと比べて二人を特殊な状況に導く原因となったことは事実である。

「今までずっと僕は、すばらしい女性が現れるのを待ち続けていた。そして、やっと君が現れた。さあ、僕を見つめておくれ。」不可知論者でユダヤ人のデヴィッド、それに反して、狂信的ともいえる福音派クリスチャンのシシリー。そんな二人であったが、シシリーは宗教面について自分の考えを押しつけないように決めていた。次の会話は、今もよく覚えているという。「私のことが好きだからっていう理由で、私の信じている宗教を信じるなんてことしないでね」と言った彼女に、彼は「君のことを愛しすぎてしまっているから、そんなこと言えないよ」と答えた。

宗教面での考え方は対立していた二人だが、それも精神や霊的《スピリチュアル》なことに関する二人の会話の妨げにはならなかった。それらは表面的なものでなく、二人が共に分かち合っている体験をもとにしているものだったからである。

ある日、急に寂しさが込み上げてきたデヴィッドは、シシリーに向かって「たまには何かなぐさめの言葉でもかけてくれたっていいだろう」と言った。ユダヤ人である彼を思って、そのときシシリーは詩編第二三編[*4]を述べ始めた。「死の陰の谷を行くときも、私は災いを恐れない。あなたが私と共にいてくださる。あなたの鞭、あなたの杖、それ

＊4　詩編は旧約聖書に収められた一五〇編の神（ヤハウェ）への賛美の詩。第二三編はユダヤ教とキリスト教の両方において、祈りの言葉として唱えられてきた。

が私を力づける。」デヴィッドはもっと聞きたいと頼み、シシリーはそれから交唱の詩（詩編第九五編[*5]）を唱えた後で、ハンドバッグに入れて持っていた新約聖書と詩編の詩を読みたいと言った。覚えている言葉で、その場に口から出すべき適当なものがなかったからであろう。しかしデヴィッドは、そんなシシリーの願いを聞き入れなかった。「ダメだよ。僕は君の心の中にあるものだけが聞きたいんだ。」そこでシシリーは、その夜帰ってから、「深い淵から〔De Profundis〕[*6]」（詩編第一三〇編）を暗記し、翌日その詩を彼に捧げたのである。愛から出たものであるが、ホスピス精神の基盤をなす行為といえる。死の直前、デヴィッドは病棟看護師に対し、「神との安らぎをやっと感じるようになった」ともらしている。そうなれたのも、シシリーとの会話に依るところが大だった、と彼は感じていたに違いない。

シシリーの人生において、デヴィッドの存在は大きな意味をもつ。しかし、もし二人が、死にゆく人々がどうやったら安らぎを覚えられるかといったことを話し合ったりしなかったならば、今、彼との思い出はどこにでもある初恋の思い出と何ら変わらない、どうということもないものになっているのではないだろうか。この間三〇年にわたってシシリーが常に考え続けていたテーマは、人々を助けることであった。しかし問題は、

*5 礼拝への招きの詩編で、様々なキリスト教会諸派で礼拝招詞の詩編として用いられている。

*6 詩編の中でも特に有名なもの。『深い淵の底から、主よ、あなたを呼びます』という冒頭の聖句はバッハの音楽をはじめ多くの芸術の主題として選ばれ、また、多くの苦しみや病いの中にある人々に勇気を与えた。

いったいそれを、誰が、どのように、という点にあった。彼女が働き、思い悩んでいる間にも、友人たちはどんどん医師や看護師となり、結婚し、子どもをもうけていた。「看護師となって奉仕することこそ、前述の問いに対する答えだ」と思ったこともあったが、背中の障害のため、それは果たせぬまま終わった。それから医療ソーシャルワーカーになったが、さらにそこから飛躍する必要性にかられた。彼女の思いは強く、また激しいもので、病気に苦しんだり寂しさに襲われたりする患者たちでさえ、シシリーのこうした道を阻むものとはならなかった。

デヴィッドは祖国からも家族からも一人離れ、肉体の苦痛にも苛まれ、全く一人ぼっちであり（シシリーが本当に唯一の訪問者だった）、ついにはその一生を特に何をすることもなく終えてしまった人間であった。時に二人はこうした彼の状況下、彼が他の人々のためにいったい何ができるのかといったことについて、話し合った。話すうちに、彼の「人々のために何かしたい」という思いがいかに強いものか、またそうした死を目前にした人々の絶望感はいかに言語に絶するものか、シシリーは手に取るようにわかった。こうしたことを通して、少しずつ少しずつ彼女の心の中で、ある考えが育ち始めた。それは自分自身、シシリー・ソンダースという人間自身が、この問題の解決のために何かをなしうるのではないか、という考えである。

　デヴィッド・タスマに安らぎを与えられたということから、シシリーは自分には苦痛を和らげるだけの何かがあるのではないか、と思い始めていた。また、このことのみならず、彼女は死を目前にした人と心を共にした経験を通して、末期患者に対するトータルなケアがいかに大切であるかも感じ始めていた。こうしたケアは、一九四〇年代の病院において見落とされていたからである。肉体の苦痛緩和のための技術が必要不可欠であることはもちろんだが、しかしそれですべてが解決するはずもなかった。解決すべき点はほかにも多くある。精神面、感情面、社会面等の問題である。こうした側面においても、患者の望むケアができれば、死を安らぎをもって迎えること、いや、幸福感をもって迎えることすら可能となるかもしれない。

　穏やかだが必然ともいえるこの考え方の誕生は、デヴィッドにとっても生きる支えとなった。彼の病いと死がきっかけになって、今までにない新たな、そして創造的な可能性が芽生えたのだとしたら、彼の死は無意味なものではなかった。人生の最後の数か月を共に過ごしたこの若き女性を通じて、彼の死はここに実を結んだといえるのである。

　こうした二人の話し合いが、より細かく、具体的なものになり、またこの考えを実際面で生かすにはどうしたらいいかを考え始めるようになったデヴィッドには、自分を生かすもう一つの方法が浮かんだ。それは、シシリーを遺言執行者に決めること、および五○○ポンドを彼女に残すことである。「僕はね、君の家の窓になるよ」と彼は言っている。

こうして彼は亡くなり、シシリーには彼の写真、服、時計、いくつかの思い出、五○○ポンド（病院側はこのお金の受け取りをシシリーに許可した）、目的意識、そして今後の人生においていったい何をすべきかの決心のようなものが残された。遺言によりシシリーは葬式を行う必要があったが、彼女はストリートハムのユダヤ教墓地で行ったその葬式を、ユダヤ教オーソドックス（正統派）式のものとした。棺桶が担ぎ込まれると、シシリーはひどく動揺した。唯一の参列者であるデヴィッドの雇用者と彼女は一緒に薄暗い小さなチャペルに入り、詩編第九○編を唱えた。その詩の最後は予言的にこう終わっている。「あなたが私たちを苦しめられた日々と、苦難にあわされた年月を思って、私たちに喜びを返してください。あなたの僕らが御業を仰ぎ、子らもあなたの威光を仰ぐことができますように。私たちの神、主の喜びが、私たちの上にありますように。私たちの手の働きを、私たちのために確かなものとし、私たちの手の働きを、どうか確かなものにしてください。」

デヴィッドの遺言執行者という立場にあったものの、極めて私的でとらえどころのない別れの悲しみがシシリーをとらえて離さなかった。それは特殊な感情で、二人の短かったが凝縮されていた関係、何物にもとらわれなかった関係を背景とするものであったといえよう。それまで彼女は、友だちと生活や所持品や経験を分かち合ったことからくる共有体験を全くといっていいほど感じたことはなかった。しかし若さと信仰心を背景に、この三か月ほど後に、シシリーは悲しみがすべて消え去ってしまうような体験をする。このときシシリーは、休暇で父親や友人たちと共にスコットランドにいた。

「私はまだまだ悲しみで一杯でした。長いトンネルを歩き続けている、そんな感じでした。しかし着いて二日目の朝だったでしょうか、随分といい天気なので私は早目に起きたのです。外れのロッジに泊まっていたのですが、小川がそばを流れていたのをよく覚えています。私はそこに座ったのですが、もうクロウタドリのさえずりやら、きらめく小石の間を流れる小川のせせらぎで一杯でした。そうこうするうち、時間がなくなってしまいました。時の流れのない今この瞬間、そんな感じでした。それから、デヴィッドもどこかにいると感じました。近くとか遠くにいるとかは問題ではなかったのです。とにかく彼も平安で、すべてが安穏でした。心からほっとする瞬間でした」と、彼女は当時を思い起こして語っている。

もし、このとき以前の段階で自分の望むものが手に入っていたり、あるいは二〇代のときに結婚していたとすれば、シシリーはデヴィッドに会うこともなかったであろう。また、二人の過ごしたときはほんの瞬く間だったが、それまで待った長い長いときを補って余りある価値あるものだった。この二つの点は、シシリーが当時から現在に至るまで、終始一貫心から思っていることである。デヴィッドを満たしていた寂しさや痛みは、彼女自身にもどこかしら通じるところがあったし、それればかりか、同じように苦しむ数限りない人々が何を欲しているかを教えてくれた。シシリーは、方法の如何を問わず、「自分はこうした人々のために何かをしなければならない」と強く感じ始めるに至ったのだ。これまで自問自答し続けていた問い、即ち、この感謝の気持ち、そして何かの役に立ちたいという気持ちを表すために、自分はいったい何をなすべきなのかに対する答えを、今、彼女はようやく得たのだった。この体験を単なる死にゆく一人の男性との恋に終わらせず、己れを素直に、そして開放することによって、シシリーは今、その将来に向けて一歩を歩み始めた。この一連の体験を通じてホスピスの発想は生まれ、具体化し、それにより「これぞ私がなすべきこと」という対象を、シシリーはやっと今、手にしたのだ。

column

聖クリストファーとは

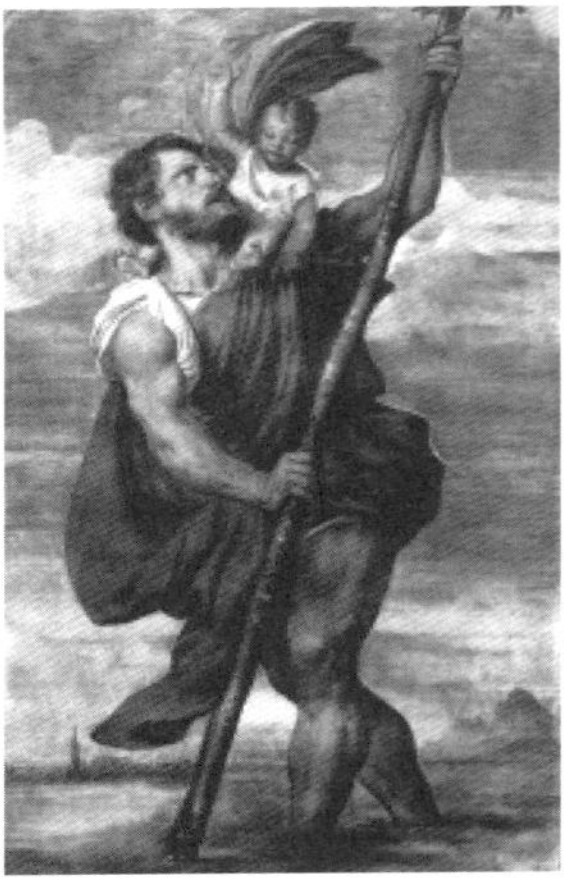

Titian, 1525

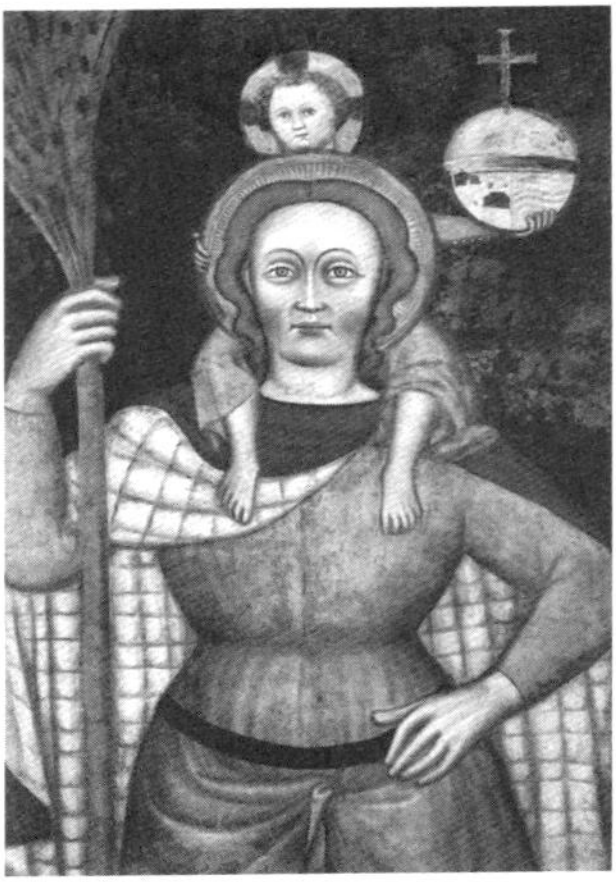

Fondazione Salvatore Romano

三世紀半ば頃、「世界で一番強い主君に仕えたい」という希望をもつ男がいた。彼は強い主君を探すため、大きく深い川の渡し守をしながら、出会いの機会を待っていた。ある日、小さな男の子が、川を渡らせてほしいと、やってきた。彼がその子を背負い、川を渡り始めると、一歩進むたびにその子は重くなっていった。やっとの思いで川を渡り終え、その子を降ろして、「世界を背負っているのではないかと思うくらい重かった」と言うと、その子は「世界の王、この世の創造主である私を乗せたのだから、重いのは当然だ。私は全世界の人の罪を背負っているのだから」と答えた。このときから、彼は「クリストファー」（キリストを背負う者）と呼ばれるようになった。

このエピソードから、聖クリストファー（聖クリストフォロス）は、旅人の守護聖人、水難や嵐などから守護してくれる聖人として知られる。小さな子どもの姿をしたイエス・キリスト（地球を持っていることもある）を肩に乗せた姿で描かれることが多い。

「歓喜」を屈伏させて己れがものとせんとするとき
天上の気高きいのちは傷つかざるをえない。
だが自由に舞い踊る「歓喜」にやさしくくちづけするとき、
人は永遠の夜明けの光の中を生きる。
いまだ熟せざる機会をむしり取ろうとするならば、
必ずや後悔の涙を拭うことになろう。
されど好機をもし取り逃がすことあれば、
苦悩の涙の乾くこと永遠《とわ》にあらざるべし。

――ウィリアム・ブレイク『機会』

Chapter

5

医師をめざして

「死にゆく人のために仕事をしたい」というシシリーのこの決意には、いまやいささかの揺るぎもなかった。ただ、これから実際にどうすべきかという点になると、はっきりしなかった。しかしここでも、まず行動を起こし、同時に、これから進むべき道が示されるのを待つ、という彼女の特異な才能が役に立つことになる。三年前、キリストを受け入れたことの深い意味がさらに明らかにされるのを待ちながら、彼女は直ちにキリスト教活動に身を投じたのだったが、そのときと同じように、今、彼女はこの新しく与えられた確信に基づいて、すぐ行動を始めることにした。魂の底にまかれた種は、そこで静かに育っていけばいい。

セント・ルークスに電話したのは、デヴィッドの死後まだあまり経っていない頃だった。セント・ルークスはベイズウォーターのシシリーのアパートの近くにある死にゆく人のための施設である。シシリーは何か手伝いをしたいという希望を伝え、間もなくそこで、夜間のボランティア看護師として定期的に働くようになった。夕方の薬を配り、患者のために祈り、話しかけ、時には歌を歌ってやったりした。自分の天職が何であるのかを、いわば試してみる必要があったのだ。そしてその最上の方法、というよりもただ一つの方法は、実際に、死にゆく人たちのそばにいることだった。やがて、確かにここが自分のいるべき場所だということが、彼女にも、またほかの人の目にも明らかになった。そこに行くことをシシリーは喜んだ。患者と共にいて心が安らかだったし、それは患者にとっても同じだった。

セント・ルークスを選んだのはただ便宜上からにすぎなかったのだが、摂理の御手がそこに働いたといっていいだろう。ここは一八九三年に、もともと〈死に瀕している貧困者のホーム〉として設立されたものだった。現在ではもう取り壊されてしまったが、この施設と設立者のハワード・バレット博士は、シシリーに、またひいては近代のホスピス運動に、強烈な影響を与えることになるのである。ここはあくまでもホームであって、病院ではなかった。費用を徴収することはなかったが、もし患者に余裕があって、そして望むならば、幾ばくかの献金をすることはあった。宗教的な基盤はしっかりしていたが、しかしあくまでも超教派の立場を崩さなかった。何よりも重要なのは、患者一人ひとりをかけがえのない人間として、親身に世話をするスタッフがいたということである。客員の修道女の一人は、一九〇五年にこう書いている。「どの患者も皆、死期が迫っているという点で似通っている。しかし一人ひとりは、それぞれ自分の固有の人生を生きている。それぞれの個の尊厳を絶対的なものとして大切にすること、その人はその人自身であって、ほかの誰でもない。そういう、いわば人格の中心に魂が触れるように努めること、それが我々の義務なのだ。」それから四年後の年間報告書の中で、バレット博士も同じようなことを言っている。「われわれは当ホームの入院患者を〈症例〉の一つなどとは考えないし、そういう呼び方もしない。それぞれの人はそれぞれの特徴をもち、それぞれの人生の歴史をもついわば〈小宇宙〉である。それはその人自身にとって、また彼に近しい人たちにとって、限りない興味・関心の的である。時としてその秘密が我々のうちのある者に打ち明けられるのである。」

一人ひとりの人間を大切にすることは、もちろん、シシリーにとって新しい考え方ではなかった。そして、その理論が実践されているのを見るのは喜びではあった。だが彼女が新鮮な驚きを感じたのは、セント・ルークスのスタッフの薬物の用い方だった。以前、看護師の実習をしていたとき、またアルモナーとして働いていたとき、患者が手荒な治療を受けるのを彼女は見ていた。治癒しえない状態であることがわかっているのに、無益な手術と治療が続けられた。あるいは、患者を麻薬で眠らせ続けてしまったり、痛みに悩む患者に死が訪れるのをただ待つだけだった。ところが、ここに来て初めて、精神的にも肉体的にも痛みから解放されている患者をシシリーは見た。痛みがないために、最期の時がやってくるまで、彼らは比較的安楽に、しかもはっきりした意識をもって過ごすことができた。その秘訣は、痛みが襲ってくる前に、定期的に鎮痛剤を与えることだった。患者が痛みに耐えられなくなって叫び声をあげると、そのときにようやく薬を投与する、というやり方をやめたのである。このいかにも単純な方法が、やがてシシリーの鎮痛剤の用い方の基礎になる。鎮痛剤を定期的に与えるこのやり方は、セント・ルークスでは少し前から採用されていた。少なくとも一九三五年、つまりシシリーが尊敬してやまない救世軍の総看護師長（マトロン）、ピプキン女史がここにやってきたときから続いていることだった。だがどういうわけか、それはセント・ルークスの外では誰にも知られていなかった。また、薬物は注射するよりも、できるだけ口から与えるようにしていた。患者にとってもそのほうが楽だったし、何よりも、それは家で患者の世話をするときに、家族にとって簡単だという大きな利点があった。

夕べの時間と、そして時には日曜日をシシリーはセント・ルークスで過ごしたが、もちろんそれがアルモナーとしての彼女の仕事の妨げになることはなかった。けれども、何か満されぬ思いがあることにシシリーは気がつくようになった。さらに、暇があるときはいつも末期患者と共にいるようにしているために、彼らから離れていると、どんなにその人たちのことを気にかけているかが余計思い知らされるのだった。そのようなとき、仕事を変える機会がやってきて、シシリーはそれに飛びついた。ノーマン・バレットは、シシリーがアルモナーとして働いていたセント・トーマス病院の外科医だった（セント・ルークスのバレット博士とは関係がない）。赤ら顔をしていて、そのために、愛情を込めて〈ペースティ（青白い）・バレット〉とあだなされていた。医療秘書が結婚のために退職することになったとき、シシリーは彼に頼み込んでその仕事をもらい、二つの役割を一つにまとめることにした。

ペースティ・バレットは陽気で、その考え方は刺激的であり、率直な物言いをする人物だった。『セント・トーマス・ガゼット（St. Thomas's Gazette）』誌は彼を紹介する記事の中で、「もしかして諸君を『この馬鹿者め！』と怒鳴りつけるようなことがあっても、あまり気にしないほうがいい」と読者に警告している。一方、手術の前に手術着を着せてくれる看護師には、必ずお礼の言葉を言うように教えられたことを、彼の学生の一人は今でも覚えている。ペースティはまた、医師たちに「研究発表をせよ。それが嫌なら医者を辞めてしまえ」と励ますのが常だったという。セント・トーマス病院の歴史の中で、その当時最も優れた教授の一人と考えられていた。シシリーも彼を尊敬し、その仕事（胸部外科手術）におおいなる興味をもっていた。彼は、結核の手術も含めて、あらゆる種類の胸部の手術を行った。そして、構造的な心臓欠陥をもって生まれてきた子ども（いわゆる〈ブルー〔blue〕〉ベビー）＊1の手術という、近年になって発達してきた外科治療を専門にしていた。シシリーの仕事の一つは、この手術を受けた幼児を、家族が再び受け入れることができるように助けることだった。医療記録を取ったり、病室の巡回に付き従い、他の病院や在宅の患者を訪問するのについて行ったりした。ペースティはいつも誰かを自分の仕事の中に上手に引き込む人だった。シシリーは前任者のようにてき

＊1　心疾患によりメトヘモグロビン血症が生じて、チアノーゼを起こし、唇や爪が紫色になることから、ブルー・ベビー症候群といわれる。

ぱき仕事をこなすことはできなかったが、しかし張り合いのある毎日を送っていた。

一方、末期患者のそばにいたいという彼女の願いは弱まることがなかった。一年半ほど経ったある日、ペースティについてミッドハーストに行く車の中で、シシリーは思わず「私はやはり、死にゆく患者のところに戻らなければならない。夜間看護師として勤めることができるなら、背中の持病のことはあまり問題にならないと思う」と口にした。するとペースティは、「看護師として働くならば、挫折を感じるだけのことになってしまうだろう」と答えた。看護師の彼女に耳を貸す人はほとんどいないだろう。いずれにしても、痛みのコントロールについては学ぶべきことがまだたくさんあるし、それに正しい方法を用いなければならないのだ。「学校に戻って、医学を勉強したまえ」と彼は言った。「末期患者を見捨てているのは、医者なんだ。」

シシリーはこれまで、科学の授業さえ受けたことがなかった。既に三三歳になっており、養成機関を二つ修了し、学位と免許をもっていた。それなのに、バレットは今、彼女に学校に行って、医師の資格を取れと言う。彼の意見を軽くみることはできない。もっとも、医者になるという考えそのものは、今初めて出てきたものではなかった。オックスフォードの後、父親はシシリーに医学を学ぶように勧めている。しかしそのときは、そういう助言を受け入れる気持ちが全くなかった。背中の痛みで看護師を続けられなくなったとき、父はもう一度同じことを言ったが、今度は身体の状態がそれを許さなかった。背中は、脊椎弓切除術の後、以前ほど苦しくはない（手術の成功は一時的なものではあるのだが）。いや、それだけではなく、たとえどれほど厳しい訓練であろうとも、何としてもやり遂げたいという、やむにやまれぬ思いに今は駆られていた。セント・トーマス病院医学校はシシリーに、まず医学校用の準備勉強を始めるように勧め、そうすれば彼女のことを考慮しよう、と言った。そこでシシリーは予備校に登録した。そこでは彼女は最年長だった。場違いなところにいるという感じはどうしても否めなかった。特に、一八歳の学生が「あの人が医者になる頃は、九〇歳ぐらいになるだろうな」と噂し合っているのが聞こえてきたときはショックだった。頑張り屋の彼女のことだから、おそらく初志を貫き通すことはできたことだろう。しかしその状況を聞いたペースティ・バレットは、お役所的な教育機構に少し働きかけることにした。

こうして、シシリーは総看護師長からの推薦状を得た。当時の医学校の事務局長だったクロックフォード博士あての推薦状にはこうあった。「ミス・ソンダースは才能豊かな人物です。最初のうちは、いささか内気で謙虚でありすぎる点もあったため、かなりの努力をしなければならなかったようですが、実践面で彼女は熟達した手腕をみせるようになりました。」二度目の面接に呼ばれ、今度はさらに二人の医師が加わった。末期患者のためのホームを始めたいという考えは、そこではまだ公表しなかったが――このアイデアはこの後何年も彼女の心の片隅に収められることになる――、がんで死を迎える患者の痛みを抑えるために何かをしたいと思っている、とシシリーは言った。「不可能に決まっているけれども、まあ、面白い考えをもった人間ではある」と医師たちは鷹揚な思いでその話を聞いただけだった。だが、彼女の成績にはおおいに感じ入った様子だった。その二日後、郵便受けに二通の手紙が入っていた。大きな仕事を成し遂げる人に付きものの、不思議なめぐり合わせのようにそれは思われた。一通はセント・トーマス病院医学校からで、彼女が学生として受け入れられたこと、ついては病室で履くための底の柔らかい靴が必要だと書いてあった。もう一通は五〇〇ポンドの小切手だった。授業料のため、また働かなくてもいいようにするためのお金だった。父親から、「株をいくらか売ったので、お金がそのうち届くだろう」と言ってきてはあった。ただ換金の手続きがいつ終わるのか、したがってお金がいつ娘の手元に届くのか、父親には見当もつかなかったのだが、それがこのとき一緒に来たという偶然が、「ああ、やはり正しい道を選んだのだ」というシシリーの思いを強めただろうことは想像に難くない。

そういうわけで、予備校にはわずか三週間通っただけで、シシリーは医学の勉強をするため、セント・トーマス病院医学校にやってきた。そのとき、オックスフォードのセント・アン・カレッジの校長に手紙を書いて、これから何をしようとしているのか、そしてそれはなぜなのかを知らせた（その校長は、様々な分野で活躍している卒業生の動向に、絶えず気を配っている人だった）。

「死にゆく人たちの問題が、ますます私の心を占領してきています。特に、もうがんが進んでしまって、希望がもてないような人たちのことが気になります。あの人たちが医者に見放されてしまったと感じるのは、ある程度、当然なような気がします。彼らの肉体的・精神的な苦痛を和らげることは不可能なのでしょうか。そういう道を私は何とかみつけ出したいのです。そして、それを実現するただ一つの方法は、私自身が医者になることだと思います。」さらにそれに付け加えて、「これは色々な面からアプローチしなければならない問題なので、これまで受けた訓練は何一つ無駄にはなりません」と書いた。校長から驚きあきれた返事が返ってきたとき、シシリーはそれにこう答えた。「正しい道を進んでいるという確信があります。ですから、それほど恐ろしい気がしません。」

医学の勉強は何歳の人であっても、生やさしいことではない。シシリーの歳になって、しかも科学の予備知識がほとんどない学生にとっては、悪夢にうなされるような日々だったに違いない。「地獄だった」と、いかにもシシリーらしい、大胆な表現で彼女は言う。最初の物理学の授業のとき、「この分野で今までどんなことを学んできたか」と学生たちは質問された。「数学と生物学を少しだけ勉強しました。一七年前ですけど…」と彼女は言わなければならなかった。けれども、物理と化学についてわずかな課外指導を受けただけで、九か月のうちに彼女は最初の試験にパスした。理論を学ぶのに三年間を与えられていたのだが、臨床前訓練を予定よりもはるかに早く完了した。そして、第二の試験を一回でクリアした。折悪く背中の痛みがひどくなっていたにもかかわらず、である。試験の準備をするとき、数週間をベッドで過ごさなければならなかった。看護と社会福祉の経験は確かに役に立った。しかし臨床学では、難物としかいいようのない学科の山とぶつかるために、人並みならぬ努力を傾けねばならなかったに違いない。内科学、外科学、包帯法、病理学、産科学、婦人科学、小児科学、死後処理、熱病学、麻酔学、細菌学、法医学、毒物学、性病学、免疫学、精神病学…ありとあらゆる科目を学ぶことになっていた。ただこの中に、末期患者へのケアが含まれていなかったことに注目すべきだろう。彼女の心の片隅には〈天職〉のことがしっかりと根を下していた。それを実現するために根本的な計画を練るべきではないか、と考えるときもあった。だが、どのように進むべきか、まだ見通しがつかない今は、まず医師になることに、それも良い医師になることに集中すべきだ、とシシリーは思った。

シシリーの成績には、指導教授たちも感銘を受けた。セント・トーマス病院医学校のファイルには、彼女の記録は一通しか残っていないが（この時期の学生の医療記録は、ほとんどが処分されてしまっている）、それによると「シシリーは誠実な医者になることだろう」、また「彼女の勤勉さは圧倒的としかいいようがない」とある。最終試験の準備は用意周到だった。まずエブリー・ストリートの下宿に移った。部屋の掃除、ベッドの整理などは人手に任せ、朝食もつくってもらった。人には電話をかけるが、自分は電話に出なくてもいいように、番号は誰にも教えなかった。郵便はすべて病院に来るようにした。「レコードプレイヤーを一つだけ手に入れました。この年、私は全力投球で勉強に励みました。最終試験に落ちるようなばかげたことにはなりたくなかったのです。」実際そうはならなかった。難関をすべて突破して、一九五七年四月（もう三九歳に近づいていた）、彼女は医師の資格を与えられた。外科学では成績優秀の表彰さえ受けた。「そんな栄誉を受けるには値しない私ですけど、でも人生最良の日でした。」これは謙遜に違いない。試験官の医師の一人は、同僚の高名な医師サー・ゴードン・ウォルステンホームに、「最終試験で彼女ほど優れた成績をあげた学生は、今まで一人もいなかった」と言っている。また、産科学と婦人科学では賞を与えられた。「たまたま試験がうまくいっただけです」とシシリーは言う。半ば苦笑しながら、そのときのことを彼女は思い起こす。「随分たくさんの時間をかけて〈さなぎ〉になりました。そして思いがけないような、新しい姿に生まれ変わったのでした。」この〈変身〉はこれまでで最も困難なものだった。そしてまた、最も輝かしい勝利でもあった。

シシリーは確かに一所懸命、勉学に励んだ。だが、毎日の生活を精一杯楽しむことも忘れなかった。学生生活に戻れることがうれしくてたまらなかった。勉強すること、他の学生仲間と一緒にいることのほかに、何も責任がなかった。学生は皆、彼女より若かった。一五歳も年下の学生たちに混ざって、鮫の解剖をしたりしていた。「大人の人と話したくてたまらなくなって」、病院の本院にいる昔の仲間に会いに行くこともあった。

とはいうものの、セント・トーマス病院医学校は毎年数名は社会人の入学を許可していた。例えば、以前裁判官をしていた人が最近入学してきた。医師の資格を得る頃には、もう定年の年齢を超えるだろうという人だ。そういうわけで、シシリーのまわりには、ほぼ似通った年齢の友人が徐々にできてきた。女性は定員のわずか一五％しかいなかったので、うれしいことに、今までになく男友だちの数が増えることになった。その中にトニー・ブラウンがいた。現在は地域医療を専門とする医師である。ケンジントン・ガーデンの花園を歩きながら、物理学などを互いに教え合った小春日和の日々を、彼は思い出すという。程なくして、シシリーはトム・ウエストと出会う。やがてシシリーによって始められることになる新しい医学の分野で、優れた業績を残している同僚である。トムもシシリーと同じように、これまで物理学も化学も学んだことのない〈仲間〉だった。ほかの学生からずっと遅れているために、二人だけ計量室に残って、彼らなりの〈模範解答〉をつくり出すために、頭をひねったりした。この共通の弱点が強い絆となった。年齢の違いにもかかわらず（彼のほうが一二歳年下だった）、トムのいうところの〈物理学のデスクや化学実験室の豚小屋〉の中で一緒に苦しんだおかげで、その後、長く続く友情が培われることになった。トム、トニー、そしてシシリーは典型的な〈学生仲間〉の中核だった。トムはそれをこんなふうに描写する。「シシリーを船の舳先《へさき》に置いて、学生食堂に突進する小さな群れがいた。彼女が先頭を切り、トニーと私は後に付き従った。トニーはできる学生で、私は農家のせがれだった——いや、少なくともそう感じていた。そして、別にそれを嫌だとは思わなかった。あくまでも彼女の周辺にいて、そして何とか役に立つ友人であればよかった。」

シシリーの仲間だった人たちが、今、過去を振り返るとき、どうしてもある程度美化することになるのはやむをえないところだろうが、しかし彼女が飛び抜けた、特別な人として記憶されているのは確かである。背の高さだけでも、シシリーはすぐ人目についた。いばり散らすことなどはなかったし、セント・トーマスで以前受けた教育をひけらかすこともなかったが、それでも存在感を人に与えていた。当時としてはめずらしいことに、彼女は車を所有していた。また組織づくりの賜物に恵まれていた。人々を自分の周囲に集め、その人たちの力と熱意を引き出すというのが彼女の才能の一つなのだが、その才能は学生時代、既におおいに発揮された。グループをつくっては、解剖学、生理学、化学など、当時の学生が問題を感じていた学科を一緒に勉強するようにした。シシリーがそのリーダーだったが、それは彼女がリーダーになろうとしたからではなく、リーダーであることが彼女の天性にふさわしいからだった。

リーダーとしての力は、学校だけではなく、病院の生活の中でも発揮された。時間的な余裕ができると、シシリーはクリスチャン・ユニオンとか、病院音楽愛好会に参加するようにした。一九五〇年代の医学生というのは、〈ラグビー選手から徹底的な無神論者に至るまで〉多種多様だった。無神論者はあまり人気がなかったが、一方、クリスチャン・ユニオンは活発だった。シシリーはこの運動をさらに活発・強力なものにした。そのメンバーは毎日昼食のときに、薄暗いヴィクトリア朝風のチャペルに集まって、祈禱会をもった。学校当局は、そこがちょうどぴったりの場所だと言った。週一回の集まりもあって、聖書研究をしたり、時には外部から講演者を招いたりした。キリスト教と医学の関係だけを問題にしていればいいという考え方に、ユニオンは反発していた。そこで、キリスト教と共産主義、各種の職業におけるキリスト教信仰、科学と神といった多彩なプログラムが組まれた。宣教師活動の映画を上映したり、病院で不要になった器具をウガンダに送ったりした。警官が組織しているクリスチャン・ユニオンからの訪問を受けた。その頃行われたビリー・グラハムのクルセード[*2]について、いくつかの質問に答えるためにグラディ・ウィルソン博士[*3]が来たこともある。七月のある日には、一〇〇名を超える聴衆が講堂に集まり、福音派の説教者ジョン・ストット[*4]が苦悩の問題につい

*2 ビリー・グラハムはアメリカ人で、福音派プロテスタントの著名な伝道師。二〇世紀中頃の信仰復興運動（リバイバル）の主力となった一人。全米および世界中を巡回して「クルセード（十字軍）」と呼ばれる宣教イベントを続けた。

*3 福音派伝道師。ビリー・グラハム・チームのメンバーとして、グラハムと共に世界中を巡回し、グラハムの代理をすることもあった。

*4 福音派運動の世界的なリーダー。イングランド国教会司祭。

て語るのを聞いた。

ユニオンのメンバーが週末を田舎で過ごし、話し合いと祈りと散歩を共にすることもあった。あるとき、彼らはデヴォン州に出掛け、シシリーの親友マッジ・ドレイクのところに滞在した。そのとき、それまで生ぬるい信仰しかもっていなかったメンバーのうちの三人が、回心の体験をした。ちょうど一九四五年のシシリー自身のように。シシリーは年長だったし、その人柄からいっても、ユニオンを思いどおりに支配することができたはずだが、そうはしなかった。自分は補助的な地位に甘んじて、人を〈背後から支える〉彼女の才能を、トム・ウエストは高く評価する。「あの人は自分を表面に出そうとはしなかった。ほかの人が舞台に出て、仕事をこなし、役職につき、口を開くことができるように、そして仕事がうまくいくように励ます、彼女はそういうことが得意だった。今もそうだが、その頃も、シシリーはほかの誰にも負けないエネルギーをもっていた。何かの仕事に彼女が首を突っ込むときは、その仕事は必ず成功するに決まっていた。」

そういう仕事の一つに、彼女自身がつくった病院聖歌隊があった。男声を受け持つ人たちは楽譜が読めなかったので、シシリーはバスとテナーのパートをピアノで弾いて、覚えさせせなければならなかった。ロンドンの郊外に住んでいるためリハーサルに来ることができない人を迎えに行って、彼らを指導し、おだてあげ、叱りつけた。そして、この病院聖歌隊が日曜日ごとの病棟礼拝で歌った。大成功だった！ 彼女はまた、セント・トーマス・キャロル・グループを組織した。喜びあふれるその歌声は、リデル劇場の壁を通して聞こえてきて、クリスマスショーの邪魔になったという。

シシリーは音楽愛好会にも入っていた。これは五〇年代には非常に高いレベルに到達していて、音楽評論家のスコット・ゴダードは『ニューズ・クロニクル〔News Chronicle〕』紙に「このアマチュア合唱団のレベルの高さは、聴く耳ある者の注目に値する、と以前からいわれてきた。そしてそれは事実だった」と評している。シシリーは学生時代から合唱団で歌っていた。彼女の声を聞いた人は皆、その澄んだ、美しいソプラノをほめそやした。彼女の技量のほどは、次のことによく示されていよう。ヴォーン・ウィリアムズの〈音楽へのセレナード〉*5の演奏の中で、アレグサンダー・ヤングとかモーリス・ベヴァンといった当時第一級のプロの歌い手に交じって、シシリーはソロを歌った。そのとき『セント・トーマス・ガゼット』誌は、「あの難しい小節の数々をミス・シシリー・ソンダースはなんと楽々と歌いこなしたことだろう」と書いた。

医師の資格を得た後、シシリーは下宿の部屋を引き払って、コノート・スクエアのア

＊5　レイフ・ヴォーン・ウィリアムズは、一九世紀後半～二〇世紀半ばのイギリスの作曲家。彼の作曲した「音楽へのセレナード」は、一六人の独唱者と管弦楽のための楽曲。

パートで友人と一緒に住むことになった。それから、シシリーの人生の区切りによく訪れるチャンスの一つが、またやってきた。好運と彼女の受容性とがないまぜになったチャンスである。シシリーの父親が、古い友人で、セント・メアリー病院パディントン校の薬学部長をしているハロルド・ステュワート教授と偶然出会った。ステュワート教授は、痛みのメカニズムと麻薬の作用について関心を抱いており、その研究を推し進めるために使える研究費をもっていた。その頃、末期患者の痛みについて研究している人はまだ誰もいなかった。これは全く新しい分野であって、痛みの研究の中心にいたこの教授でさえ、そのことについてはほとんど何もわかっていなかった。シシリーがそういう関心をもっていることを聞いた教授は、「研究のために奨学金を与えるから、セント・メアリー病院に来ないか」と彼女を誘った。そしてこの計画をハレー・ステュワート信託財団に伝えた。シシリーは、ハイドスティルとロイヤル・ウォータールーでの二つの研修を終えて（これは医学生として学ぶよりもつらい経験だった）、研究奨学金を受けることとなった。こうして、セント・メアリー病院のステュワート教授のもとで、シシリーの研究生活が始まることになる。

セント・メアリー病院では、シシリーは、痛みの研究に従事する二〇人の研究員の一人だった。けれども末期患者の痛みを専門にしているのは彼女だけだった。シシリーは医学生だったとき、病院が募集した懸賞論文に応募したことがある。賞には入らなかったが、その論文は『セント・トーマス・ガゼット』誌に掲載された。がんで死を迎えつつあった四人の患者のことを書いたのだが、そのとき、ハックニー[*6]のセント・ジョセフ・ホスピスを知り、彼女は週に三回そこに出掛けることにした。患者を観察し、麻薬の使い方について評価を下し、そして何よりも重要なことは、人々の声に耳を傾けることだった。こうして、セント・ジョセフ・ホスピスとシシリーの両方にとって、計り知れない影響をもつことになる関係が始まったのである。

セント・ジョセフ・ホスピスは一九〇五年、アイルランドの慈愛の姉妹会によって創設された。これはローマ・カトリックの修道女の団体で、特に教育とか病人の看護といった実践的な仕事に携わっていた。一九五八年、シシリーが研究を始めたとき、セント・ジョセフ・ホスピスは一五〇床だった。四〇〜五〇床は悪性の病気をもった末期患者のため、残りは帰るべき家をもたない虚弱で年老いた患者と、闘病生活が長く、リハビリには向かないと思われる患者のためだった。国民保健サービス[*7]〔NHS; National Health Service〕の枠外だったが、他の健康保険サービスと特別な契約を結んでいたため、ほと

*6　ロンドン北部にあるロンドン市の区の一つ。以前は低所得者が多く住んでいた。

*7　イギリスの国営医療サービス事業。患者の医療ニーズに対して公平なサービスを提供することを目的に、一九四八年に設立された。利用者の健康リスクや経済的な支払い能力にかかわらず利用が可能であり、基本的には無料か、自己負担は少額である。

んどの患者は無料で世話を受けることができた。修道女のうち、訓練を受けた看護師は三人しかいなかった。残りは皆、補助員として働くアイルランド少女だった。誰もが信じられないくらい勤勉だった。一週間休みなく働き、一年を通して二週間の休暇があるだけだった。けれども看護は行き届き、修道女たちはいつも穏やかで、全体の雰囲気は活気があった。医療的行為は単純なものだったが、患者たちは痛みと不安の中で、受け入れられていることを感じていた。修道女たちは、激烈な痛みをどう抑えるかという訓練は受けていなかった。末期的ながんに付きものの悲惨な症状、例えば、抑えようのない嘔吐とか呼吸困難にどう対処するかも、よくわからなかった。専任医師もいなかった。パートタイムの医師が二人いたが、それぞれ自分の病院の診療で忙しかった。そういう状態の中で、今ようやく医師が与えられたのだ。しかも、末期患者のケアを専門とする最初の医師である。献身的で、医療技術に優れ、しかも機転のきく人だった。実際、シシリーはこの施設に多くの改変をもたらし、その効果を実感した修道女たちはひたすらシシリーを称賛し、尊敬した。シシリーによる改善を誰よりも早く認めたのは、ここの修道女たちだったのである。

シシリーが最初に紹介した最も基本的な改変は、セント・ルークスからそのまま導入したものだった。つまり、定期的に麻薬を与えるやり方である。四人の患者にこの方法を試みることを彼女は許された。大成功だった。そして、この方法をもっと広く用いるように、彼女は勧められた。やがて、これがホスピスではごく普通のやり方となり、今でもそれは変わらない。はじめのうちは、修道女たちが用いていた麻薬、主としてオムノポンを処方したが、徐々にモルヒネの混合液とヘロインを取り入れた。こういった麻薬を与えることについては、医師はいつも神経質だった。習慣性になったりしないか、患者に耐性がついてしまって効きにくくなるのではないか、と恐れたのだ。必ずしもそうなるわけではないということを、シシリーの綿密な研究は事実をもって示した。保健省の主任技官でロンドン地区担当のアルバーティーン・ウイナー博士は、その研究を激賞した。

『ナーシング・ミラー〔Nursing Mirror〕』誌の中でシシリーはこう書いている。「絶えず襲ってくる痛みは、いつもコントロールされる必要がある。ということは、痛みを常に抑えておくために、薬を定期的に与えるということにほかならない。もし患者が、毎日それぞれに決まった量の鎮痛剤を与えられたならば、スタッフや麻薬にあまり依存しなくても済むようになるだろう。一方、痛みが襲ってくるたびに、誰かに頼んで痛みを和らげてもらわなければならないならば、薬に頼っていることをいつも思い起こさせられてしまう。痛みがくる前に、決まった時間に薬を飲むのであれば、そういうことにはならない。これは重要な点である。というのは、患者の独立性は、あらゆる可能な方法を用いて維持されなければならないからである。我々は、耐性や習慣性はほとんど問題になりえないこと、また患者に必要な服用量を正確に判断しさえするならば、意識をはっきり持ち続けるであろうことを発見した。服用量を増やさなければならないときは、鎮痛剤の効果に対して耐性ができたためというよりは、機能の障害が増大して、患者の痛みがひどくなったためである場合が大部分であることを、私は確信をもって言うことができる。」また『カレント・メディスン・アンド・ドラッグ〔Current Medicine and Drugs〕』誌の中で、シシリーはさらに強い調子でこう言う。「我々の経験によれば、もし痛みが絶えず抑えられているならば、耐性がつくられることは驚くほど少なく、事実それが全く現れないことさえありえる。同じ服用量を数か月、いや時には数年も続けている患者がいるし、ここに来る前には、要求するたびに薬をもらっていた多くの人たちが、ひとたび痛みのコントロールを確立しさえすれば、二四時間以内に必要な鎮痛剤は、以前よりも少なくてよい場合が多いのである。」

六〇年代のはじめは、各種の新しい薬が手に入るようになった時代だった。シシリーは綿密な実験・調査を重ねて、痛みだけでなく症状もコントロールする新しい方法を次々と学んでいった。また、薬をできるだけ経口で与えるというセント・ルークスのやり方を導入した。もちろん患者にそれを飲み下す力がなかったり、身体があまりにも弱っていて薬を吸収できないときは別である。また色々な段階で、看護師にできるだけ仕事をさせるようにした。それは明らかに彼女自身の看護の経験から来ていた。例えば処方箋を書くときも、服用量をどうするかについては、薬を管理する看護師がある程度の裁量をもてるようにした。そして、薬のタイプ、服用量、服用回数について、シシリーが定期的に点検するようにした。修道女たちは心の底からの望みが満たされて、おおいに驚いた。患者の痛みを、昏睡状態に陥らせることなしに和らげることができるようになったのである。修道女たちの喜びは例えようもなかった。シシリーは実に、修道女の一人が表現したように、「天からのマナ」[*8]だった。神から遣わされた助け、と感じられたのだ。

セント・ジョセフ・ホスピスに導入されたこれらの新しいやり方のニュースは、外の世界にも知られるようになった。ホスピスを見学した訪問者は、口を揃えて言うのだった。「不思議ですね。ここの患者さんは皆、落ち着いているし、意識がしっかりしていて、

*8 マナは旧約聖書の出エジプト記第一六章に登場する食物。イスラエルの民が荒野で飢えたとき、神がモーセの祈りに応えて天から降らせたという。マナは「主（神）があなたたちに食物として与えられたパン」であり、天からの恵みの食物、つまり神からの配慮そのもの。

幸せそうなんです。痛みがあるように見える人は一人もいない。」あるロンドンの病院から見学にきた看護師は、ホスピスの隅々まで見て回った後、こう言った。「でも、末期患者の病室をまだ見ていないのですが…。」いや、もう見たのだ。事実、彼女はそこで患者と言葉を交わしたのである。シシリーはかつての指導教官、ベティ・リードにこう書いた。「コールブルック博士といえば安楽死協会の熱心な会員ですが、この火曜日、彼にセント・ジョセフ・ホスピスを案内して回りました。深い感銘を受けたようでした。『狼狽した』とさえ言ってもいいかもしれません。」一九六〇年、社会福祉を学んでいる学生たちは、セント・ジョセフ・ホスピスを見学したとき、患者について観察した点を次の六つのポイントにまとめた。

①痛みや、眠気が見当らないこと。

②活発で、しかも平静であること。

③一種名状しがたい雰囲気があって、死は何ら恐るべきものではない——いわば「ふるさとに帰ること」——という感じを与えられること。

④統合——患者、スタッフ、訪問者は皆、同じくらい重要であって、それらを分け隔てる垣根が存在しないこと。患者に話しかけるのがどんなに容易であるか、またど

セント・ルークス

…… 死にゆく人のための施設
ボランティア看護師として働く
鎮痛剤の使用方法に衝撃を受ける

セント・トーマス病院

…… アルモナー（医療ソーシャルワーカー）として働く

↓

セント・トーマス病院

…… アルモナー兼バレット医師の医療秘書として働く

↓

セント・トーマス病院医学校

…… 入学（33 歳）
医師免許取得（38 歳）

↓

セント・メアリー病院

…… 末期がん患者の痛みについて研究する

セント・ジョセフ・ホスピス

…… 週 3 回医師として勤務
セント・ルークスの鎮痛剤の投与法を取り入れる

fig.1
シシリーの学業・職業の変遷（2）

れほどやすやすと彼らが我々を受け入れてくれるかに、特に強い感銘を受けた。

⑤痛みの問題に対する単純なアプローチ。

⑥宗教団体の経営する施設にありがちな偏狭さが見当らないこと。強いキリスト教信仰をもっている人だけでなく、不可知論者、無神論者、信仰に無関心な人たちが、それぞれ、その人たちに最もふさわしいやり方で、死を受け入れることができるように、助けられているのである。

シシリーが改良を加えたもう一つの新しい点は、記録の保存だった。彼女がここに来たときは、患者の記録も診療カードもなく、投薬記録があるだけだった。シシリーは医師としてだけでなく、研究者としても働いていたので、詳細に患者の記録、投薬記録、病棟記録をつけるように指導した。セント・ジョセフ・ホスピスの仕事を終える頃には、彼女は末期がん患者を一千人以上も観察し、その記録をとっていた。彼女の几帳面な記録は、この研究に必要不可欠なものであった。

患者の情緒面のケアもまた、セント・ジョセフ・ホスピスではまさに愛にあふれた、細やかなものだった。患者に対する修道女たちの親身な応対には、シシリーはいつも感心させられていた。彼女らが口癖のように、「あれがあの人なんです。大丈夫、正気です」

と言うのが特に気に入った。患者が、薬の力で意識を失い、聖人まがいな静けさの中に無理やり入れられるよりはむしろ、死ぬ間際まで不平を言っていても、自らに忠実であることのほうを、修道女は望んだ。シシリーは常に彼女らに「ほかはどうか知らないけれど、ここでは〈感情〉もまた、はっきりした一つの〈事実〉なのです」と言えるように指導した。また、患者をほかから孤立した人間としてではなく、家族の中の一員としてみるという、新しい面を紹介した。患者が病気で悩むときは、家族も当然それにかかわることになる。とすれば、ホスピスが与えるケアに家族もかかわるべきなのだ。シシリーは、患者がより多くの自由をもつべきだと考えた。もし自分がそうすることができると思うときは、なるべく起きているようにさせ、作業療法に参加したり、その他何でも、そのとき行われていることに参加するように勧めた。シシリーがセント・ジョセフ・ホスピスにいる間に、面会時間は以前よりも柔軟に扱われるようになり、オープンハウスの性格を強くもつことになった——どの家の場合でもそうであるように、見舞い客はほとんどいつでも訪問できるようにした。施設に入れられているというよりは、むしろ、家にいるのと同じように患者が思えることが大切なのだ。そこではこういったアプローチが試みられたのである。

シシリーは、もともと自分のことを、研究者的な人間とは考えていない。麻酔薬の用法に関する論文は、結局完成させることができなかった。しかしながら、ステュワート教授は彼女に敬意を払い、彼女のことを根気よい、勤勉な人間と考えるようになった。時々セント・ジョセフ・ホスピスに来ては、シシリーが患者と共にいるところをよく目にして、非常に強い感銘を受けた。「彼女は大変に外交的な人だった。ただ単に人と一緒にいるだけで、そして少し話しかけるだけで、その人たちの間に驚くべき変化をつくり出すことができた。つまり、彼女という人間そのものが、彼女の治療のための武器になっていた。」

シシリーの名は上がり始めた。これまで全く無視されていた分野に彼女は入り込んでいた。それは医学の多くの面と、そしてまた人格のあらゆる領域とが深いかかわりをもつような、そういう分野だった。そして、シシリーの人間的な才能、勤勉、運命の不思議な働きが結びつくとき、まことに彼女こそ、この仕事に携わるのにこの上なく適した人物だったのである。

Chapter 6

満たされぬ思いで死んだ人たちは、
無関心でいられることがどんなにつらいかを、
人に伝えるすべをもたない。

――ジョン・ヒントン『死ぬことについて』

Chapter 6
病める人とともに

シシリーが医学の新しい分野を開拓することができたのは、ただ彼女が幅広い医学の教育・訓練を受けたからだけではない。患者に対するシシリーの対応が、彼女をそのように育てたといえる。患者の世話をすることを通して、彼らのニーズが一様ではないこと、しかしその多様性の中にある一定のパターンがあることを、彼女は理解するようになった。患者の世界に深く触れ、その中に入り込むことによって、これから手をつけるべき新しい仕事への情熱を、彼女は与えられたのだった。死にゆく者の援助をすることができるようになるために、死にゆく者たちからさらに多くを学ばなければならなかった。そのような十数年を過ごした後に、ようやく夢を実現させる機が熟するのである。

シシリーに大きな影響を与えた主役はデヴィッド・タスマであったが、ほかにもたくさんの人がいた。それぞれが、シシリーの理解が深まるために何らかの貢献をした。この〈治療のための彼女の最大の武器〉という資質は、文字どおり何百人もの患者たちによって形成され、時とともにより繊細に、より感受性豊かなものに磨かれていったのである。彼ら患者たちの物語はシシリーの心の奥深いところに刻みつけられ、彼女の一部分になった。小さなカメオ細工の一部にすぎないような記憶の場合でも、同じだった。ある患者のほんの一言がシシリーの耳に残り、心に大切にしまい込まれ、やがてそれが彼女自身のものとして吸収される、ということもあった。

デヴィッドと出会う前に既に、特別な意味でシシリーの心に触れた患者が三人いた。最初は一九四七年、彼女が内気で、まだ不慣れな社会福祉の学生のときだった。王立がん病院で二か月の実習をしているときに出会ったチェスター・フォックス夫人である。「私は皆にその人がどんな人なのか、聞いてみました。すると『ああ、あの恐ろしげな顔をした人のことでしょ?』という答えが返ってきました。そう言われるのも、無理はなかったのかもしれません。彼女は顔面にがんがあったのです。けれども実際に会ってみて、すぐに私の心をとらえたのは、その顔ではありません。彼女は物腰の柔らかな、すばらしいやさしさをもった人でした。それが私の緊張をほぐしてくれ、病室になじませてくれました。次の週、彼女の病室に戻ったときのことを、私は忘れられません。出血があって、彼女は亡くなっていました。大切なものを失ったという思いと、この人に出会えたことへの感謝とが、私の胸に押し寄せたのでした。」この喪失感と感謝とを、その後シシリーは繰り返し繰り返し味わうことになる。

一人で生き、そして時には一人で死ぬ患者の苦悩に、シシリーは絶えず直面しなければならなかった。デヴィッドのとき、それは最も苦痛に満ちたものだった。二人の特別な関係のせいもあったし、生きることと、そして死ぬことの意味を、何としても見出さなければならないと思っていた彼の、せっぱ詰まった意識のせいもあったろう。だがそれよりも前、アルモナーをめざす学生だったシシリーは、ブリクストン*1の部屋で一人暮らしをしているある退職教師と出会った。人生の終わりを自宅で過ごせるように、シシリーはその人のために手続きをとった。それからもう一度その人を訪問して、万事うまくいっているかどうか、この手続きを喜んでいるか、確かめようとした。「救急車が来て、彼女を運んでいった後でした。ドアが半開きになっていたので、中に入りました。がら

*1 カリブ・アフリカ系をはじめ、様々な人種の人たちが多く住むエリアで、最近までロンドンで最も治安が悪い地域とみなされていた。

んとした部屋の、あの孤独とむなしさの恐ろしいにおいを、いまだに思い出すことができます。」それとは対照的なのが、クリフトン夫人だった。病状の悪化が明らかになったとき、シシリーはシンガポールに住んでいた息子を呼び寄せることができるように手配した。クリフトン夫人は生前、その大家族をまとめる中心人物だった。家族の皆が、彼女の闘病生活の間、そして死を迎えるとき、ベッドの傍らに詰めかけていた。この女性は、死において一つの大きな仕事を成し遂げた、とシシリーは思った。

家族がなぐさめをもたらすのは事実だが、しかし家族が苦しみの種になることもある。エリオット夫人という患者の家に、シシリーはよく見舞いに行った。夫人が恐れたのは自分の死ではなく、後に残されて何もかも自分でしなければならなくなる警察官の夫と、一四歳の息子のことだった。まだ年若く、育ちざかりの子どもを残していかなければならなかったこの女性の心の内を思うと、シシリーは今でも胸が一杯になる。「うちの人は身体は大きくて頑丈ですけど、誰かが世話をしてやらなければならない人なんです」と言ったときの夫人の様子を、シシリーは忘れられなかった。まだするべきことがあるのに、その途中で人生に別れなければならないとき、そこには言葉では言い表しえない心の痛みがある。だが、家で病人の世話をするために苦闘を続ける家族の人たちにもまた、痛切な苦しみがある。ある婦人は、病気の夫の看病がなかなかうまくいかず、床ずれをどうしてあげることもできないつらさに、日々胸を痛めなければならなかった。また、バレット博士の患者に、シーバートという人がいた。シシリーが週一回そこの家へ出掛けていって患者を診ている間、妻は散歩に出かけた。「この患者は〈合理主義と現世主義を論じる会〉のメンバーで、彼と私はよく議論をしました。そんな私の週一回の訪問を奥さんがあれほど喜んでくれたのは、皮肉みたいなものです。ただ外へ出る機会が少し与えられただけなのに…。」

苦悩という織りもの全体に、鋼鉄の糸のように張りめぐらされているのは、肉体の痛みである。シシリーは痛みをもつ人たちに、そしてその人たちはシシリーに、絶えず引き寄せられるようにみえた。医師としての仕事からだけではなく、私生活の中でもそうだった。シシリーの友人、パッキーの姉は卵巣がんで長いこと病み、痛みに悩まされながら死んでいった。その痛みを「私の子」と彼女は呼んだ。「あんまり自慢にならない子ですけどね。今日などはその子が、鋲釘《びょうくぎ》を打ちつけたブーツを履いて走り回っているんです。」シシリーはよくそこへ出掛けていっては、夜も付き添った。そうするとパッキーが安心して眠ることができるのだった。シシリーは何とか痛みを和らげようとした。「モルヒネを段々に増やしました。セント・ルークスでは定期的に与えていたし、心配する必要がないことは知っていましたが、これだけではダメだ、と思いました。麻薬の量をただ増やすだけではなく、痛みを抑えることについてもっとよく知らなければならない、とつくづく思わされました。」時には、多量の麻薬を使って肉体の痛みはコントロールできたにもかかわらず、それとは違った種類の、耐えがたい痛みに襲われるケースにぶつかることもあった。ハイドスティルで知り合った一七歳の少年のことを、シシリーは友人にあてて書いている。「がんで死んだこの子は、三グラム半のダイアモルフィンを三時間ごとに与えられていました。けれど、よく目を覚ましては、叫び声をあげていました。痛みのためではなく、恐怖心のためでした。入院生活の長い子でしたけど、一般病院ではよくある、典型的な例でした。そういうところでは、ただ麻薬の量を増やすことしか考えないというのは、よくあることなのです。」

その間、シシリーは経験を深め、技術を向上させ続けた。セント・トーマス病院医学校時代からの友人トム・ウエストの父親が重病だということを聞いたとき、彼女はウエスト夫人に言った。「私にとっても大切なことなのです。ぜひお手伝いさせてください。いつでも呼んでくだされば、必ずまいりますから。」死期が近づいていることがはっききりしたとき、シシリーは休暇の最中だったが、すぐ飛んで行った。ウエスト大尉の生涯の最後の三週間、シシリーは家族と一緒に付き添った。ちょうど医師の資格を得た直後だった。シシリーの特別な知識と関心とを知っていたホームドクターは、処方について助言することを彼女に許した。痛みは驚くほどコントロールされた。ウエスト大尉が平安のうちに死を迎えることができたのは、シシリーのおかげだと、家族は信じている。ウエスト夫人は感謝を込めて思い起こす。「シシリーがしてくれたことのおかげで、夫はその生涯の終わりまで、本当の生を生き抜くことができました。そうやって、彼は子どもたちの信仰を強め、父親の死を受け入れることができるようにしてくれました。シシリーがそれをしたとは言いません。けれども、彼がそうなれるように、シシリーが助けてくれたのです。痛みを抑えて、穏やかな日々を与えてくれました。本当は激しい痛みに悩まされるはずでしたのに、そういうことは全くありませんでした。」

この経験は、シシリーにとっても重要だった。病気の重荷をほかの人と分かち合うことがどのように大切であるのかを、彼女はこの経験から学んだ。「私の友人の父親が、田舎のある農家で気管支のがんを患っていました。その看病のお手伝いをしたときのことは、良い思い出として残っています。家族、ホームドクター、農家の生活、村人たちの関心——そこには強い共同体意識がありました。全体をまとめる一つのパターンがあって、一人ひとりはその中で大切な役割を果たしていました。患者がその中心にいました。彼はそのことを十分に意識し、楽しんでさえいるようにみえました。この患者が、色々な意味で状況を支配し、時には前もって計画を立てることさえしました。彼一流の、ラブレー[*2]風ないたずらっぽい言い方をして、私たちがそれにどう反応するかを横目で見る、というようなところがありました。どんな状態にいるかをよく知っていながら、不安とか恐れはなく、最後の最後まで彼らしさを保ち続けていました。」

痛みをもっている人たち、家族のことを心配している人たち、孤独や恐怖心に襲われる人たちが、一般病院ではほんのわずかしか専門的なケアを受けていないのを、シシリーはいつも見ていた。時として、それはちょっとした言葉の端々に示された。ほかの病院からセント・ジョセフ・ホスピスに移ってきた二人の患者の言葉を、シシリーはよく引用する。「もし私の病気がいいほうに向かわなかったら、ここも私を追い出すのですか」と一人は言った。もう一人はこう言った。「とても不思議な気がしました。誰も私を見ようとしてくれないのです。」こういった自責や捨てられた思いや挫折感は、彼らに対

＊2　フランソワ・ラブレーは一六世紀フランスの風刺作家。野卑で滑稽な皮肉によってその時代と社会を痛烈に風刺した。

するほかの人たちの態度の反映である場合が多いことを、シシリーは思い知らされていた。医師が「誰か、処置をしてくれませんか」と言うときは、「この患者を、私の前からどこか別のところに連れて行ってほしい。私にはもう、どうすることもできない」という意味だということを、彼女は理解するようになった。医学の仕事とは病気を治すことであり、治せないとき、医師は失敗したと感じるのだ。医学は解答を与えるべきものだ。だが、死にゆく人に与えるべき解答を、医師は持ち合わせていなかった。医師たちは、痛みを止める麻薬の処方はするが、死のプロセスを和らげることは、医師の仕事だとは思っていなかった。そして、死を迎えつつある患者をできるだけ避けようとした。目の前にそういう患者がいることは、失敗の印と考えて当惑するだけだった。そして、こういう態度は広く行き渡っていた。シシリーが医学生だったときの観察に照らしても、それは明らかである。「いつも立ち止まっては、末期の患者だろうと誰だろうと、皆に『おはよう』と声をかける人は、一人か二人しかいませんでした。そういう人はすぐ目につくのです。」死にゆく者のケアについていえば、ブラックプール[*3]のほうが、インドやナイジェリアやニューギニアやクイーンズランドよりも遅れている、と各地を旅行してきた医師が言ったことがある。

*3　イギリス北西部ランカシャー州の街で、イギリス最大のリゾート地。

セント・ジョセフ・ホスピスで、シシリーは労をいとわず、いつでも喜んで人の役に立とうとした。修道女たちが彼女に頼んで、ホスピスの慢性疾患患者を診てもらうことも多かった。こうしてシシリーは、彼女にとって特別な意味をもつようになる何人かの人と出会うことになる。そしてその人たちから、彼女は大きな影響を受けるのである。

アリス、テリー、ルイーは仲良しの三人組で、セント・ジョセフ・ホスピスの長期入院病棟で同室だった。テリーは多発性硬化症の患者で、強い個性の持ち主であり、どちらかといえば付き合いにくい人だった。アリスはやさしく魅力的な婦人で、六〇年の生涯のうち四〇年を結核性関節炎のため病院で過ごしていた。ルイーは骨脆弱症のために、生涯の大部分を病院やナーシング・ホームの中に閉じ込められてきた。シシリーはこの人たちを定期的に訪問し、おしゃべりをしたり、世間話をしたり、やがていつかホスピスを建てたいという自分の夢を語ったりした。この小さな超教派のグループ（カトリックとイングランド国教会とユダヤ教徒）は、シシリーの考えにすっかり共鳴し、最初の〈サポートグループ〉となった。シシリーのため、またこの計画のために、時を決めて祈り、シシリーのいうところの〈創立患者〔founding patients〕〉となったのだ。

人生のほとんどをベッドで過ごして、セント・ジョセフ・ホスピスの外の世界のことは何も知らないといっていい彼女らにとって、シシリーとのおしゃべりは、尽きない楽しみと刺激のもとだった。彼女らはシシリーという人物に、そして彼女がこれから始めようとしていることに、すっかり引きつけられた。けれども、ただシシリーが病人に対して親切だったというふうに考えるなら、それは間違いと言わなければならない。たいていの人はあまり気がつかないかもしれないが、実はシシリーはかなり内気で、彼女自身の言葉を用いるならば、人が思う以上に〈傷つきやすい性格〉なのだ。この三人の患者はそれをよく理解した。彼女らは友情とサポートを惜しみなく与え、シシリーはそれを感謝して受け取った。

ルイーはシシリーにとってとりわけ特別な人だった。キリスト教信仰が人生に大切な意味をもつという点で、二人は共通していた。ルイーはある日突然、劇的な体験を通してクリスチャンになったのだった。二〇代のとき、ほとんど動けなくなってしまって、親が家庭で面倒をみることができなくなってしまった。彼女は神に祈った。「どうぞ、私にご自身をお示しください。」その夜、夢を見た。彼女はブルーベルの林を歩いていた。キリストが自分のほうに向かって歩いてくるのが見えた。目覚めたとき、キリストが共にいてくださるという強い感覚があった。その感覚は、それからというもの、彼女の生涯全体を通して片時も離れたことがなかった。彼女は情熱を込めて、ほかの人たちに関心を寄せた。とりわけシシリーのことを心に掛けた。シシリーが何か特別重要なことをしようとするとき、ルイーはいつも言うのだった。「それは何日の何時なのか、教えてください。私はいつもあなたと一緒にいますからね。」最初の外国旅行からシシリーが帰ってきたとき、ルイーからのカードが彼女を待っていた。「お帰りなさい！ご苦労様でしたね。」一九六四年にルイーが死んだとき、シシリーは本当に大切な友を失った。

ルイーに勝るとも劣らない友人、より強い影響を与えたのがバーバラ・ガルトン、皆にG夫人と呼ばれていた人だった。G夫人がセント・ジョセフ・ホスピスに入院したのは三三歳のときだった。デビック病（視神経脊髄炎）と診断された。めずらしい麻痺の一種で、不治の病いとされていた。その数か月後、シシリーとG夫人は出会った。一九五四年、シシリーはちょうど第二の医学部学位課程を終了し、三年間の理論的な学業の後で、患者と直接触れ合いたくてたまらないときだった。夕べの礼拝の折に、目の見えない患者が本を読んでくれる人を求めているというお知らせがあった。それがきっかけとなって、一九六一年のG夫人の死に至るまで続く友人関係が始まった。

G夫人はすばらしい人物だった。ある日、G夫人は学生に言った。「聖書を読んでそこに助けを見出す人がいます。ある人は教会に行って、そこで力を与えられます。けれども、それとは異なる道を、神様は私に備えてくれました。人々を私のところに遣わしてくださるのです。」本当にそのとおりだった。G夫人から影響を受けたのはシシリーだけではなかった。看護師、医師、顧問医師などが皆、彼女の魅力にとらえられた。多くの人の人生が、G夫人の看護をすることによって、変えられた。

病気になる前のG夫人は大変内気な女性だった。だが、人の世話に頼ることが増えるにつれて、引っ込み思案になるよりも、むしろ生き生きした独立心をもち、段々とほかの人たちに積極的な関心をもつようになった。肉体的な制約が強まるにつれて、ますます切実な生を生きるようになった。G夫人の小さな寝室は、病院内の世間話が飛びかうたまり場になり、看護師たちがそこにあまり長居しすぎないように注意しなければならなかった。「Gさん、あまり看護師をもてなしちゃダメですよ」と看護師長が声をかけることも多かった。彼女と出会う人は誰でも、自分の一番良い面をいつの間にか引き出されてしまう、そういう不思議な力をG夫人はもっていた。目が見えず、手足はけいれんして役に立たず、やがては身体全体が何をすることもできなくなったが、それでも彼女と一緒にいると楽しい、そんな人だった。シシリー自身もユーモアのセンスに恵まれていたが、G夫人の笑い声を聞くのが好きだった。「G夫人には、ばかげたことを上手に笑い飛ばす才能がありました。自分の不自由な身体のことも、笑いの種にできました。それを憐れむのでもなく、憎むのでもありません。事実あるものをそのまま受け入れ、人生のほかのあらゆるものと同じように、笑い飛ばすことができたのです。カーテンの陰から、看護師たちの忍び笑いが聞こえてきたり、洗面所からはじけるような笑い声が聞こえてきたりしました。彼女が盲目だということをつい忘れてしまうほどでした。」

　シシリーは何時間もG夫人と共に過ごすことがあった。医学の勉強を何とかやりおおせたのは、G夫人の友情と精神的な支えによるところが大きかった、とシシリーは思っている。ほとんど毎日二人は会った。ごくたまにG夫人の調子が良かったりすると、車イスに乗せて外に連れ出したり、本を読んだり、食事の世話をしたり、時には自分の食事を彼女と一緒に病院で食べたりもした。そしてもちろん、ホスピスの計画のことも話した。数年にわたって、あらゆる細かいこと、具体的なプランの一つひとつを話し合った。事実、ホスピスの名前を考えたのはG夫人だった。シシリーはホスピスの理念について説明していた。するとG夫人が言った。「旅人のための場所ね？ じゃあ、セント・クリストファー[*4]ということになるわね。」

＊4　三世紀に殉教したというキリスト教の伝説的な聖人。「クリストファー（クリストフォロス）」とは「キリストを背負う者」という意味で、幼子イエスを肩に背負い、川を渡る図像で知られる。カトリック教会では旅行者の守護聖人、水難や嵐などから守護してくれる聖人とされる。p.94参照。

こういった不治の病いに悩む人たち——特にルイーとG夫人——との間に真情あふれる友情が培われることになったが、シシリーは別の種類のニーズについても、彼女らから教えられた。それは、特別な看護を必要とする長期の病人のためにちょうどふさわしい施設をみつけるのが、いかに難しいかということである。これが後に、彼女の計画の中に取り入れられることになる。

死にゆく人々の状況について、シシリーや同僚が報告を求められることはなかった。ターミナルケア（末期患者へのケア）はまだあまり注目されてはいなかったが、しかしこの問題に人々は関心を持ち始めていた。一九五二年、キューリー夫人記念財団と地区看護師協会[*5]による合同がん調査委員会は、ターミナルケアに関する調査を行った。一九五一年当時、自宅で看護されていた七千人以上の患者を訪問した結果、導き出された結論のうちの第一は、これらの患者のための居住用施設（ホーム）が必要だということだった。「がん患者を在宅で看護している多くの家族に、大きな問題が存在することは明らかである。ホームがあるならば、患者に専門的な医療看護を提供するだけでなく、その家族の精神的な苦しみ、ストレス、過労を取り除くことになるであろう。病院のベッドに余

＊5　地区看護師協会は、全国規模の地区看護師（district nurse）の団体。イギリスの訪問看護は、地区看護師と呼ばれる上級スタッフが中核になり提供されており、訪問看護は、主に租税によって運営される国民保健サービスの枠組みで提供され、すべての国民が原則無料で利用することができる。

裕ができることにもなろう。年老いた患者は、たとえ悲惨な状況の中にあっても、自分の家から離れがたく思う者が多いことを我々は知った。公共の施設ではなく、ホームならば入居する、ということもありえると思われる。これらのホームは、家族に必要な休息を与えるために、あるいは家庭内に緊急な問題が生じたときに、ある一定の短い期間に限って、患者を収容してもよいだろう。これらは不治の患者のための施設と考えられてはならない。それ以外の患者を入居させることもあるからである。」

その数年後、ガルベンキアン財団[*6]は、イギリスにおけるターミナルケアの調査を行った。ヒューズ陸軍准将がこの調査にあたったが、はからずも国民保健サービスにおいて重大な空白の存在することが明らかにされた。保健省は病院の役割の一つとして、「寝たきりの慢性疾患患者で、医学的処置はほとんど、あるいは全く必要ないかもしれないが、数か月あるいは数年にわたる長期の看護ケアがなければならない者へのケア」を挙げている。しかし、その後に但書がつく。生涯の終末期にあり、看護ケアを必要としながら入院できなかったり、治療やショートステイを希望する人たちの医療に対する責務はない、というのである。それではいったい、看護ケアが必要な末期患者は、どこで世話をしてもらえるのか？主に宗教団体や慈善組織が運営する〈死にゆく人のためのホ

＊6　アルメニア人の実業家、カルースト・サルキス・ガルベンキアン（一八六九～一九五五）の遺産をもとに設立された、芸術、科学、教育などの助成を目的とする財団。

ーム〉と称している施設もあるが、調査報告によれば評価はあまりかんばしくはない。「宗教団体が運営するほかの多くの施設と同じように、患者はあらゆる愛と思いやりを与えられる。しかし、状況は決して満足するものとはいえない。スタッフは不十分で、入所の状況は超満員の状態であり、調査員自身、『自分の母親にあのような環境の中で終末を迎えさせたいと思うだろうか』と疑問を感じたくらいである。看護ケアが受けられない患者はいなかったが、ベッドは隙間なく置かれており、カーテンで囲まれた自分の空間というものはなく、看護環境は痛ましいものだった。組織に財力がなく、そのために最良の設備を整えることができないでいることが、誰の目にも明らかであった。」

間もなくして、イギリスの精神科医ジョン・ヒントンが『死ぬことについて〔Dying〕』という本を出版したが、その中での彼の報告は、おそらくこれまでで最も暗い描写といえよう。致命的ながん患者を含む慢性疾患患者のための病院や施設について、彼はこう書いている。「しかし、多くの改善にもかかわらず、これらの場所は現代的な病院として機能するのに適しているとはいえない。それらは大きくて冷たく、じめじめした建物であることが多い。一つの場所からほかの場所への移動も容易ではなく、温かな食事をベッドまで運んだり、病室に器材を入れたりするのも困難である。エレベーターがないため、ひとたび階上の部屋に入れられた患者はいつまでもそこに閉じ込められ、下に降りるときは、苦労してその遺体を降ろすときだけ、ということもありえる。」

医療宣教師のJ・H・シェルドンは、一九六一年のバーミンガム地域病院協会への報告の中で、その地区の古びた施設のあるものを〈人間の倉庫〉とか〈病院スラム〉と呼んだ。「だいたいにおいて、それらは単に患者を置く場所を用意するだけ、という場合が多い。看護スタッフにとってかなり困難な、そしてしばしば不快な状況がそこにある。驚いたことに、病人用の（差し込み）便器は夜になると浴室にしまうのだった。また、看護師は男性の患者と同じトイレに並ばなければならなかった。便器と生活のための容器類とが、同じ部屋で洗われていた。看護師たちは瓶に水を汲んでは、便器の排泄物を普通のトイレで洗い流さなければならなかった。」シェルドンは陰うつな長廊下のことを次のように言っている。「そこは狭すぎて、車イスは通ることができない。階段の足元には洗濯物の詰まった袋が置かれて、悪臭を建物全体にまき散らしている。こういったひどい環境の中で、スタッフは患者のためにできるだけのことをしているのだ」。ジョン・ヒントンは看護師に賛辞を献げているが、それは当然といえるだろう。「看護師たちは英雄的な闘いを続けた。彼女らは我々医師よりもはるかに大きな功績をあげた。

我々はといえば、声なき人々を苦しめる環境にいつまでも無関心であり続けるのだ。満たされぬ思いで死んだ人たちは、無関心でいられることがどんなにつらいかを、人に伝えるすべをもたない。」

こういった報告が出る前に、シシリーは既にそれと同じことを観察していた。というよりも、まさにこの問題に対処するために、彼女は医学の勉強に献身しているのだった。自分のもっている印象はかなり個人的で、限られたものにすぎないことを彼女は知っていた。しかし、次のことも知っていた。「ほんの限られた狭い場所を顕微鏡で調べて、本当の真理を発見するということはありえるでしょう。けれども、それが自分の偏見にすぎないのか、それともほかの証拠によっても裏打ちされるものであるのかを見極める必要があります。」明らかに〈ほかの証拠〉があった。いうならば、シシリーは問題の全体を見ないうちに、その答えを既に見出していたのだ。

シシリーは、セント・トーマス病院、ノース・ミドルセックス大学病院、王立がん病院、ブリストル総合病院など色々な病院で実習生として働いてきて、それらの病院で患者のためになされていないことと、セント・ルークスの患者が受けていることとの間に、はっきりした対照があることを自分の目で見てきた。セント・ルークスではるかに効果的な痛みのコントロールと、症状の軽減が与えられていた。また、患者や家族の者が在宅看護の難しさについて話すのを、彼女は聞いていた。彼らの悲惨な物語が一つずつ、シシリーに確かな衝撃を与えていた。顧問医師が「治癒が望めないから、ケアできない」と言って、死にゆく患者を切り捨ててしまうことも聞いた。シシリーはいまや、客観的な確証をしっかりもっていた。ここには無視できないニーズがある。どうしても埋めなければならない医療の空白がある。シシリーの反応は積極的だった。「死にゆく者が適切なケアを与えられていない」ということだけではなく、もちろんそれも事実だったが、しかし何よりも、より良い道を彼女は知っているのだ。そして、さらにより良くできる可能性さえある。適切な環境の中で、適切なケアを与えられるならば、死は〈事業を成し遂げること〉でありえる。死が避けられないものであるときに、それを受け入れることは、積極的な意味をもちえるのだ。

だがシシリーは、これらを知っていたとしても、実行するのは容易ではないことも心得ていた。キューリー報告が発表された一二年後に、彼女は受けるであろう抵抗のことを念頭に置いて、次のように書いている。「死を受け入れること、あるいはさらに、死の準備をすることなどを私たちが言うと、ショックを受ける人もいるかもしれません。

そして医師も患者も、『治癒の可能性を信じるべきだ。最後の最後まで生きるために闘うべきだ』と言うでしょう。こんな否定的にしか聞こえない考えに誰が満足できるか、と疑問に思う人がいるかもしれません。けれども、死が近づいてきて、どうしても避けられないことがはっきりしているときに、それを受け入れるのは、患者にとって決して単なるあきらめではありません。医師にとっても敗北主義や責任の放棄ではありません。もちろん、死を早めるようなことは何一つしません。けれども、患者にとっても医師にとっても、それは手をこまねいていることのまさに正反対です。人生のこの時期になって、患者は今までにないくらい重要な意義あることを成し遂げることができます。真の和解と成就のときにすることができます。それはほかの何にもまして、後に残る家族のなぐさめになり、彼らが日常の生活に戻ることができるように助けることでしょう。この波及効果がどこまで届くかについて、誰が言うことができるでしょうか。」

ニーズがあった。誰もそれには疑問を挟むことはできない。そのニーズに応えることができる人がいた。シシリーがそれに気づいていたかどうかは別として、行動を起こすべきときは近づいていた。

Chapter 7

あらゆる物事には季節があり、
神のもとにあるあらゆる目的には、そのための時がある。
――『伝道の書』三章一節

Chapter

7

行動のとき

一九五九年六月二四日、シシリーは『日々の光[*1]〔Daily Light〕』を読んでいた。これは、聖書から抜粋した聖句がとりとめもなく書き連ねられているもので、敬虔な福音主義者からは「カンガルーの釈文[*2]〔Kangaroo exegesis〕」と呼ばれていたが、シシリーにとっては他の多くのクリスチャンと同様、これを読むことが常に安定したなぐさめになり、また精神的な滋養の源となった。しかしこの日は特別だった。

彼女は詩編第三七編から読み始めた。「主に自らを委ねよ。あなたの道を主にまかせよ。主はあなたの心の願いをかなえてくださる。」シシリーは突然、「準備をし、待つ年月は

＊1　聖書から編集された御言葉集。聖書から抜き出された聖句がそれぞれのテーマに沿って、一年三六五日、毎日朝夕二回分、まとめられている。現在も読み継がれている礼拝の書。

＊2　聖書の都合のよい箇所だけを、カンガルーのようにぴょんぴょん飛ばして読む、という意味。

終わった。長い年月をかけて自分の人生に意味づけを与えてきた夢を実現するためには、具体的に何かを始めなければならないときにきている」と、はっきりと確信した。この詩句は、まるで特別にシシリーのためにあるかのようであった。「これらの言葉は、『今、あなたは、自分の人生とうまく付き合うようにならなければならない』と言って、肩の上で出動ラッパをならしているかのようでした。私は従わないわけにはいきませんでした。」

その呼び声は鮮明で、シシリーは何かをしなければならないと思った。しかし、何を？最初のステップはどこに求めればいいのか？　どちらに向かって動けばいいのか？　彼女は、迷ったときにいつもそうするように、頭の中でアイデアを醗酵するための新しい酵母が動き出すまで待っていた。しかし、一四年前にシシリーがキリスト教に回心したときのように、またデヴィッド・タスマが死んだ後のように、神は彼女に「待て」とは言わなかった。シシリーは行動しなければならなかった。まずは独力で考えることが必要だったので、オックスフォード近郊の街、ウォンテージにあるセント・メアリー修道院の修道女と一緒に黙想することにした。シシリーはシスターの一人に話をした。そのシスターは、「既存のコミュニティに助けを求めるべきではない」という考えをもつ洞察力を備えた人だったが、そう言う代わりに、「これはあなたの構想の問題です。あなたはあなたのやり方でやるべきです」とシシリーに告げた。

そこでシシリーは礼拝堂で一日を過ごし、昔の修道院長が木を彫ってつくった美しい十字架の前に座って、ヨハネによる福音書の一四章について黙想しながら、尋ねた。「神よ、私は何をすべきなのでしょうか？」一節一節それを繰り返しながら、彼女は求めていた確信を見出し始めていた。そして夕方までには、「はっきり方向は定められたようです」と、ぽつりとつぶやいていた。シシリーの構想は常に、医学的であると同じくらい宗教的であった。彼女は治療を通して、神の意志への依存を強くしていったのである。あらゆる冒険的試みは神の手の内にあり、自分は神の道具であることに、以前よりはるかに確信をもつようになっていた。

その一年後、シシリーはロンドン教区ステップニー補佐主教*3のエヴァレッド・ラント師にこう書き送った。「私が最初に計画を始めたときに与えられた聖句は、『私は道であり、真実であり、命である』という言葉でした。何事も神の意志に依らずして成就することはなく、かかわり合うすべてのことにそれが貫かれる。そうではないでしょうか？」その聖句は、彼女が一日黙想していたヨハネによる福音書一四章からの引用であった。

*3　イングランド国教会は二つの管区、四一の教区に分かれており、各教区に主教が置かれている。最上席の聖職者はカンタベリー大主教、次席がヨーク大主教（各管区の長）。ロンドン教区には教区主教のほか六人の補佐主教がおり、ステップニー補佐主教はその一人。

そして、彼女が大切にしている聖訓の本から、さらに一つ引用した。「どんなときにも、汝の道は神を知っており、神は汝の行くべき方向を指し示すだろう。」

シシリーはやるべき仕事を信じ、そしてまだその先はどう動けばいいのか確実なことはわからないながらも、出発点に確信をもってウォンテージから帰ってきた。彼女はまず、考えを書き留めることから始めた。自分の意志が心の中ではっきりとしないうちは、ほかの人に伝える立場にないと考えたからだろう。その翌日すぐに、シシリーは『要望書』と『概要書』の最初の原稿を書き上げた。この二つは以後何度も書き直されたが、本質の部分は変わらなかった。自身の経験をまとめて、ぎっしりとタイピングされ、自信に満ちたものとなった。

『要望書』は短く、要点をついたものであった。シシリーはキューリー夫人記念財団とガルベンキアン財団が行った調査レポートを引用して、単にがんで死に直面している患者のニーズが大きいというだけでなく、高齢者の人口が増え続けていくことを証明した。彼女はこう続けた。「人々の多くができるだけ長く家で暮らせるというのは大切なことであり、また、大多数の家庭が状況をうまくやり繰りできることも事実ですが、設備が整っている施設での世話が必要となったときにも、家にとどまらざるをえない人が多くいます。その主な理由の一つは、適切な施設が足りないことにあるのは明らかです。」シシリーは控え目な言葉で人の気持ちをとらえ、その時々に可能なケアについて語り続けている。「救急で病院に運ばれれば、入院して治療を受けられます。しかし多くの人にとっては、病院でケアを受けられることが大きな安心となることはわかっていても、忙しい病院の一般病棟でその人に合った場所をみつけられることはまれです。それ以外の人々は老人ホームで死を迎えますが、普通の生活を送れなくなったときに必要なケアを受けることは難しい場合も多いです。彼らの苦しみが、隔離と孤独によって深くなることはよくあります。こうした患者をケアするために設立された施設は数多くあり、そこでは何よりもまず、愛とケア、この二つのことが期待されます。それはたいていの場合、スタッフが天職の意識を強くもつところから生み出されてくるのです。」

アリス、ルイー、G夫人など友人たちの影響もあって、シシリーは身体がひどく不自由になった長期入院患者を受け入れる体制をつくる必要性を強調した。そうした患者の中には、時には若者もいたが、多くが老人病棟以外どこへも行くところのない人たちだった。シシリーは、老人が肉体的な世話を求めるのと同じくらい、自分が必要とされることを求めていることを忘れてはならない、と主張した。そしてシシリーは、手に負えないほどの痛みの恐怖にも対処できる自信を持ち合わせているのだ。「ほとんどの患者を、居心地よく、苦痛を抱かせないようにしておくことは実際に可能なのです。そのために多量の鎮痛剤を用いたり、薬の常用によるトラブルを起こしたりすることはありません。このことについては、看護師と同様、医学生にももっと教えていかなければならないし、また我々の緩和ケアのための新しい施設が責任をもって、薬の使い方に対する考え方のギャップを埋める手助けをしていかなければならないのです。」

『概要書』は信頼性と詳しさの点で、また実際に起こった現実にしっかりと即している点で、注目すべき文書である。デヴィッド・タスマと過ごした最期の時期に着想した頃から、計画に駆り立てるものを感じた瞬間まで一一年間の胎動期があったが、それはたやすく出産へと結びついた。そしてアテネの神のようなその子どもは、十分に巣立ちができる姿で産み出されたのである。

『概要書』では、主にがんのために死にゆかなければならない患者のための、一〇〇床のホームの計画概要を描き出している。これはがんだけでなく、他の病気で末期段階にある患者も含んでいる。そのホームには、寝たきりの長期患者のための病棟と、老人のための個室を備えた離れが計画されている。シシリーは、十数人の看護スタッフ、医療部長一人、数人の外部専門家、総務アシスタント一人、寮母一人、作業療法士一人、三十数人の雑務スタッフが必要であると想定していた。

この最初の草案は、シシリーも認めているとおり、セント・ジョセフ・ホスピスから踏襲されている部分が大きかった。彼女は、「宗教団体によって運営されるホームの中でも、スタッフにも患者にも際立った安心感を感じてもらえる場所となり、そこではスタッフが自分の仕事を十分に天職だと思えるような」所属意識と持続意識をもてることを望んでいた。スタッフはこの仕事を選び、愛した人たちであるのだが、彼女らが修道女になるのと同じくらいの奉仕の気持ちをもってほしいと願う一方で、修道女に膨大な時間外労働があるのと違い、適度な自由時間をスタッフに提供することをはっきりと述べていた。その思想は、既婚のスタッフに対して、看護師であれ雑務スタッフであれ利用できる小さな保育室の設置を考えていたところにも表れている。保育室は、スタッフのためだけではなく、普段子どもと接することのない高齢の入居者にとって、何らかのなぐさめを与えられると考えられていた。こうしたコミュニティの感覚は、まだ十分表現されているとはいえないが、既に潜在的には芽生えていたのである。

この文書では、ホスピスの中心的なアイデアが明確にされている。すなわち、薬物を使用しながら行える最大限のケアと深い精神的要素が、明白にされていないまでも内在されていたのである。ホスピスの宗教的な基盤は、シシリーの方策のすべてに浸透していた。礼拝堂は中心的な位置にあり、そこには車イスとベッドを置ける余裕があり、スタッフの日常業務の一環として、病棟の祈禱者をそこに連れて行くことが組み込まれていた。そして、四人の神学生が雑用係として加えられ、患者と十分話をする時間をもつよう期待されていた。宗教に関して開放的で、このホームがあらゆる宗派の人にも、また無神論の人にも開かれているべきだと強調した。しかし一方で、「患者の肉体的欲求よりも精神的な欲求に基づいて、より高度で価値あるサービスを与えられることを望んでいます。とはいえ、やはりこれらのことは一緒に進められるものでしょう。親身な触れ合いと苦痛や不快からの解放は、人に対する信頼を生み出し、それが神への信頼をも自然につくり出していくからです。神ご自身は、人々を癒すため、そして、教え諭すために使徒を送り出しましたが、この二つを結びつけることは、神の慈悲深さの一端であるように思えるのです。私たちは癒すことはできないとしても、死を迎える人々の苦しみを和らげることには貢献できるはずです」とも言っている。

シシリーは、宗教が誰かに押しつけられるものではないということに、信念をもっていた。「患者の多くが宗教にほとんど関心を払わない点を考えると、彼らに機転とやさしさをもって接し、〈慣れない食べ物〉で過食することのないよう気をつけることが必要です。」[*4] またシシリーは、教会の信徒の中には、宗教と効率が同等であるとは言いがたいと考える人がいることを理解していた。「宗教が精神的基盤となることは間違いありませんが、だからといって、財政問題にビジネス的なアプローチをしないということにはなりません。このこと（経済効率性の追求）が、神の栄光を現すことの妨げにはならないはずですし、むしろ、患者の最善の利益とお金の有効利用を考えたときには、いつでも優先事項として考慮するべきなのです。」

『概要書』では、医療的側面は比較的軽い扱いになっている。このことは、シシリーの優先順位が反映された結果ではなく、医療的なケアが、できる限り専門的かつ先進的であるべきだと彼女がとらえていたためである。もし著しい改善が見込める患者であれば、そこに入所することはなさそうなので、『概要書』で強調されていることは〈治療〉ではなかった。強調されているのは〈熟練〉であり、信頼のおける看護と、薬物の経験的な使用であった。資金は、精巧な機器よりも〈時〉に費やされるべきだった。「スタ

＊4　キリスト教的なサービスの象徴として「食べ物［food］」という言葉を使い、宗教に関心を払わない患者が、慣れない宗教的なサービスを次々と提供されて辟易することのないように気をつけることが必要だ、という意味だろうか。

ッフは救急事態に対処したり、込み入った処置を準備、遂行するよりも、患者を快適に過ごさせることに時を費やせるはずです。」

〈患者を快適に〉ということは、シシリーが考えていた様々な方策の一つであった。何よりもまず、苦痛や症状を緩和することが考えられていた。計画では、病棟は四床か六床をひとまとまりとし、患者は外の世界と触れ合いながら生活することができ、光が当たってまぶしかったり、隙間風が首筋に当たるなどということがないように工夫されていた。そして、ベッドで自由に――庭や礼拝堂やデイルーム、さらにおしゃべりをしに他の患者のそばへも――動き回れるようにするべきだ、と述べていた。デイルームには暖炉とイスが置かれ、〈心地よく、明るく〉あることが望ましかった。あらゆるものが、心楽しく、家庭的であった。「装飾は、患者だけでなく、親族のことも考えて、創造的で彩り豊かでなければなりません。見て楽しめるものが良いので、セキセイインコよりも金魚鉢のほうが適しているし、安らぎが感じられます。」

シシリーは、ホスピスを国民保健サービスの一部にしたくない、とはっきり言っている。「私たちは独立していたいと思います。なぜなら、思考と行動の自由が必要だからです。私たちは独立採算だとしても、宗教的な団体でありたいし、導かれるままに発展し、拡大する自由をもちたいのです。」しかし、地域病院委員会との調整は必要としていた。そうすることによって、そこからホームへ患者を受け渡し、その費用を払ってもらうこともできるからだ。シシリーはまた、地域のコミュニティの一部となることを望み、患者を送り出す病院や医師と接触をもつよう勧めている。そうすれば、患者は見捨てられたと感じることはないはずである。

財政の問題は、ある部分が省略されていた。一九五九年時点での見積もりは二〇万ポンドだったが、その額にシシリーは驚かなかった。もし神がこの試みの後押しをしてくれるなら、金銭の問題が決定的な障害となることはないと信じていた。「このことが、真実、神によって計画されるならば、サービスと同様、お金を出すことにおいても神の導きを受けられ、神の恵みの証となるでしょう。」

シシリーは、単純に真似をすればよいような方法は書かなかった。それは有機的な構造をもち、変えられていくべきものだからだ。例えば、この計画原案では、教育はあまり強調しておらず、仕事に興味をもった人を温かく迎えるという一般的な勧めのみにとどめていた。調査研究については言及していなかったが、実際にはそれはとても重要であった。また、在宅ケアについても述べていなかった。シシリーがもともと意図していたように、スタッフのほとんどは住み込みにしなかった。患者にとって、大部屋と個室のどちらで死を迎えるほうがよいのか、はっきりとした確証はなかった。宗教と医療との間のバランスをとる自信は、まだ彼女にはなかった。彼女はコミュニティの基礎を築くということについて、まだ本当には理解できていなかった。にもかかわらず、このセント・クリストファー・ホスピスは、将来に向けた構造的かつ思想的骨組みを備えていたのである。試みと成長の中での必然的な変化は、確実に基礎となっていった。それは計画の徹底であり、その支えとなる経験の深さであり、そして彼女が支持を得るための力を左右した、愛情こもった細部への目配りであった。

　文書に表されたシシリーの思考は、彼女の構想を伝える正確さを十分持ち合わせており、彼女は気力に満ちあふれていたことがわかる。そのとき以来、まるで神が言ったかのように、彼女はこう述べていた。「私はあなたに機会を与えるでしょう。そうしたら、あなたはそこから最後の一滴まで絞り出さなければいけません。人々やその言葉は、私にとって好機となりました。それは、起こった物事に機敏で注意深くあるべきだということだったのです。」シシリーは、正しい資質をもった人が来てくれることを、そして彼らが、よりはっきりと皆を引き寄せようとする魂の導きを待っていることを願っていた。彼女を信じる人々は、既に答えを与えられていたのだ。セント・クリストファー・ホスピスの初期の段階は、人々に関することに向けられていた。患者は彼女の構想の根源であったし、また他の人々は互いに、考え方、触れ合い方、資金、信仰、専門的な知識、友情的な支援など、様々な面で導き合った。その後の数年間は、こうした相互作用に満たされていた。最後に行き着くべき結果に疑いはもっていなかったけれど、シシリーは人々に助言を求め、聞き、その交流の中で恩恵を受けていたのである。

『要望書』と『概要書』の最後の一ページのタイピングが終わるやいなや、彼女はコピーを一部、ヒューーズ陸軍准将に送った。准将はガルベンキアン財団が行った調査レポート『終末における平安』の著者であり、シシリーは二年前に会ったことがあった。もう一部のコピーは、ベティ・リードのデスクに届いた。彼女は当時、セント・トーマス病院のソーシャルワーカーの責任者であり、シシリーは医療ソーシャルワーカー（MSW）として彼女と共に働いていた。その年の終わりには、シシリーが〈電話で呼び出して話をできる友人たちの非組織的な集団〉と呼ぶ人々を身近に集めることができた。実際、意識的であったかどうかはわからないが、彼女は組織外の人々を身近に呼び寄せて、キリスト教信仰を分かち合い、中心的な問題に様々な専門分野から焦点を当て、バランスをとっていった。

ヒューズ陸軍准将は、ターミナルケアについて広範に調査をしており、国内で右に出る者がいないほど、全体的視野を確立した人だった。ベティ・リードは、MSWとしての経験と、穏健なキリスト教信仰をシシリーに伝えた——彼女はそれを一種の相談サービスと呼んでいた。さらにベティは、ヒューズ陸軍准将をはじめとした、勇気がいるけれども避けて通れない資金集めの仕事を手伝っている人々に、とても役に立つ提案もしてくれた。医療サイドでは、セント・メアリー病院の薬学部長ハロルド・ステュワート教授がいた。苦痛を緩和することについての彼の関心には目を見張るものがあった。元・看護師のペギー・ナッタールは、『ナーシング・タイムズ〔Nursing Times〕』誌の編集者として、シシリーにターミナルケアについての記事を書くように初めて依頼した人であった。セント・メアリー病院の神経学者 兼 前院長であったブリントン博士は、大司教委員会のメンバーでもあり、神の恵みによる治癒について示唆を与えてくれた。さらに、マッジ・ドレイクやロゼッタ・バーチのように、貢献できることは祈りと支援だと感じていた人たちも、またそれぞれに専門知識をもっていた。マッジは、祈りを捧げることが自分にできるすべてだと思っていたが、彼女自身も病後療養ホームを運営していたし、ロゼッタは、自分が実際に役立つのは個人的な部分においてだと感じていたが、MSWとしての技術も兼ね備えていた。「私はシシリーのことをとてもよく知っていたので、何が彼女のやり方に合っているか、いないかがわかるのです。例えば、彼女が何事につけ、できる限り高い専門水準をもってやらなければ気が済まないことも、何か満足ができない部分を感じたりすることもわかっていました。」また、元・看護師で、当時キング・エドワード病院基金の看護部門で働いていたミュリエル・エドワーズや、財政的な報酬なしでホスピスの仕事に時間を割いてくれた事務弁護士のジャック・ウォレスといった人たちもいた。ウォレスは、セント・クリストファー・ホスピスを世話することは、キリスト教に基づく彼の仕事の一部だと考え、シシリーに尽くしていた。彼の夫人はこう語った。「彼はシシリーのことをとても誇りに思い、彼女がいることがとても満足であったようです。」

シシリーは、自分の構想のあらゆる側面について様々な人と討論したが、そうした人々を選んでいく過程で、いくつかの専門知識を得ていった。この段階で最も決定的な役割を果たしたのが、オリーヴ・ウォン博士とステップニー補佐主教だった。シシリーはこの二人とホスピスの精神的基盤について話し合った。ウォン博士は当時七〇代であった。

エディンバラにある女子神学大学の学長であり、教会一致[*5]について当時としては高い視野をもつ聡明な女性であった。ステップニー補佐主教はエヴァレッド・ラント師であり、シシリーは彼とセント・ジョセフ・ホスピスで出会った。シシリーは彼に深く信頼を置いており、彼はセント・クリストファー・ホスピスの最初の精神的指導者〈ビジター[*6]〉となった。

シシリーは、彼女の構想に魅かれる人々に多大な恩恵を与えていった。まわりに集まる人々の構成は常に変わっていき、ブリントン博士ら数人は彼女のもとを離れていった。しかしより多くの人々が次々とやってくるので、強力で忠実な核となるグループは既に形成されていた。行く先には問題が待ち受けていて、彼女はそうした人々を必要としていたのである。

シシリーがまずはじめに心配したのは、医療的、組織的、財政的問題であったようだ。しかし実際には、これはそれほど問題にならなかった。医療的に必要とされていることについては、シシリーは時間をかけながら次第に明らかにしていった。最終的に、彼女は一〇年以上の時間をかけて看取りについて勉強し、どのような苦痛も不快も和らげることができるという自信をもつに至ったのである。組織面は、ひたすら一所懸命に取り

*5　キリスト教の教派を超えた結束をめざす主義。

*6　修道院のスーパーバイザーのような役職。

組んでいくべき課題であった。金銭の問題は、一度冒険を試みると、必ずついて回ることだと納得していた。理念に基づいた正しい運営とホスピスの発展は、「もしその冒険が正しければ、きっと達成できるだろう」と確信を抱いていた。また、この冒険的事業が死産に終わってしまうかどうかは別として、彼女は自分の運命に対して信念をもっていた。ジャック・ウォレスにあてた手紙に、シシリーはこう綴った。「神は、こうした人間がやってきて、事を成し、消え去っていくことを知っていらっしゃいます。」また、シシリーは伝道師グラディス・エイルワード[*7]の「私はモーゼのようにはなれないが、私の神はモーゼの神と同じであり、私にも同じように働きかけてくださる」という言葉を引用し、自分も同じであることをはっきりと悟って、聖書の余白にこう書いた。「神から離れては、私は何もなすことができません。私がこれまで生み出し、またこれからも生み出していくであろうあらゆる成果は、私の内にある神の命がなしえたことなのです。どんな小さなことにまで、神と一体となった自分があり、それは神が私を通して成し遂げようとする目的の一部であるということは疑いようもありません。私の仕事も、私の成果も、そこへ至るために神の命が指し示した道筋なのであり、それ以外の意味は持ち合わせないのです。」

＊7　福音主義者のイギリス人女性で、中国に宣教師として赴任した。その生涯は小説や映画にもなっている。

シシリーは神を中心に置いた考え方をもち、医療に向いた豊かな資質を備え、さらにやる気と行動力と献身を持ち合わせていた。しかし、資金集めを始める体制が整うまでに、まだ開拓しなければならない広大な原野が残されており、そこにはほとんど何も手がつけられていなかった。即ち、医療団体であるべきなのか、宗教団体であるべきなのか？宗教の面では、特定の宗派に依拠すべきか、それとも特定の教会に属したほうがよいのか？自分は現実の中で、コミュニティを見出すことができるのか？もし自分が導かれるとおりに進んでいるとすれば、それはどんなコミュニティになりうるのか？最初の段階でのこれらの疑問は、友人たちと一緒にシシリーがその後二年間、考え続けていったことだった。

シシリーがグリン・ヒューズ陸軍准将に初めての手紙を書き送ると、彼からすかさず励ましの返事が届いた。彼は、シシリーの計画をガルベンキアン財団の幹事に見せたい、と言ってくれた。シシリーの計略していることはまさに、彼自身がレポートの中で提案していたことであり、「人々はあなたの計画に惚れ込んでいくだろう」と彼は語った。しかし、シシリーは用心深く、ベティ・リードにこう書き送った。「これは本当にわくわくすることだけど、私はしっかり地に足をつけていたいので、大幅にコントロールされたり、私自身が測りかねるような宗教団体に入ったり、というような状況に追い込まれたくないのです。」それから六か月経っても、シシリーは「まだホームの計画のまわりを逡巡しています。宗教的基盤と、コミュニティというものの考え方が、最も解決しづらいことです」と語っている。彼女はイングランド国教会に広く根を下ろしつつも、単にその一翼にはなるまいと決意していた。というのも、セント・ジョセフ・ホスピスのローマ・カトリックの修道女と過ごした幸せな経験からわかったのだが、異なる宗派の人々と働くことは、彼女にとって容易で自然なことだったからだ。セント・ジョセフ・ホスピスで、シシリーは医療と宗教がお互いに作用し合っている様子を見て、それは自分が心に描いているものの原型であると思っていたが、単にセント・ジョセフ・ホスピスの真似をしようとは考えていなかった。シシリーの医療に向けた志はさらに高まっていたものの、そこに既に確立されている宗教秩序の枠を持ち込もうとはしなかった。ウォン博士は、そんな彼女に援助の手を差し伸べた。シシリーは一九六〇年の春に彼女に会い、そのときの感謝の気持ちを込めて手紙を書いた。「私は本当に長いこと、戸惑ってばかりいた気がします。そこへあなたが初めて強いひらめきを与えてくれたので、私はようやく疑いのない源を探し当てることができました。」

　ウォン博士が与えたひらめきは、シシリーがクリスチャンとして医療業務に携わるのか、それとも医師である彼女がクリスチャンとしてあるべきなのか、は問題としていなかった。ウォン博士は、シシリーが医療と宗教の両面で構想をもつこと、その二つは渾然一体となったものであること、そしてそれをめざすべきである、と語った。この単純明快な言葉によって、シシリーが抱えていた深いジレンマは解き明かされた。この疑問については、実に困惑し続けていたのだ。例えば、シシリーがジャック・ウォレスを通じてキリスト教慈善活動のコンサルタント、ブルース・リードに会ったとき、彼女の構想が二つの性格を兼ね備えるものだということを彼が理解していなかったために、彼の話は彼女を迷わせる結果となった。シシリーはブルース・リードに長い手紙を送ったが、その中で「自分はあなたの言葉を信じている」と繰り返し書いていた。「あなたは私の目的が何かを何度も尋ねました。私の構想が宗教的なものなのか、医療的なものなのかが、あなたにははっきりとはわからなかったからでしょう。そして、私が医療面で抱いている関心――苦痛を緩和することや、その対処についての知識を広げたいという思い――が、私たちのホームや国内の多数の似通ったホームで過ごす患者に神を知ってほしいという願いよりも、重要に思っているのかどうかもわからなかったのではないでしょうか。」この二つを両立したいというシシリーの漠然とした希望を、ウォン博士は、「二つのことを一つに併せて取り組もうと試みることは、よくあります。そうした場合、二つの支柱は全く違うことを示しているのですが、これらを一緒にしようとするのではなく、むしろ双方の間にひらめきを放ち合わせるべきだと、強く感じています」と言って肯定し、それがシシリーの心を揺さぶったのである。ウォン博士の洞察力によって、シシリーは医療と宗教の間にある対立にかき乱されることなく、逆にそこから刺激を受けられるようになったのである。

ロゼッタ・バーチは、この重要な点について、さらに詳しく話してくれた。ロゼッタはシシリーのことを、医療的視野をもつ宗教指導者ではなく、一人のキリスト教医師であると語っている。「対外的には、あなたのホームは、まず第一に医療団体であるべきです。患者やその親族は、そこをそのようなところと期待するでしょうから。多額なお金を払っているのですから、必ずそう期待しますし、そうでなければお金を払いはしないでしょう。あなたたちは、医療的な訓練と経験を積み、ホームでの医療業務に携わる医師（あるいは看護師やMSW）なのです。それは医療的な側面ではありますが、そこには宗教的なものも存在しています。すなわち、仕事を適切に行っていくためには宗教的な受け皿が必要であり、患者を宗教的にサポートできる能力がなければならないのです。それには、キリスト教的な献身と成熟が不可欠となるでしょう。そして、ホームの中で恒常的に、皆で集まって礼拝したり、祈ったりするようになるはずです。私は常にそう思ってきました。」

ある意味で、ロゼッタやウォン博士が語ったことはシシリーが既に知っていたことであったが、シシリーがそのことをはっきりと意識できるようになるためには、彼女らの励ましが必要だったのである。しかし、それらを理解し吸収して、明確な言葉で語ることは、シシリーにとっては難しいことではなかった。シシリーがそれを最も系統的な形で話をしたのは、おそらくブルース・リードと会ったときであろう。「私は、患者が神を知り、より多くの人が死を迎える前に神の声を聞けるように手助けをしたいと強く望んでいます。そしてまた、国中で、私の宗教的な働きかけが及ばないようなところでさえも、ターミナルケアの水準が上がっていってほしいと望んでいるのです。」

ウォン博士は、たとえ宗教的基盤が固まっていなくても、医療と運営についてはどんどん進めていくことを勧めた。宗教的な面では、イングランド国教会においてシシリーの位置づけが変わりつつあることを自身が認識できるよう手助けした。シシリーが回心するきっかけとなり、長い間心の糧としてきた福音主義キリスト教とオール・ソウルズ教会に深く感謝しつつも、〈さなぎから抜け出して〉いるということに、ウォン博士は気づいていた。シシリーはこれまで与えられてきたものを捨てるつもりはなかったが、さらに広いところを探し求めていたのだ。シシリーは、これまでの自らの宗教的な遍歴が、思い描いているホスピスの姿に影響していることを十分承知していた。もし彼女が自分のキリスト教的基盤に確信をもてなかったとすれば、ホスピスのそれにも確信などもてなかっただろう。彼女の友人たちは誠実で、忍耐強かった。彼らの考え方はシシリーの選択をまごつかせたこともあったが、彼女はその影響のもとに、狭い福音主義を抜け出すのではなく、最終的にはそれを包含していくようになった。ジャック・ウォレスとオール・ソウルズの牧師であるジョン・ストットは、「福音主義は確信に満ちた少数の者が根本的に支配をしていたので、多くの福音主義者が神を失う結果をたびたび招いてきた」と感じていたがゆえに、福音主義者による委員会は必要だと考えていた。しかし一方で、彼らは、福音主義者ではない人々も迎え入れる姿勢をもっていた。というのは、ジャック・ウォレスが書いているように、「福音主義者たちは、いったん垂木《たるき》の上まで跳び上がると、二度と地上へは降りて来ない傾向がある」からだった。他方、ステップニー補佐主教はシシリーの仕事を〈超教派的な冒険〉と呼んでいた。こう考えてみると、シシリーが長い間悩み苦しんでいたのも無理はなかったのである。

この宗教的基盤についての疑問がさらに議論の的となったのは、ステップニー補佐主教とシシリーとの会話ややりとりにおいてであった。シシリーはステップニー補佐主教に手紙を書き、異なる宗派の人たちと一緒にやっていくことについて、アドバイスと指導を頼んだのだが、その結果、彼女は自らの宗教的立場を問われただけでなく、実践面でも暗礁に乗り上げることとなった。この時期、シシリーは〈信託条項〉について考えなければならなかった。それは、彼女らが正式な団体となったり、または慈善団体としての地位を申請する際に書かれるべきものであり、また、資金提供してくれる人々が納得できるものでなければならなかった。シシリーはステップニー補佐主教にこう書き送った。「もちろん、私たちはあらゆる宗派の、また宗教をもたない患者も歓迎します。私たちのところへ来て、一緒に働きたいと思う人は誰でも歓迎するでしょう。そうした人たちも、祈りの棟へ行くときには良心的かつ誠実であるべきだと思います。しかし、人々が折に触れてサービスを受けに来ることを歓迎したいと考える一方で、イングランド国教会の牧師がいて、礼拝堂で定期的に聖体拝領式を行いたいとも思っています。けれども、無宗派を認めてほしいという申し出が、良心的に可能かどうか、本当のところ、私にもわからないのです。」それは、あくまでも率直な葛藤であった。シシリーは嘘の口実で金銭を受け取るつもりはなかったし、正統なイングランド国教会の委託のもとに、その末端となることもできなかったのだ。彼女は排他的ではなく、より超教派的になりつつあった。一年余りのうちに彼女は、全国的なイングランド国教会組織の中に福音主義者としてあることはできないと感じるだけにとどまらず、全宗派的な団体であるべきだと決意するまでに至った。さらにこれは、〈信託条項〉の中に含まれることだと、彼女は確信したかった。シシリーは補佐主教にあてて、こう書き送った。

「こうした仕事は、どんな場合でも排他的であってはいけないと、私はますます感じています（私は今この時点で、委員会の支えを失ってしまったかもしれないと気づいていますが）。既に申し上げましたように、私たちは何らかの明確な忠誠を計画に打ち出さなければ、この事業は存続しないのではないだろうかと危惧していました。しかし、私は排他的な福音主義に則っていくことは、もはやできませんでした。私は、我々がこれを明確なイングランド国教会の事業として見出していくべきではないか、と考えています。けれども、私がそのように考え、祈ることが、正しいことなのかどうか、わかりません。私は排他的にはなれないのです。もし私たちが、組織や規律によって、チャーチ・ユニオンの活動から外れていくことになれば、それは本当に良くないことではないでしょうか。」

ホームの宗教的基盤の問題と密接に結びついていたのは、どのようなコミュニティをめざすのかということであった。イングランド国教会の組織として新たなコミュニティをつくるのか。それとも、単に共通の目標を分かち合う人々の集まりなのか。国教会の儀礼的信仰をもつ人々と福音主義的信仰をもつ人々が共に祈り働くようにもっていくことは、自分の能力を超えたことに感じられ、この新たな次元の課題に少なからず圧倒されていたことも事実だった。シシリーのこうした課題は、当時の宗教的風潮にも照らして考えられるべきであろう。真に超教派的な態度はごく少数に限られており、シシリーと彼女のホームの計画は、その後一九六〇年代にヨーロッパとアメリカで起こった超教派と特定の宗教の間で起こる議論のはるか先を行っていたのだ。宗教的な偏見を整理することになる第二バチカン公会議[*8]の話し合いもまだ始まっていない時代である。

ホームの宗教的基盤について葛藤した末、シシリーの構想は、祈り、考え、討論しな

＊8　一九六二〜一九六五年にローマ教皇ヨハネ二三世のもとで開かれ、後を継いだパウロ六世によって遂行されたカトリック教会の公会議。当時の教会は、社会や世界の変動に追いついていくことができない状況に陥っていたが、この公会議では教会の現代化をテーマに、社会に語りかける力をもつ教会、現代世界に影響を及ぼすことのできる教会へとなることをめざした討議が行われ、以後の教会の刷新の原動力となった。

がら、次第に形を整えていった。そして、それは混乱の内から抜け出し、以前のような明晰さを急速に取り戻していった。この初期の頃の混乱は、彼女がジャック・ウォレスとの話し合いのために書いたいくつかの覚え書の中にもみられる。彼女はこう書いている。「私が導きに従って実際になすべきことは、献身的な宗教的秩序を築き上げていくことです。そしてこの仕事が、わかりやすい基盤の上に立ち、宗教的な修養と規律を志向していくかどうかを見極めようとしてきました。それは確かです。」しかし、これと同じ段落をたどっていくと、次のような記述にぶつかる。「私は、新しい宗教活動の先頭にいるとは思っていません。それは、私の宗教的許容量を超えたものだと知っているのです。聖霊にはるか遠く導かれて、私はここまで来ただけです。もしそれが神の道であるなら、私たちは神の後をゆっくりついて行けばよいのです。急ぐ必要はないと思います。始めてみるまでは、わからないことなのですから。」しかし、このように明らかな矛盾を抱えていたにもかかわらず、わずか数週後には、シシリーは考えを明らかにしていった。シシリーは、オックスフォード時代の指導教員だったバトラー女史に、「私はこれまで〈コミュニティ〉について語ってきました。しかし、いまやそれを、宗教的秩序における意味で語るのではなく、共通の目標とキリスト教信仰をもって、しっかりと手を携え合える人々の集団として語るのです」という手紙を送っている。

再度、ブルース・リードがシシリーを混乱させたこともあったようだが、混乱によって解決はより近づいていった。ブルース・リードは、コミュニティをつくることがシシリーの最初の仕事であると感じていて、そのための三つの考えうる方法を示唆した。つまり、現存の教団の協力の下にそれを置くか、新しいコミュニティを形成するか、あるいはある程度のキリスト教的方向性をもちつつも、世俗のものとするか、ということである。彼はさらに、シシリーが心を悩ませていた人材募集について、出版社へ手紙を書くことが最初の一歩だと話した。しかしシシリーは、これまでに風変わりな人からの手紙をたくさん受け取っていたので、この提案は採用しなかった。そして、その他のことについても彼女は直感的に神に委ね、自然に流れていく方向をめざしていったので、道から逸れてしまったとしても、そう長くは続かなかった。彼女の才能は神に委ねられていたから、物事が連鎖的に起こるままにしていてよかったのだ。コミュニティの形成を第一義と考えることには同意できなかったが、ブルース・リードとの話し合いは楽しかったし、役に立つものであったと、シシリーはジャック・ウォレスに語った。「これまでのところ、神はこの構想に何かを見出した人をまだほんの少ししか私のもとに送ってくれません。しかし、もし私のような人間に、新しい形の仕事や秩序といった重要な発見をしてほしいと神が望んでいるならば、神は必ず同じ感覚と義務感をもつ人々を送り届けてくれるでしょう。私は神に多くを委ね、よりはっきりと見えてくることに取り組んでいくでしょう。私は幸運なことに、いつも明確な案内人に恵まれてきたのですから。」

コミュニティの問題を考えることは、それ自身が結論となるわけではなく、常に結論に至るための方法であった。シシリーが強く求めていたのは、真の安心感――何よりも患者にとっての、そしてスタッフにとっての――を与えることのできる環境であった。ウォン博士はコミュニティの研究を行っていたので、シシリーの構想を最も明確に理解してくれた。シシリーは、ホームの目的と基礎を固める準備作業のために文書を作成し、その中でこう書いた。「スタッフは自由な精神をもっていて、外見的に多様であるが、天職の意識においてはまとまりをもっている、というコミュニティを計画しています。彼らは皆、セント・クリストファー・ホスピスを訪れる人すべてのためのホームにすることを望んでいます。」当面のコミュニティの問題を解決していくために、シシリーは目的の統一と才能および教派の多様性が必要だと考えていた。後に彼女が言っているように、それは〈今までとは違ったコミュニティ〉でなければならなかった。その年の終わりには、それまで取り組んできたコミュニティの問題を、シシリーはとりあえず脇に置いておくことにした。シシリーはウォン博士にこう書き送った。「今の段階では、このホームのコミュニティの問題をあれこれ考えなくてもいいと思います。もしこの仕事にもっと打ち込んでいけば、いつかはこの問題に直面しなければならないのでしょうから。でも今までのところは、そうなっていません。それは私が怠慢だったからではなく（実際は怠慢ですが）、こうした全体的問題に取り組むときには、ある一つの側面からしか一度には取り組めないからだと思います。おそらく、人は数多くの日常業務をこなしていくところから、力を高めていくしかないのでしょう。」

こうした間にも、シシリーは自分がセント・ジョセフ・ホスピスで通常以上の仕事をこなしていたこと――自分のことを怠慢だといっているのが、ほとんど冗談に聞こえるくらいに――は、ほとんど気にならなかった。というのも、彼女が以前言っていたように、「神が私に進むように命じた」ときに、彼女ははっきりと神の声を聞き取っていて、それ以来ずっと忍耐強く働いてきたからだ。空き時間があれば、手紙を書き、セント・ジョセフ・ホスピスを訪れて彼女の構想に興味を示す人々に説明をし、黙想し、人々と祈り、夕食会に出掛けた。そこまでしても、彼女の働きに対して献金が寄せられるのに一年かかった。ここで初めてシシリーは、慈善団体としての地位を税務当局に申請するための信託条項を完成させる必要があることに気づいた。シシリーはホームを、所有権をもつ少人数の〈理事〉によって運営すると決めた。理事は、ジャック・ウォレス、ロゼッタ・バーチ、マッジ・ドレイク、ミュリエル・エドワーズ、弟のクリストファーといった人々で構成されていた。クリストファーはこの段階では重要な役割を担っていた。彼はハーバードのビジネス・スクールにいたこともあるので、姉のために勉強の成果を生かしてくれた。彼女にホームの組織階級構造について助言し、彼女が理解しかかっていたことを十分納得できるよう促してくれたのは、まさに彼であった。それはちょうど、学校に校長がいて、経営管理者としての仕事があるのと同じで、ホームにも彼女が計画していたように、中心的人物――クリストファーが言うところの〈独裁者〉――が必要であり、それはシシリーをおいてほかにはなかった。たとえどんなに手助けがあったとしても、決断しなければならないときは、現実的に彼女がそうせざるをえなかった。シシリーはジャック・ウォレスに、「間もなく、私はより独裁的になり、人の助言を聞かなくなるのではないかと思ってしまいます。しかし、もしそうであれば、それは私個人の行いとしてではなく、神の行いとしてそうありたいと願っています」と書いた。そしてバトラー女史に対して、「私たちが今まで話し合ってきた結果、多少私が独裁的になるよう考えるべきだということに、話が行き着いているようです。でも、私は情けにあふれた君主になりたいと願っています」と語った。

　このような、医療と宗教、ホスピスの宗教的基盤、コミュニティの性格づけとの間のバランスといった複雑かつ繊細な問題は、単に抽象的範囲にとどまらなかった。セント・クリストファー・ホスピスが、話し合いや祈りを具体化するためには、法律文書のような慎重で明確な言葉を使ってそれを明文化しなければならなかったのだ。この団体設立証明書は、セント・クリストファー・ホスピスを「保証人があり、資本金分担がない有限会社」と規定し、一九六一年に正式に登録された。サインをしたのは、ジャック・ウォレスとその妻、マッジ・ドレイク、ベティ・リード、ロゼッタ・バーチ、シシリー、そしてシシリーの父親であった。宗教的基盤についての苦悶は、誰もが満足できるような形で解決策を見出し、この文書の中で「キリスト教を信仰する人々が利用できる教会、もしくは礼拝堂として、団体が運用するものである」という簡潔な文章にまとめられた。シシリーの構想は三つの要素を含んでおり、それは最初に書いた草案で既に示されていたが、ここでようやく具体的表現で示された。この団体が、死のケアの取り組み方についての研究を促進すること、医師や看護師の教育・訓練を奨励すること、ホスピスの中だけでなく〈彼らの家においても〉ケアを行うこと、という三項目であった。つまり、研究と訓練とホスピスか在宅かに依らないケアの組み合わせであり、このことがセント・クリストファー・ホスピスの独自性として、存在を際立たせることになっていったのである。

Chapter 8

太陽の輝き出る朝の光
雲もない朝の光
雨の後、地から若草を萌え出させる陽の光

——『サムエル記・下』二三章四節

Chapter

8

アントーニ——再び死にゆく人と

セント・ジョセフ・ホスピスで働き、セント・クリストファー・ホスピスを計画し、自分の構想に興味を抱く数え切れない人々との出会いがあった一方で、シシリーの生活の別の面では、心が突き刺されるような激しい人間関係が生じていた。彼女はそのことを、「これまでで最もつらく、けれども心穏やかで、最も抑制されながらも解放された経験」と呼んでいた。

アントーニ・ミチュニヴィッチはセント・ジョセフ・ホスピスの患者であった。彼はポーランド人であったが、戦争中に捕虜となってポーランドを離れ、最後は中東で従軍していた。彼の妻は四年前に死去しており、友人はいない代わりに、彼にとって唯一の近親である娘のアンナがいた。アントーニは敬虔なカトリック信者であり、彼に会った人は誰もが、彼のやさしさ、品位、礼儀正しさに感動を受けた。シシリーも含めたセント・ジョセフ・ホスピスのスタッフ全員にとってアントーニは少し特別な存在であったが、長い間、単に好意を抱き、敬服を覚える患者にすぎなかった。六か月の間、少なくとも娘が試験に合格するまでは、彼は生きるために闘っていた。ようやくアンナは朗報を得ることができ、シシリーは、彼女が父のところに訪室していたときにお祝いを言いに寄った。すると、アントーニの目に涙があふれた。シシリーは彼の手をとった。

彼が私の手にキスをすると、アンナはこう言った。「先生、父はあなたのことをとても好きになったのです。」彼は私に「どう表現したらよいのかわかりません。どうかお断りにならないでください」と言った。そこで私は答えた。「断りませんとも。とてもうれしいですわ。」そして私はそこを離れた。しかし、私の世界は前ぶれもなく、突然に変わってしまったのだった。

その晩、シシリーはアントーニの病棟に戻り、娘のことについて語り合った。アントーニの英語はそれほど上手ではなく――実のところ、英語は彼の八番目に得意な言語だった――、シシリーは話がいくらか食い違っているような気がした。

そこで、私が彼のベッドの上に腰を下ろすと、彼は私に、自分が死を迎えつつあるのかを尋ねた。私が「そうです」と言うと、「長くはありませんか」と彼は聞き、私は「ええ」と答えた。すると彼は言った。「ありがとう。私にそう告げるのはつらくありませんでしたか?」「もちろんつらいです」と私は答えた。そして、彼はこう言ったのだった。「ありがとう。聞くのはつらいけれど、語ってくださるのもつらいのですね。ありがとう。」私は彼の手をとり、一五分ほど話をした。

アントーニの人生の中で、彼が心から自由に話すことのできた初めてのことであった。彼はそうすることをほとんど忘れかけていたのだ。不意に二人は新しい道にめぐり合っていた。

金曜日、シシリーは週末をウエスト一家と過ごすために出掛けた。その道すがら、彼女は起こった出来事を悟り始めたのだった。シシリーは患者と、死を迎えている患者と再び恋に落ちていた。二人は短時間しか会えず、しかもアントーニは六人部屋にいたのでまわりには人がいたし、残されている時間は長くはなかった。シシリーは、デヴィッドのことをできるだけはっきり思い出そうとしても、ほとんど忘れてしまっていたので、アントーニが死を迎えるまでのこともほとんど覚えていられなくなるだろうことがわかっていた。そこで、アントーニとの会話を日記に記した。シシリーは長い間、朝の朗読をもとにして毎日祈りを書き留めてきたが、そこにアントーニとの会話と、それについての物事のなりゆきを付け加えることにした。どんな言葉をもってしても、彼女の胸の内を表し切ることはできなかった。

シシリーは、「もっと早く知り合っていたらよかったのに」と思った。アントーニはいつも、シシリーが病室に来たときには起こしてくれるように頼んでいたが、シシリーはアントーニが眠っているときはそのまま寝かせておくこともあった。

今は祈ることのほかに、彼に何もしてあげることはできない。それでも、彼に話したい、聞きたいことはとてもたくさんある。しかし、それは本当に愚かなことだ。

明日私が戻ったとき、彼が既に召されていたとすれば、彼は求めるものすべてを知るだろうし、「雨の後の澄んだ日、美し」のもとで安らぎを得るのだろうから。私は彼にもっと多くを捧げたかったし、もっと早く知り合いたかったし、最後の一日まで手助けしてあげたかった。しかし、神よ、それはあなたの手の内にあり、そこに任されていることだと、私にはわかっている。いえ、わかろうと努力している。どうか、彼と彼の娘に別れの時が来ても、なぐさめと救いをお与えください。そして、彼が神の御許《みもと》と満ちあふれる喜びの中へ迎えられますように。そして、求めるものすべてがかなえられますように。

シシリーは週末から月曜日まで病院には戻らないつもりでいたが、アントーニと離れていることはできなかった。日曜日の夕方、彼女はアントーニと同室のほかの五人の患者に花をもっていった。

　アントーニはさらに弱ってしまっていて、ほとんど話すことができなかった。彼は「おやすみ」と言った。ほとんど痛みはなかった。私が夕食を口に運ぶと、少し食べた。私は、彼が元気でいるかどうかを確かめるために戻って来たこと、それは憐れみではなく賞賛であること、朝までここにいるつもりであることを話した。彼は「月曜日は良い日。月曜と水曜と金曜は良い日！」と言い、私が意味をわからずにいると、それを繰り返した。「それらの曜日は、あなたがここに来やすい日なんですよ。」彼は私を見て、微笑んだ。そして私たちは、「おやすみ。神のご加護がありますように」と言葉を交わした。彼はもう再び私に会うことはないというふうに見え、私もそう見えただろうと思う。彼は、私が病室を離れるときには、顔を向けることができないほど疲れているようだった。

　神よ、あなたの御許で彼に喜びと平和をお与えください。十分な救いをお与えください。そして彼の娘が常に安らかでありますように。

元気なときに、アントーニはこれまでの自分の生活についてシシリーに話をしてくれた。ポーランドの広大な土地で抱いた夢や、ウィルノの平原で冬をどう過ごしていたか、またシューベルトとシュトラウスの楽曲を歌い、愛していたこと。戦争のこと、シベリアにいた頃のこと、趣味や田舎のこと。二人は、バードウォッチングの話にも熱中した。

シシリーは、医学生だった頃のことや、彼女の友人――アントーニも会ったことがあり、敬服しているトム・ウエストやデヴィッド・タスマのことを語った。「彼は愛しい、とても愛しい人です。でも、人の心の中には、一人の人以上を受け入れる広さがあり、誰かほかの人と比べることはできないでしょう。」そしてもちろん、シシリーはセント・クリストファー・ホスピスの計画についても話した。彼らは一時間以上一緒にいることはなかったが、時間が限られていることはわかっていた。一日延びるごとに、それは恵みとなった。

六〇年七月二七日　また朝がやって来た。私が病室に入って行くと、仕切りのカーテンが閉まっていて心が動転してしまったけれど、彼は元気だった。たどたどしい言葉で何かを話そうとしたが、私は彼の言うことがわからなかった。すると、彼は悲しそうに言った。「私たちはわかり合えないのです。」そして彼は咳の発作を起こしたので、私は心に刃を突きつけられた思いで、シロップを取りに彼のもとを離れた。しかし一時半には、彼はもっと注意深くなっていて、私の手をとって言った。「あなたが私のところへ来てくれることがどれほどの意味をもっているかを、私はあなたに伝えることができません。」そして何度も私の手にキスをし、私は彼の頬を包んだ。しかし、私はそこにとどまることはできなかった。私たちは病室にいたのだから。

アントーニは、まだ死の時期に至ってはいなかった。彼は悲しそうにシシリーに言ったのだろう、「私は死にたくない、私は死にたくない」と。特に今は…。

「子どもの頃、店でおもちゃを見ると、私は『あれがほしい。今ほしい』と言ったものです。私はずっとそのようにして生きてきました。今、私はほしいものがわかっているけれど、それは私のためのものではないのです。」「あなたが言いたいのはそのことなのですか?」と尋ねると、彼は「ええ、そうです」と答えた。私は「ありがとう」とだけ言った。誰も、私たちが見つめ合い、微笑んでいるのに気づかなければいい、と願った。彼が私の時計に目をとめたので、それは私のポーランド人の友人のものだったことを告げた。そして、「私は行かなければならない」と言うと、彼は楽しみを与えに来てくれたことにお礼を言った。でも、私にとっての楽しみでもあったのだ。彼はとても大切な人なのだから。

二人は常にまわりにいる人々——五人のほかの患者や彼らのもとを訪れる人々、仕事に励む看護師たちの視線にさらされていた。病棟の責任者だったシスター・アントニアは、シシリーとアントーニの間の関係は全く知らず、シシリーにも、またほかの誰にもそのようなことが起こりうるとは考えていなかった、と後に語っている。また、自分は「アントーニのケアにはシシリーが必要だ」と主張しただろうと言った。おそらく二人が神経質になるほどのことはなかったのだろう。しかし、患者と恋に落ちた医師は、十分注意深くなければならない。シシリーは、職業規律から逃れることはできなかった。

六〇年七月三〇日「私はあなたのことを本当に愛しているが、神はもっと愛している」と、彼に話した。「そしてそれは、私とのこと以上に重要なのだ」と。彼はその言葉を確かめるように繰り返し聞き、そして微笑みを返した。私はおやすみを言って、すばやく彼にキスをした——まわりから見えないように神が衝立を立ててくれていることを願いながら。ゆっくり休んでください、愛しい人。夜の間、私は聖書の民数紀略[*1]を開いて、彼のために一所懸命祈った。「神よ、彼の命をもう少し長くとどめてください。彼に恵みを与え、神のおそばに置き、彼の顔に輝きをもたらしてください。」

このようにほとばしり出るような愛と敬慕の情を覚えた経験は、ついぞなかった。肉体的な成就も満足も解決もない結びつきだったが、シシリーは彼の愛情によって、深い魂の安らぎを生まれて初めて味わったのだった。

それから彼は私の手に口づけを重ね、その手を愛撫してから胸元に引き寄せて、言った。「愛しい人、愛しい人、僕のただ一人の人。」私も彼の手を引き寄せ、束の間、実に安らかで静かな二人だけの時を過ごした。そのうち彼は、「息をするのが苦しくて喉が乾く。咳もできない」と訴えた。私は「私もそのことを考えていたの。別の薬を試してみましょう」と言ったものの、残念ながら何の力にもなってあげられなかった。彼がまた「喉が乾く」と言ったので、「それがどうしてなのかは、誰にもわからないのよ」と答えて、仕方なく少々の説明をした。すると彼は、私には

＊1　旧約聖書の第四巻で、モーセ五書の一つ。イスラエル民族がエジプトを脱出してから、シナイを経て、乳と蜜の流れる地カナンをめざし、モアブに至るまでの経緯を記している。

もったいないほどの愛情と気恥ずかしくなるような賞賛の言葉で私についてあれこれと語り、「そんなあなたが、どうして僕を愛してくれるのか不思議だ。あなたのために僕がしてあげられることは何もないのに」と言った。それで私は、「そのままのあなたで私には十分なのよ」と答えた。それから彼は、「あなたが出掛けたときは、皆がつらい思いをしたんだ」と言った。「二度とどこへも行かない（彼がここにいる間は絶対に）」と私は答え、二人はそのまま静かで幸せな愛のひとときを分かち合った。やがて看護師たちがやってきて点灯などが始まったので、私は彼にクロロマイセチンとエフェドリンを投与してから、「おやすみなさい、あなたに神のご加護がありますように。また明日」と声をかけ、彼は「あなたが幸せでありますように」と言った。そう、彼がここにいる限り、私はどんなに幸せなことだろう！

アントーニの具合がだいぶ良さそうなときがたまにあった。あるときなど、彼は「シシリーが奇跡を起こしてくれたから、死なずに済むかもしれない」と思ったほどだった。二人はもっともっと時間がほしかった。だが、それがかなわぬことも知っていた。「あの世で、永遠に長い歳月をもてるなら、そこへ行きもしよう。それなら、一緒にいる時間の長さは問題ではない。」そして短い三週間を通して、お互いの愛は終始、神への愛と重なり合っていた。

六〇年八月四日　正午まで待つのは苦痛だった。それから私は電話をかけるという口実をつくり、いつになったら出られるか知ろうとしたが、状況は悪くなる一方で、短い会合やら写真や記録の記載やらが次々と続き、五時になってようやく一時間だけ暇をつくった。どうしてもそうせずにはいられなかった。彼は息切れがして極度に弱っていたが、しきりに話しかけ、自分の愛を何度も何度も確かめた。私は幾度か退室しかけたが、彼のそばを離れることができなかった。そして最後に「あなたが好きよ、大好きよ」とささやきかけると、彼はこう言った。「わかっているよ、僕もあなたを愛している。だけど、あなたにとってはつらいことだろう。」私が「イエス・キリストにあって、私たちは一つのものなのよ」と言うと、彼はパッと顔を輝かせ、隣のベッドの十字架像を見つめながら言った。「僕には我が救い主が見える」と。私は彼の頭上にかかっている十字架像を仰ぎ見た。私たち二人が出会い、愛の時を過ごすたった一つの場所を記念する十字架。…「キリストは私にとっても救い主よ。だから、どこにいても私たちは一緒よ。」その後、二人はいとおしみ合い、見つめ合い、わずかな時間を二人で、そして神と共に語り合った。

終りの時は無情にも近づいていた。

今では彼に何でも話すことができる。おそらく、私にとって最後の長くつらい時期が過ぎつつあるのだろう。そして今度もまた、世界が、いや私の世界が、このようにして終わっていく。自分を抑えるために、無理にでも勇気を奮い起こして。ああ、聖霊よ、私を導き、お支えください。

六〇年八月七日　今朝も電話をする口実をつくらなければならなかったが、少なくとも彼が生きていることを確かめることができた。けれど、四時四〇分に到着するまでの時間がどんなに長かったことか。ほかの人には異常がなかったので五時過ぎには彼のもとに行き、まる一時間近く幸せに過ごした。彼は幾分元気がなく、「息切れがするのはなぜ?」と尋ねる。「しこりのせいよ」と答えると、「どうにかならないの?」と聞く。私は悲痛な気持ちで目を閉じるしかなかった。でも彼は落ち着いていていて、「すまないね」と言って慰めてくれた。「ぼくは平気だが、あなたにはつらいだろう。」「ねえ、あなたには私の後ろの十字架像が見えて? 私にはあなたの後ろのが見えているわ。あなたがここからいなくなっても、神はまだここにいらっしゃって、あなたは神と共にある。だから大丈夫よ。」…小さなテーブルの上のロウソクに火が灯された。彼は向きを変えて、憧れるようなまなざしをロウソクの火に注ぎ、その瞳に炎が映った。何という深い情愛と憧れをもった人なのだろう。すべてにおいて、何と完璧な態度なのだろう。そして、彼のような男性にとって、他人に我が身を委ねるのは、どんなにかつらいことだろう。

六〇年八月一〇日　彼がこう言った。「あなたが来るのを僕はずっと待ち続けているんだよ。」私は、「私の心は穏やかで、会える時間が長ければうれしいし、ほんのちょっとの時間であっても、あなたに会えれば満足なのよ」と答えた。すると彼は、「一日中あなたにそばにいてほしい」と言い、私も同感だと答えた。「僕はあなたを苦しめるだけだ。僕があなたにあげられるのは、悲しみだけだ」と彼が言うので、「あなたが私を苦しめられるのは、あなたが私をもう愛さなくなったときだけよ」と答え、E・M・プレスコットの「愛は喜びをもって悲しみを飲みほす」という一節を思い出して、それを彼に話した。それから私たちは、分かち合うということ、苦しみ合うということ、また神について語り、共に心の安らぎと落ち着きと信頼を見出した。本当は静かに向き合っているだけでよかったのだが、黙ったままだと不審がられそうなので、話し続けることにした。色々なことを話した。「あなたに心をかけてもらうほどの値打ちは僕にはないのに。」「十分あるわ。あなたがあなたでいる限り。」「ありがとう。」それから彼は、パジャマのボタンが外れていることや、咳をすることや、コップに唾を吐かないといけないことを急に嫌がり、とても恥ずかしがったが、結局そんなことは全部忘れることができ（私にはたやすいことだった）、一緒にいられることを心から喜び合えた。彼が臨終のときの激しい苦痛に対する恐怖心を口にしたので、「そのときは、何としてでもそばについていてあげる」と何度も約束した。「でも、実際にあなたを看取るのは神なのよ」とも。「あなたが注射をしてくれるんだね?」と、彼は心なしか目を輝かせた。神についても語り合ったが、彼は「ここから十字架像が見えるので、とても心強い。僕は心から神を愛し、信じているんだ」と話した。以前、私が「どんなにつらいことでも、神の愛があれば甘受できる」というようなことを話し、彼が「もちろんだよ」というふうな答え方をしたのを思い出す。「そんなことは口にするまでもない。当然のことだ」と言いたかったのだろう。いまや彼は、その確信をさらに深めたようだ。やがて退室の時間がきたが、私の心はまだ穏やかだった。彼もそうだったと思う。手をとり合うことはできなかったが、目と目で愛撫を交わした後、私は「おやすみなさい。神があなたを加護し、闇を照らしてくださいますように」と祈り、彼は手を振って私を見送ることができた。

そして常に、シシリーはドクター・ソンダースでもあった。他の大勢の患者に対するのと同様に、アントーニの看護と投薬について責任をもつ医師であった。

六〇年八月一二日　病室に行くと、彼はかなり弱っていた。気管支痙縮を起こしたが、エフエドリンと安定剤で落ち着き、朝から午後三時まで眠ったとのこと。胸を聴診するとき、少しの間、手をとり合う格好になる。五時にまたひどい気管支痙縮。とても苦しそうで、怖がった。「助けて、お願いだ。」イソプレナリン、酸素吸入、アメリシウム投与。間に抑制剤を挟む。六時頃には少し良くなった。そのまま付き添い、少ししゃべった。今朝はグリン・ヒューズ陸軍准将と会ったので、そのことを手短かに話すと、「あなたの計画が順調で、僕もうれしいよ」と言ってくれた。彼は気分が悪くなると、ほとんど反射的に祈りを唱えた。私たちは特にこれといったことはしゃべらず、ただ静かに、愛し、祈った。別れ際に、彼は手を振ることができた。

神は十字架のもとに私たちの場所を用意するために出て行かれた。神は我が愛する人を召されるために十字架のもとにお戻りになる。そして私は見守り、待つ――十字架のもとで。私たちは神に会って、神の御許で、神を通して結ばれている。

最後になってシシリーは、「アントーニが生き長らえるように」と祈ることをやめた。彼がひどく苦しみ、疲れ果てていたから。愛は時により、愛する人が死ぬのを許容しなければならないことがある。

ああ神よ、あの人は疲れ果て、「私のためにとどまってください」とはもう頼めなくなりました。どうかあの人を、あなたの永遠の安息所にお連れください。それ以上のことはお願いいたしません。あの人をあなたの御手に委ねさせてください。

アントーニもまた、「なされるべきことがなされるよう、願うだけだ」と、死を受け入れる境地に達していた。そして二人は、この世ならぬ平和に満たされて最後の日々を送った。八月一四日だった。——夏の太陽が明るい昼下がり、そばに付き添っていたシシリーに彼が言った。「だんだん暗くなっていく。」

それで私は、彼の死が近づいたことを知った。シスターに知らせると、彼女は「臨終の聖餐をしなければ」と言って、テーブルを用意した。彼は横たわったまま十字架像を見つめていて、私が病室に寄ってみると、視線は少しふらふらしていたが、まだ大丈夫だった。「本当に私にいてほしいの?」と聞くと、「もちろんあなたにいてほしい。…あなたは…僕の愛しい人、僕の天使」と言った。彼は私を二通りの呼び方で呼んだが、そのときは気にとめなかった。それから彼は、実に静かな愛と信頼のまなざしを私に向けた。そして私が、「どうか信じてください。与えたのは私じゃなくて、あなたが私に与えたのだということを。あなたに感謝します」と言うと、「信じるよ」と言ってくれた。そのまま二人はじっと見つめ合い、彼の目は私の顔から十字架像へと移り、また私へと戻る。彼は心の平安を得ていた。このときが私たち二人にとって最良の、そして真に時間を超越したひとときだったと思う。どれだけの時間が経ったのか、覚えていない。

翌日、アントーニは苦しがって、シシリーを呼び寄せた。看護師を手伝っている合間に、シシリーは初めて彼の身体を見た。

今までわからなかったが、彼は極度にやせ衰えていた。午後二時まで容態はいくらか安定していた。というより、ほとんど半意識の状態だった。やがて意識がはっきりしてきたので、病室に入ったり出たりしていた私は（午前中ずっと、付きっきりだったので）、彼の身体を何回か抱き起こしては十字架像を見せた（彼の身体を抱いたのはこのときだけだった）…そして、一度だけ彼の頭に私の頭をちょっとの間もたれさせることができた。数回飲み物を飲ませ、酸素マスクを直した。一度「主は我が牧者なり」と唱え始めたが、彼が怪訝《けげん》そうにしたのでやめた。その後は何も話しかけなかった。もはや言葉はいらなかったし、実際、私の心には何も思い浮かばなかった。彼の目にはきっと十字架像が見えていたと思う。一度、胸に十字を切ろうとするしぐさをした。それから彼は突然、実に浄らかな笑顔を私に向けた。今考えてみると、あの微笑みの中にあったものは、何と何だったのだろう? もちろん悲しみではない。とても幸せそうで、どこか楽しげで自信に満ちた輝きがあった。それから、私にたびたび向けられたあの純粋な愛の表情があった。やがて彼の視線は私の顔から離れ、力なく、しかし安らかにあたりをさまよい、私の気持ちは穏やかであった。「できるだけ楽にさせてあげたい」——それだけを願ってそばにいたので、あれこれ考える暇もなく、何の考えも浮かばなかった。

シシリーに最後の注射を受けた後、アントーニは意識不明に陥り、一時間後に息を引き取った。日記は次のように終わっている。

ああ主よ、いかなる時も、私にはこんなすばらしい贈り物をいただく値打ちはありませんが、今はただ素直な心でお受けしようと思います。ようやく心の安らぎを得ました。そして彼は今、苦痛から解放されて救い主にまみえることができ、その御許に永遠に召されました。やがて私もそこで再び彼にめぐり合うことでしょう。主イエスよ、心から感謝いたします。アーメン。

アントーニと一緒にいるととても幸せだったので、彼の生存中は別離の悲しみを予測しかねたが、こうして死なれてみると、シシリーは悲しみに打ちひしがれてしまった。二人の唯一の交わりの場であった病室に入って行くのもほとんど耐えられず、苦痛は途方もなく大きかった。彼のことだけをひっきりなしに考え、しゃべり、枕を涙で濡らす夜が何か月も続いた。長い、今思えば病的な悲しみようだった。仕事を続け、友人の支えを得ることで、シシリーはどうにか歩き続け、この体験を自分の人生の中に溶け込ませたのだった。とはいえ、それは苛酷な道のりだった。最初の週は、ほとんどベティ・ウエストとマッジ・ドレイクと共に過ごした。二人ともシシリーの話に耳を傾け、それぞれのやり方で支えになってくれた。ベティは、自らの未亡人生活がようやく落ち着き、シシリーのおかげで夫が安らかに死ねたことを心から感謝していたので、他の誰よりもシシリーを理解し、慰めることができた。

ベティの手紙は洞察と思いやりにあふれ、短い関係をあたかも長い結婚のように重視してくれた。「ほんの短い出会いだったのに、こんなにひどく取り乱すなんて、よっぽどどうかしているんだわ」と考えていたシシリーは、ベティが時間や社会的なしきたりにこだわらず、二人の関係を深い出会いとして認めてくれたおかげで、アントーニとの出会いの真の意義を悟ることができた。彼がまだ生きていた頃、ベティはこう書いてよこした。「あなたについて、私は二様の思いを抱いています。あなたが最高に幸せだと信じる半面、私の心はあなたを思って痛むのです。……ですが、あなたは今、アントーニ・Mを心身共に守り、助けるために選ばれ、アントーニは神にあって愛することの意味について、あなたにもっとたくさんのことを教えるために選ばれました。ですから、彼が安らかに天国に召されれば、あなたはそれほど寂しい思いをしなくて済むのではないでしょうか。」

ベティはアントーニに会ったことはなかったが、しょっちゅう彼のことを聞かされていたので、彼の人柄を理解していた。そのことも、シシリーにとって何よりのなぐさめになったに違いない。ベティは、二人の愛が神への愛と結びつくまでに高められたことを、高く評価してくれた。「アントーニのほうがあなたより勝っているというあなたのご意見は、全くそのとおりだと思います（私もずっとそう考えていました）。ただ、彼が勝っているのは、天国にいるからではなく（それはまた別の問題です）、この世でより深く主を愛する心を会得したからなのです。そしてこのことが、彼の全存在と彼が話したすべての言葉に自ずと表われ出たのです。だからといって、お二人の相互の愛に差異があったとは思いません。あなたがたは共に神を愛しました。彼が遠くへ行ってしまったという事実はあなたをとても成長させましたし、これからも成長させ続けることでしょう。愛は成長をもたらすものなのです。それはたやすいことではありませんが、無理なことでもありません。」

シシリーとアントーニとの関係は、デヴィッド・タスマとのときよりも重要で、深遠で、成熟したものだったが、一つの共通点があった。どちらもその死後に、故人を悼むよすがとなる過去も、つながりも、共通の生活もなかった点である。アントーニとの結びつきは、教会や国家や社会から祝福を受けたものではなかった。またしてもシシリーは、役どころなしに取り残されてしまった。いっそ、未亡人だったらどんなに楽だっただろう。そこでシシリーとしては、アントーニとの愛の背景と環境を改めてつくり出す必要があった。ポーランド映画を観に行き、ポーランドについての本を読んだ。コートールド美術館ではアントーニにそっくりの一六世紀の肖像画を見つけ、何度も何度もその絵を観に行った。彼の大好きだったシューベルトとリヒャルト・シュトラウスの歌曲に聴き入った。後年にはポーランドを訪れた。彼がかつて生きた土地に行き、彼の人生で大切だったものを分かち合いたかったからである。

時間は短く、情況も異例だったかもしれない。しかしあの三週間には、多くの人が一生に経験するよりももっと激しい炎が燃えさかった。シシリーは一度に神と死と愛に出会ったのであり、この経験を同化するのにかなり時間がかかったのも無理はない。特異な体験の真っ只中に投げ込まれたシシリーは、相反するものに取り囲まれ、ほとんど宇宙的な規模で繰り広げられるドラマの相手役を務めた。死の只中で、シシリーは命の側にいた。死にゆく人のベッドのそばで、死にゆく人々に囲まれて、かつてない激しさで生きた。永遠なるものに直面して、どの日、どの時刻が二人の最後になるのか見当もつかないまま、三週間の間、愛し続けた。人間らしい愛をみつけ、失った。神は与え、そして奪いたもうた。シシリーにはヨブ[*2]のように言い続けることができただろうか、「主

*2 旧約聖書の『ヨブ記』の主人公。神への信仰心が篤いヨブを神は様々な試練を与えて試すが、多くの苦しみの中にあっても神への信仰を貫いた。

の御名を称えよ」と。シシリーは生と死のはざまでアントーニに出会った。また、人の愛と神の愛が出会い、重なり、共存するという稀有の場所で彼に出会った。シシリーと肩越しの壁にかかった十字架像を見つめるアントーニの傍らに座し、彼の顔とベッドの上の十字架像を見守るシシリーの姿は、この特異な関係の本質を表わしている。「私が本当の意味で彼に別れを告げたのは、今日の午後だった」と、シシリーは日記に書きつけた。「彼の顔に純粋な愛の表情が浮かんだあの時だった。あの顔には、救い主の表情が混ざり合っていた。」それは、神と人とが一つに融け合った化身といってもよかった。「そしてあの最期の日の午後が来て、私は彼に水を飲ませて喉の乾きを癒し、身体を抱き起こして、そのまま静かにしていた。」アントーニが死んだとき、シシリーには神も一緒に死んだように思えたのではないだろうか。もちろん、シシリーが体験した愛には、男と女の関係がもつ人間的な愛情や、敬愛や、思いやりが含まれていた。

夕食のとき、彼は何を食べるか迷ったあげく、ソーセージを食べさせてもらうことにした（彼の手は物を持てなくなっていた）。「私が食べさせてあげましょう」と言うと、彼は「嫌だ」と言った。なおも「お願いだから、私にやらせて」と頼んだが、彼は「あなたにそんなことはさせられない。人が見るからね。僕だってあなたのことには気を配っているんだよ」と言った。

とても冷たい雲と闇の中で、シシリーは孤独感に苛まれたものの、その嘆きは感謝に満ちていた。長い間待ち望んで、ついに愛し愛されることができたのだ、それもこんなにすばらしい人と。それに、彼は今はきっと安らかに憩っていることだろう。また、彼が生きている間、平静な心を保つことができ、今なお激しい苦悩を越えて、不思議に心静かでいられる――そうしたことに対する感謝の気持ちだった。シシリーは、自分はアントーニに値しないと思っていたが、彼を通じて自分がこれまでになく高い境地に引き上げられたのを感じた。また、絶えず彼がそばにいるような気がした。

ポーランドについての本や映画や歌に接したり、彼が以前ここにいたのだと思うだけで、彼が嘆きの谷を歩いていた姿が見える。彼のこの存在感は、手でつかまえられるものではない。しかし主よ、私は心からあなたに感謝いたします。

シシリーはアントーニとの結びつきを通して、自分がどんなに成長したかに気がつき始めていた。お互いを愛し、それぞれの愛が相手の中に溶け込んでいったので、もっと神を愛せるようになっていった。戦争、迫害、投獄、飢餓、貧困、殺戮《さつりく》、逃亡、孤独、抑圧によって苦しむすべての人たちに対して、今までにない態度でかかわるようになった。死者に取り残された遺族たちにとりわけ共感を覚えたのはいうまでもない。

これまで誰のものでもなかった自分が、初めて彼と一体になった。だから、私はほかの人々とも一体なのだ。生命そのものとより深く、彼は私に、家族に先立たれた人たちを含む様々な人に寄り添う手立てを教えてくれた。でも、その用い方は自分で身につけていかなければならない。人々に働きかける準備をし、彼らを理解しようと努めることも。

デヴィッド・タスマは、シシリーが天職をみつける手助けをし、彼の思い出は一二年の間、彼女の仕事を励まし、支えてくれた。今度はアントーニが、セント・クリストファー・ホスピスについてのビジョンに新しい光を当ててくれた。彼はシシリーとそのビジョンに、密度の高い直接的な体験だけがもたらしうる特別な力を与え、彼女の長期間にわたる準備を確実なものにしたのだった。

この〈主と一体化した輝かしい瞬間に垣間見た永遠の愛〉を通して、シシリーはこの上なく深く、微妙な次元で、その後セント・クリストファー・ホスピスにしみ渡っていく諸々の教訓を体得した。数週間といえども人生を生きることが可能なこと、時間にとって大切なのは、深さであって長さではないこと、適切な環境と患者が自分を取り戻せるような痛みの抑制によって、最後の日々が最高に豊かなものとなること、そして、そうした日々が死を安らかなものにし、悲嘆を耐えられるものにする悟りの時間になりうることを。

シシリーは、人とかかわる仕事においては、与えることや看護することはケアする者とされる者の双方向の行為であることを、全身全霊をもって学び取った。患者もまた、家族や看護者から与えられるものに等しいものを、家族や看護者に与えるのである。どんなにひどい痛みにも、なぐさめがあることも知った。

私はこの苦痛を分かち合うことによって、その背後に常にもっと強いものがあることを知った。答えでも説明でもない、一つの存在があることを。私たちこの世に生きる者の多くは、それが神の存在であると信じる。神は、人間のささやかな技術では担い切れない私たちの苦しみを共に担い、耐え抜かれた後、今度はすべての人の悲しみを共に担い、その悲しみを別のものに変えてくださるのだ。

Chapter 9

創造は既に存在するものの形の投影にすぎない。

――『シュリーマッド・バーガヴァタム：神の知恵』Ⅲ2

Chapter

9

セント・クリストファー・ホスピスの設立へ

一九六〇年代のはじめはセント・クリストファー・ホスピスの計画と建設がうまくいかず、シシリーは深い孤独と苦痛を感じていた。彼女は自分の生涯に何をすべきかを知り、一日も早い実現のために情熱を傾けてはいたが、アントーニを失った悲しみは大きく、生きることすら絶望的になることさえあった。

次々と忌わしい出来事が襲った。一九六一年六月、最愛のG夫人が亡くなった。スイス滞在中に父親の死の知らせを聞いた。一年のうちにシシリーは恋人を失い、友人を失い、さらに父親を失くしたのである。

シシリーのG夫人の死に対する悲しみは深いものであったが、親友を失った純粋な悲しみであった。しかし、父親の死は苦痛であり、様々な思いが去来し、直視できなかった。二〇年後、遺族についてスタッフと話し合う会で、シシリーは当時表出できなかった悲しみに襲われ、泣き崩れた。

父親はしばらくの間、健康がすぐれなかった。シシリーは、家族の友人で、父親の世話をしてくれていたダイアマント夫人に休息を与えるために、父親と週末を過ごした。シシリーは当時、父親の希望もあり、スイスのグラン・シャン修道院に滞在していた。それはウォン博士が以前から勧めていたことだったが、シシリーは自分が遠く離れた場所にいる間にアントーニが亡くなるのではないかと、延期していたのだった。シシリーは心が落ちつくとすぐに牧師に会い、告解[*1]をした。シシリーにとって初めての告解だった。彼女の父親に対する思いがクローズアップされてきた。それは互いに献身的なものであり、あまりに緊密すぎるがゆえに、緊張が生まれていた。翌朝、シシリーは、言葉では説明できないような神秘的な体験をした。「私は美しい大きな礼拝堂へ行き、詩編第九五編第一節「主に向かって喜び歌おう[*2]」を吟じながら、長い時間を過ごしました。川に沿って歩いて行き、土手に座りました。後ろには大きな木があり、その木は世界を

＊1　罪の赦しの秘跡。神の赦しを受けるために、権限を授けられた司祭に対して自らの罪を言い表す行為。

＊2　朝の祈りの頌歌（ほめ称える歌）としてよく用いられる。

示す大きな十字に変化したのです。そのとき私は、「さあ、すべてが準備されている」という感情をもちました。それは以前、「グラン・シャン修道院に向って進め」と示されたときと同じようなものでした。」シシリーは電話で呼び出されていることを知り、修道院に戻った。シシリーが川の土手に座っている間に、父親が亡くなったのであった。

シシリーの悲しみは、父の遺言に接し、なお複雑なものになった。父親は多額の遺産を三人の子どもに遺した。そのうちの五分の二ずつをクリストファーとジョンに、そして五分の一をシシリーに、という遺言だった。さらに悪いことに、シシリーは所得収入を得るのみで、資本そのものは弟たちの管理下に置かれることになった。

当然のことであるが、シシリーはこれを父の拒絶と受け取って、激怒した。しかし、推測にすぎないが、娘を愛していなかったのではなく、父には父なりの理由があったのである。父親は男女の間の金銭の分割に関して、ヴィクトリア朝風の古い考えをもっていた。父親は、娘が金銭目当てに近づいてくる男に屈服してしまうのではないか、と懸念していた。というのは、シシリーは、父親が神経質になるくらいの気前よさで他人にお金を与えてしまう癖があり、それを案じて、娘を守るためでもあった。シシリーはそのとき四三歳で、独身だった。父親は、娘を危険な目にあわせたくはなかったのだ。

この点に関してはシシリーは怒りを容易に表すことができたが、三つの死別が重なったために自身の内部に押し寄せた深い怒りについては認識できていなかった。「私は神に腹を立てることができませんでしたが、本当はそうするべきだったのかもしれません。」日記の中で、シシリーは不満というよりは感謝を述べている。「主よ、我々が喜び、汝を喜ぶときはいつでも、汝の救いを喜びます。そのときは、我々、私の父、アントーニ・M、G夫人、そして他の患者たちも一緒です。主よ、ここに家庭と安らぎがあり、ここに力と罪の贖《あがな》いがあります。ここに愛があります。すべては汝の中に、そして汝からあるのです。」

シシリーは詩編の中になぐさめを見出し、思いのありたけを出し切ることができた。また、H・C・G・モール博士[*3]が書き、第一次世界大戦中に出版された小さな本の中にもなぐさめを見出した。それは親類や友人を失った人々へ心の平安を与えるために書かれたものだった。指でめくった跡のついたページや、一節一節に印をつけた箇所は、シシリーが苦痛の意味を理解する手掛かりを示すものであった。

その一節一節は、癒し人であり、すべてのことを知っている受難者の最高位にあるキリストの役割を示すだけでなく、悲しみの胸中にあっても、苦しみというコミュニティ

＊3　一九世紀半ば～二〇世紀前半のイングランド国教会福音主義の神学者、作家、詩人。

の仲間になることによって学ぶことができるということへの喜びの感情がわき上がる神秘性についても示していた。「あなたの喪失や苦痛は、大きくて親密で神聖な交友関係へと導きます。苦難を分かち合える経験の中には、すばらしく美しい友愛感情があるのです。あなたは同胞愛の輪に入る特権をもっているのです。」これがシシリーのなぐさめとなった部分であった。

シシリーは自己反省や自己分析を好まなかったが、精神科医のもとを二度訪ねた。精神科医は、シシリーに自分の怒りを認めるように勧めた。その忠告には一種の説得力はあったが、シシリーの性質と信仰に合致するものではなかった。彼女はイングランド国教会の修道院にいる友人の修道女に、この精神科医の提案とそれに対する自分の直感を伝えた。やがて、「あなたほどの知性と信仰をもった人が怒りという下剤によって救われるとは思えません。怒りはキリスト教徒にとっては罪であり、怒りに身を置くことは罪の意識を蓄えていくようなものです。神はより良い道を示しておられるので、今回は精神科医より救い主に従うほうがいいと思います」という返事を受け取り、自分の直感が正しいことに確信を得た。後年、シシリーはキリスト教信仰と怒りは相反するものではないことを知るが、当時は、心理学よりも宗教が彼女の拠りどころとなった。ステップニー補佐主教のラント師や、その頃知り合い、尊敬するようになったロシア正教会の府主教[*4]アントニー・ブルーム師との話し合いもそうであった。特に、「巡礼の旅はこつこつとした歩みである。泥にはまったとしても、座り込んで騒いだりせず、起き上がり、泥を払って旅を続けるのだ。天国にたどり着いたときには、衣服は取り払われ、泥も取り除いてくれるでしょう。そうすれば、何も問題はなくなるのです」というブルーム師の言葉は、シシリーの耳には真実に聞こえた。

そこでシシリーは、自分自身の煉獄を通り抜けながらも、患者に笑顔を見せ、重い枷《かせ》を背負って歩き続けた。シシリーの父親は、死ぬ日の前の週末に彼女に「お前がしようとしていることには、未知の道が用意されているのだよ」と言った。今シシリーが抱いているこれらの激しい苦痛は、ホスピスの準備段階において重要な部分だった。経験に代わるものはないのである。「少なくとも、私は苦痛がどんなものかがわかっています。私は叫んだりはしませんが、この世の終わりのように感じます。私はこの仕事をしなければならないし、したいのですが、苦痛でほとんど日常生活を続けることができませんでした。時々、死んでしまえばどんなに楽だろうかと思いました。」

シシリーの苦痛はかなり奥深いところにあった。その深さは、死や死別から回復し、

*4 ロシア正教会の主教品の位階の一つ。主教の上位聖職者として、総主教、府主教、大主教がある。

その必要性を理解する能力を培うための源となった。シシリーは、苦しい試練や苦痛、そして完全であることの意味を理解し始めていた。シシリーは日記で、このことについて語っている。

一九六一年八月　その崩壊の様は陶器師の壺が砕けるようだ。*5 主イエスよ、私は――私たちは汝のもとでこそ安全なのです。（主よ、祈りの中でさえわがままな私をお許しください。）主よ、我らは汝に砕かれた時にのみ完全になるのです。主よ、私が自己中心的でわがままな甘えに引き戻されませんように。主よ、汝の道に導き、今日も仕えさせてください。主の御名によって、アーメン。

シシリーはこの理解を獲得できたことに感謝していた。

一九六一年八月二五日　私は彼らの悲しみを知っています。それについて、いつも驚きます。主よ、悲しみの中にいる人すべてにお会いになっていらっしゃいますイエス様――私は汝に感謝しています。汝は傷ついていても、汝の手は無傷です。主

＊5　イザヤ書（p.291参照）第三〇章一四節「その崩壊の様は陶器師の壺が砕けるようだ。容赦なく粉砕され、暖炉から火を取り、水槽から水をすくう破片も残らないようだ。」からの引用。かけらがある程度の大きさであれば、炉から火を集めたり、水を汲むときに使えるかもしれないが、神の怒りに触れた陶器は完全に破壊され、そのような再利用の道も残されていない。ここでは、もうやり直せないほどに人生が粉々に砕かれてしまった、という意か。

よ、私がこれらすべてのことに対処するときに、お導きと力を与えてください。汝の御心のままに。そして、傷ついた人々すべてを汝の手に任せます。汝の名において、アーメン。

シシリーの人生のうち、親しい人との度重なる死別を経験したこの時期の苦痛と混乱、そして激しい精神的動揺は、表面的には変わらない日常生活を送りながらも揺れ動いていた。一九六一年の時点で、セント・クリストファー・ホスピスは既に慈善団体であり、寄付金を受け取るために経営会議を開催する準備をしなければならなかった。法律面で尽力したジャック・ウォレスが初代の会長になった（シシリーは父に、公益信託に強い印象を与えるためには、よく名前が知られている会長を立てなければならない、と言われていた。会長職は、二年後にサーロウ卿に引き継がれた。ウォレスの謙虚さとセント・クリストファー・ホスピスへの継続的な援助は、シシリーの心に深く焼きつけられた）。副会長職は、亡くなる前の数か月間、シシリーの父が担っていたが、彼の死後、ステュワート教授に引き継がれた。キャプテン・ロンズデールは慈善事業に貢献していた人物で、名誉経理部長の職を引き受けた（当時のホスピスの資金は、デヴィッド・タスマからの五〇〇ポンドで成り立っていた）。

そして、キング・エドワード病院基金を退職したばかりのミュリエル・エドワーズが初代の事務局長になった。彼らを支えたのは、ベティ・リード、ペギー・ナッタール、マッジ・ドレイク、ロゼッタ・バーチといった人々であった。友人で構成された無定形な母体は、公の委員会として堅固になっていった。

シシリーの父はかつて、自分の娘が死よりも生に関係する仕事をすることを望んだが、シシリーのしていることを深く評価しつつ、生を終えた。シシリーは、父が「私の子どもたちは全員良い子で、世間に顔向けできないような子などいない」と言っていたことを思い出した。父親は、シシリーの夢が実現するのを手助けすることができて喜んでいたのである。父は、世間に信頼されることの必要性をシシリーに説き、会計士の会社を探すときには、よく知られていることが必要だと主張した。父の提案でシシリーは、〈副施設長たち（Vice-Presidents）〉として知られることになるグループをもつことになった。彼らは時間のかかる貢献ではなく、その知名度と支持によって、まだ胎児のようなホスピスに必要なものを与えられる人たちであった。厳格な福音主義者や商売人、医師や友人知人に加えて、自由主義者など様々な人が一緒になっていたが、何の問題も起きなかった。最初にシシリーの説得の犠牲になり副施設長となったのは、アミュルリー卿であった。彼は自由党の党内幹事で老人病学者であった。間もなくシシリーは、アミュルリー卿と同様に彼女を支援してくれる人、あるいは名前を連ねてくれるような人を紹介してくれる人材についてのすばらしいリストを受け取った。

ロンドン教区基金のサー・ドナルド・アレンは、クモの巣の真ん中にいるクモのように、基金調達の世界にいるすべての人を知っていた。例えば、英国教会協議会副会長であるサー・ケネス・グラブは、間もなく仲間になった。ステファン・テイラー卿は医学と政治の分野で著名であり、シシリーに実際的で道徳的な支援を与えた。貴族院での長い会談の後で、彼はこう言った。「お手伝いしたいです。実にすばらしいことです。どうにかなると思いますよ。あなたはおわかりだと思いますが、私はそういうことが実現するだろうと確信しています。あなたはまさに、それを行う正しい方法をみつけられたというべきでしょう。」

同じ時期、シシリーがブラックプール健康会議で読み上げた論文がきっかけで、彼女はデイム・アルバーティーン・ウイナー（当時はウイナー博士）に出会うことになった。ウイナー博士は保健省や地域病院委員会でシシリーを支援しただけでなく、実際に副医療部長としてセント・クリストファー・ホスピスで働くことになった。

「シシリーは保健省にいる私に会いに来て、現状を説明しました。私は『この婦人は無謀だ』と思いました。公務員として、私は、彼女が予算の問題に取り組んだ方法についてひどくやきもきしましたが、彼女の見解は詳細で実際的でした。彼女は夢追い人です。」ウイナー博士はシシリーに首都圏南東区病院委員会の上級医療技官であるフェアリー博士を紹介した。「もちろんシシリーは、彼をも驚かせました。」シシリーは同様のやり方で、保健省の主任技官であったゴッドバー博士とも知り合うことができた。

保健省はシシリーの考えを、「現行のサービスに対する批判」とみなしていた。実際、シシリーはウイナー博士に、「自分の計画自体が国民保健サービスである」と語っている。ウイナー博士は洞察力のある賢い人だったので、要求を満たすための問題の所在がわかっていた。ウイナー博士は「保健省のサービスは国民になぐさめを与えることができます。あなたたちの計画は国民に希望を与えることができます」と言った。もちろん、ホスピスの計画など必要ないと思っている医師も何人かいたが、シシリーの機転と、ウイナー博士とフェアリー博士の官僚的な手際のよさで事は円滑に運び、それほど困難もなく、シシリーは地区委員会から支援を受けることができたのである。国民保健サービスの職員たちは看取りのためのケアについて多くのことは知らず、もしそれがイギリスの医療社会事業に根づいている伝統の中でボランティアで行われるならば、十分な援助をしようと考えていた。援助はいろいろな方法でなされた。例えば、研究開発計画の交付金であったり、多くのベッド数を充足できるような契約であったりした。実際にどのくらいのベッド数が必要かを確認する前の時期に、援助がなされることになったのである。

しかしいくら優れたアイデアでも、また熱心な支持者がいても、経済的基盤がなくては始動しなかった。どんな基金調達事業においても、常に最も困難なのは最初の金銭の契約であり、そうして公益信託は互いに信用を得るのである。シシリーが最初に契約したのは一九六一年で、父親が死んだ翌月であった。サー・ドナルド・アレンから電話で「ロンドン教区基金が五万ポンドを提供すると言ってきた」と告げられたが、一〇月に通知が来るまで、シシリーは誰にもそのことを言わなかった。「私はあっけにとられて、すぐに言葉が出てきませんでした。すると彼は『もっと多いと思っていましたか?』と言いました。いつかは五万ポンドをもらえると思っていましたが、それが今だったのです。急いでお礼を言いました。受話器を置いてから、父に知らせることができなかったけれども、もし父が天国で達者ならば、いずれにしろ知ることになるだろうと思いました。」

しかし、落とし穴があった。彼らの手元には、かつてこのホスピスが本当に設立されるための〈申し分ない保証〉であった五万ポンドのみしかなく、そのお金を土地を購入する資金に当てることはできなかったのである。そこでなおも悪循環に陥ってしまった。土地を手に入れるのに実際にどのくらい資金が必要なのかを見積もることができず、もっと基金を得るための公式な手続きを別の信託に申請することもできなかった。そこでシシリーは、土地を獲得するために十分な資金をキング・エドワード病院基金に申し込んだ。

シシリーには、ホスピスの建設用地の自然環境について理想があった。大きな病院の一病棟を使うという考えには反対だった。ハイドスティルのように、どこかの建物を引き継ぐのにも否定的だった。彼女は、ホスピスは明確な目的をもって建てられるべきで、市内で、できればロンドン市内の教育研究病院に近い場所が望ましい、と強く主張した。「我々は、通りの両方に駅があり、バスが行き来するような場所を希望しています。患者は美しい緑の草原ばかりを見たいのではないのです。」シシリーはまた、ホスピスはテムズ川の南側に建てるべきだと主張した。そうすれば、同じ病院機構から基金を得ているセント・ジョセフ・ホスピスと競合することにはならないし、実際、それは患者のためでもあった。

間もなく、シシリーの基金調達の申し込みがキング・エドワード病院基金に提出された。要求額は二万七千ポンドだった。父親と同じく不動産業者であったシシリーの弟から、ロンドン南東部シデンハムのローリー・パーク・ロードに適当な用地をみつけたとの電話があった。シシリーはすぐに出向き、付近を歩き回った。正確な場所はわからなかったが、申し分ないと思った。ロンドン南東部の、二軒の家が取り壊された一・三エーカーの跡地だった。バスはすぐ前の通りを走り、テニスコートが道路の反対側にあり、ペンジ駅とシデンハム駅がすぐ近くで、セント・トーマス病院からもそれほど遠くはなかった。庭にはおい茂った樹木が何本かあり、それはシシリーがいつも心に抱いていたものであった。シシリーがキング・エドワード病院基金に電話をすると、事務局長のピアス氏はぜひとも申請するようにと彼女を励ました。そこで、銀行にはちょうど五〇〇ポンドしかなかったので、二万七千ポンドと計画許可の申請をした。

緊張が高まった。シシリーたちの希望は撤回する見込みがないことがわかり、ついに資金を出すことを決めたキング・エドワード病院基金は、最初の基金が多額の資金提供を扱っていなかったので、別の基金へ続けて申し込まなければならなかったことを理解した。建築家は設計図を描き始めていたので、シシリーは資金や土地を手に入れられるかどうかを絶えず厳しく問われ、引き続き計画許可の交渉にあたった。

運命の日は、それから二〜三週間が過ぎた一九六三年二月七日に訪れた。都市計画部とキング・エドワード病院基金が会合をもち、決定が下されたのだ。もし資金が手に入らなければ、シシリーと運営委員会は法的な責任を問われることになったであろう。

その日、セント・ジョセフ・ホスピスの患者たちは、ビーバーのように手を合わせて祈っていた。もちろんシシリーもである。「すばらしい土地が手に入るように、あなたの神にお祈りしなさい。そうすれば、神はあなたに土地を与えてくれるでしょう」という聖句をみつけるために、シシリーはいつものようにその日の朝、『日々の光』を読んだ。神は自分のそばにいることが、すぐにわかった。その日の夕方五時、キング・エドワード病院基金のハルトン氏からセント・ジョセフ・ホスピスにいたシシリーに、「購入価格を含めて最大三万ポンドを獲得できた」という電話があった。その日は一日中、患者たちがひっきりなしに、シシリーに「何か連絡がありましたか」と尋ねてきていた。「私が話した最初の人はプティさんでした。彼は電話の一番近くにいたからです。『私たちは資金を手に入れましたよ。手に入れたのです』と言ったのを覚えています。でもプティさんは、その五日後に亡くなってしまいました。私は、彼が頭を振りながら私をみつめたその最期の日の午後に、彼に『私は決してあなたを忘れません』と言ったことを覚えています。その瞬間に何か特別のことが起きたのです。」それからシシリーは、アリストとルイーに資金調達に成功したことを報告するために病棟へ向かった。ルイーは「我々がそれを獲得したことは知っているわ」と興奮して答えた。注目すべきことは「我々」という言葉だった。シシリーは、どんなリーダーも孤独であるという感覚をもっていたが、しかし人は、彼女の見解と熱意に賛同し始めていた。キング・エドワード病院基金のピアス氏はシシリーに皮肉っぽく言ったものだ。「あなたの支持者は至るところにいるんですね。私が行くところどこにでも彼らがやってきて、私を攻撃するのですから、全く神経質になりますよ。しかしあまり多すぎても、私をそそのかすことはできませんよ。」

しかし都市計画部は支払いを二度延期し、事態は停滞した。補償金は土地使用制限契約に基づいて支払われた。そして、用地を再び売りに出すという話まで持ち上がった。シシリーはこの何週間かを緊張しながらアメリカで過ごしたが、六月七日に契約書にサインをするために戻ってきた。二〜三日後、シシリーとステップニー補佐主教は、土地を祝福し献納するために出向いて行った。補佐主教はセント・クリストファー・ホスピスにやってくる人々——患者、親類縁者、そこで働く人、指導にあたる人などすべての人を神に捧げた。「最初に言うべきことは、すべての土地は主のものだということです。」多額な活動資金をみつけるシシリーの才能は、プロフェッショナルの基金調達人をもうらやましがらせた。実際、その数年後にも、シシリーはセント・クリストファー・ホスピスのために三千ポンドを調達していた。

シシリーの成功の秘訣は何だろうか。彼女の答えは「情熱を込めて、物語を話す機会を逃さないで、感謝の言葉を忘れないで」ということだった。秘訣はまだある。公益信託の事務局長にあてた手紙は明確でていねいな手紙の見本のようであり、面会を求めるとほとんどの場合は受け入れられる。そこで、情熱を込めて語るのである。そして、死を迎えた患者の数週間以内に撮った写真（もちろん、セント・ジョセフ・ホスピスの許可は得ている）——苦しみや不安、痛みがコントロールされて、明らかに気持ちが楽になり、きびきびして、平和そうで、時に幸福にある状態の患者の様々な場面の写真を相手に見せて、「この患者は三日後に亡くなったのです」と言うのだ。シシリーの伝え方はドラマティックで、希望に満ちている。そして「死を迎える者へのケアは、広く言われているように、研究され、伝えていかなければならないのです」と説明すると、相手は注意深く聞くのであった。

シシリーは、可能なときはいつでも、寄付をしてくれそうな人をセント・ジョセフ・ホスピスへ連れて行った。自分がやろうとしていることの原型に一番近いセント・ジョセフ・ホスピスを利用したのである。彼女は自らが選んだ患者に「お金持ちの公益信託から人が来るの。あなたが彼を魔法にかけてしまうのよ」と言って、患者にそれを実行してもらうという大変愉快な計画を行った。

シシリーの財政的な支援をつくり出す才能の背景には、彼女の金銭感覚があった。家族の友人であるダイアマント夫人はシシリーが一〇代の頃から彼女を知っており、「彼女はいつでもお金を集めることができました。というのは、彼女はお金を重要視していなかったからです。彼女はいつもお金があって、稼ぐ必要はありませんでした。ほしいときに、蛇口をひねると出てくるようなものなのです」と語っている。父親は「お前は、お金は空から降ってくると思っているね」と言っていた。彼女の金銭感覚は、父親の気前のよさの影響を受けていた。彼女は大金にも臆さなかった。この姿勢が、慈善会社の金庫の鍵を緩めたのだった。公益信託の事務局長たちには、セント・クリストファー・ホスピスは確実に実現される計画であり、問題は、自分たちもそれにかかわるのか、否かということのように思えていた。

自分自身のことは別にして、運命に任せるというシシリーの信念は貫かれた。彼女は最初のスポンサーであるサー・ドナルド・アレンに次のような文面の手紙を書いた。「私たちがたどるべき道筋がみつかりさえすれば、他のことは備わってくるのです。それは疑いありません。」この信念のある部分は実際的で、ある部分は神秘的であり、それがシシリーのお金に対する姿勢にも反映していた。

お金は、そこに込められた思いによって価値が高められていく。したがって、わずかな贈り物、〈貧者の一灯〉には特別な価値がある。例えば、セント・ジョセフ・ホスピスの男子病棟から送られたブリキの箱には一三シリング八ペンスのお金が入っていて、べとべとした絆創膏の上に〈幸運〉という文字が書かれ、箱に貼られていた。ジャック・ウォレス家の清掃作業員からは、義理の母親の記念として、一ポンドが送られてきた。そして特筆すべきは、ミス・カールからの二〜三ポンドである。ミス・カールは最初、自分の姉妹が亡くなったときに五ポンドを送ってくれて、以降も余裕があるときにはいつも、数ポンドの寄付をしてくれた。そのとき以降、シシリーは、ミス・カールからの二ポンドが、公益信託からの大きな贈り物の前兆であることを確信したのである。それ以来、小さな贈り物は大きな寄付を呼び込むことになった。

すぐに多額の寄付が集まり始めた。土地が調達できたことで、ロンドン教区基金が約束してくれた五万ポンドが自由に使えることになった。そして、一九六四年三月の評議会の集まりで、シシリーはドレイパー・トラストから五回の分割で五万ポンドという多額の資金が出ることを発表した。この資金はチャペル建設に使われるか、またはドレイパー棟と呼ばれる虚弱者と高齢者のための病棟に当てられることになった。

シシリーは、一一月のセント・クリストファーズ・デイの集まりで、「私は、電話で五万ポンドを受け取ることが以前よりずっと上手になりました。先方の最初の言葉が終わらないうちに、『ありがとうございます』と急いで言うんです」と言った。さらにBBCアピールから五千ポンド以上を受け取り、それに二千ポンドの遺産の寄付があり、資金は総計一三万八千ポンドになった。デヴィッド・タスマからの最初の五〇〇ポンドは決して忘れてはならない。総額は、シシリーらが必要としていた金額の三分の一に近かった。さあ、ではホスピスの建設に取り掛かるべきであろうか？シシリーはセント・

クリストファーズ・デイで、「デイム・ドロシー・ベイシーはヴィクトリア勲章を受章したデイム・コマンダー[*6]で、〈貧民の友〔the Friends of the Poor〕〉の事務総長を二五年間務め、一七のホームの所有者です。紫色のタフタ帽を被った権威ある彼女は、『これは良くて正しいことです。多くの人々がこのために祈ってくれています。まっすぐに前進すべきです。私はもう五分と待ちたくありません』と言って、すばらしい出発合図を出してくれました。これが私たちがまさに成就したことなのです」と報告した。

ホスピス建設計画が練り上がり、保健省とキング・エドワード病院基金の承認があり、建設業者がみつかり、申し出をしていた資金を受領した頃には、さらにナフィールド基金から六万ポンド、それにセンバル・トラストから二万二千六八〇ポンド（病棟の経費）が届いていた。しかし、この寄付金にはかなり心を痛めることとなった。というのは、これはギャンブルから得たお金なのではないか、という疑問があったからである。長い討議の結果、申し出があった以上、それを受け取らないのは傲慢だろうという結論に達した。聖書の中には、よこしまなやり方でつくられた贈与金を神は喜んでお使いになった例がたくさんある。実のところ、センバル・トラストの事務局長はシシリーを昼食に

＊6　ロイヤル・ヴィクトリア勲章は、グレートブリテン及び北アイルランド連合王国（イギリス）の騎士団勲章の一つ。デイム・コマンダーは女性二等の等級で、ナイトの爵位をもつ。

招き、申請書を出して、セント・クリストファー・ホスピスのために寄付金を募ってくれたのだった。同じ頃にアメリカからも遺産が入り、ローリー・パーク・ロード五七番地に二つめの用地を入手することができた。この決断は、すぐにその土地を開発できる可能性はなかったので、先見の明ある勇気あるものだった。

この頃、シシリーにとってとりわけ重要になっていた人物は、ステュワート・ヘンドリー・スミス建築事務所の建築家、ジャスティン・スミス（普通はピーター・スミスで通っていた）であった。シシリーは、一九五八年に彼がセント・ジョセフ・ホスピスの病棟の拡張工事にあたっていたときに出会った。彼はホスピス設計の専門家であり、シシリーがセント・ジョセフ・ホスピスの世話になっていた経緯もあって、ごく自然に彼に相談をもちかけた。ピーター・スミスは「あなたの建築家を友とせよ。決してあなたの友をあなたの建築家とするな」という処世訓をもっていたが、まさにそのとおりになった。彼との交際は、実り多い楽しいものであった。二人の考えは実によく合っていたので、すぐに多くのものを共有し合うことができた。「最初、自分はただシシリーの役に立てるだけだと思っていたが、後に、自分はとても幸せだということがわかった」とピーター・スミスは言う。彼は、シシリーが患者とその家族のニーズをいつもまず第一に考え、「心から人を迎え入れるような広々とした風通しのよいものでなければいけない」と強調するのがうれしかった。シシリーが細かい所にまで注意を払い、最初の設計計画の中に絵画と彫刻を設置したいという希望を入れていたので、勇気がわいた。形式にこだわるだけの機構や委員会を通さなければならない仕事とは違い、シシリーと直接仕事が運べるので、彼はとても喜んだ。喜ばない者がいるであろうか。医療ソーシャルワーカーであり、看護師であり、医師であり、強力な力をもつシシリーは、自分だけで完全な計画ができる一人チームともいえるものであった。

ピーター・スミスはシシリーたちが資金と土地を手に入れるよりも前、早くも一九六〇年には、ホスピスの建物の大きさ、形、それに病棟・部屋、事務室のだいたいの割当ての設計をしていた。そうすれば、シシリーが計画図を人に示すことができたからである。ピーター・スミスの設計はシシリーのおおまかな考えに基づいており、彼女が心に抱いていた理想が明白であっただけに、基本となる要望書と概要書はほとんど変更する必要はなかった。シシリーは、ローリー・パーク・ロードにやがて建てられるであろう建物の姿を実に明確に頭に描いていた。何年も考えていたため、彼女の想像図は非常にはっきりしていて、それに形を与えることだけが残された課題であった。

末期患者用には病棟が三つほしかった。それぞれに個室が三つ備わり、六床と四床の病室に分けられ、ベッドは窓側に寄せられており、「病棟へ入ると広々と感じる」ものでなければならなかった。ベッドが運び込めるほど大きいバスルーム、消毒器とワゴンがある治療室、病棟の両端にそれぞれ排水溝があり、展望のきくナース・ステーションとシスターたちの居間、それに看護師のための食器棚と洗面所がほしかった。シシリーはバルコニーを提案したが、ピーター・スミスは、小さなバルコニーを付けるのではなく、病棟一杯にバルコニーを付けてさらに広々とした感じを出し、どんな天候の日

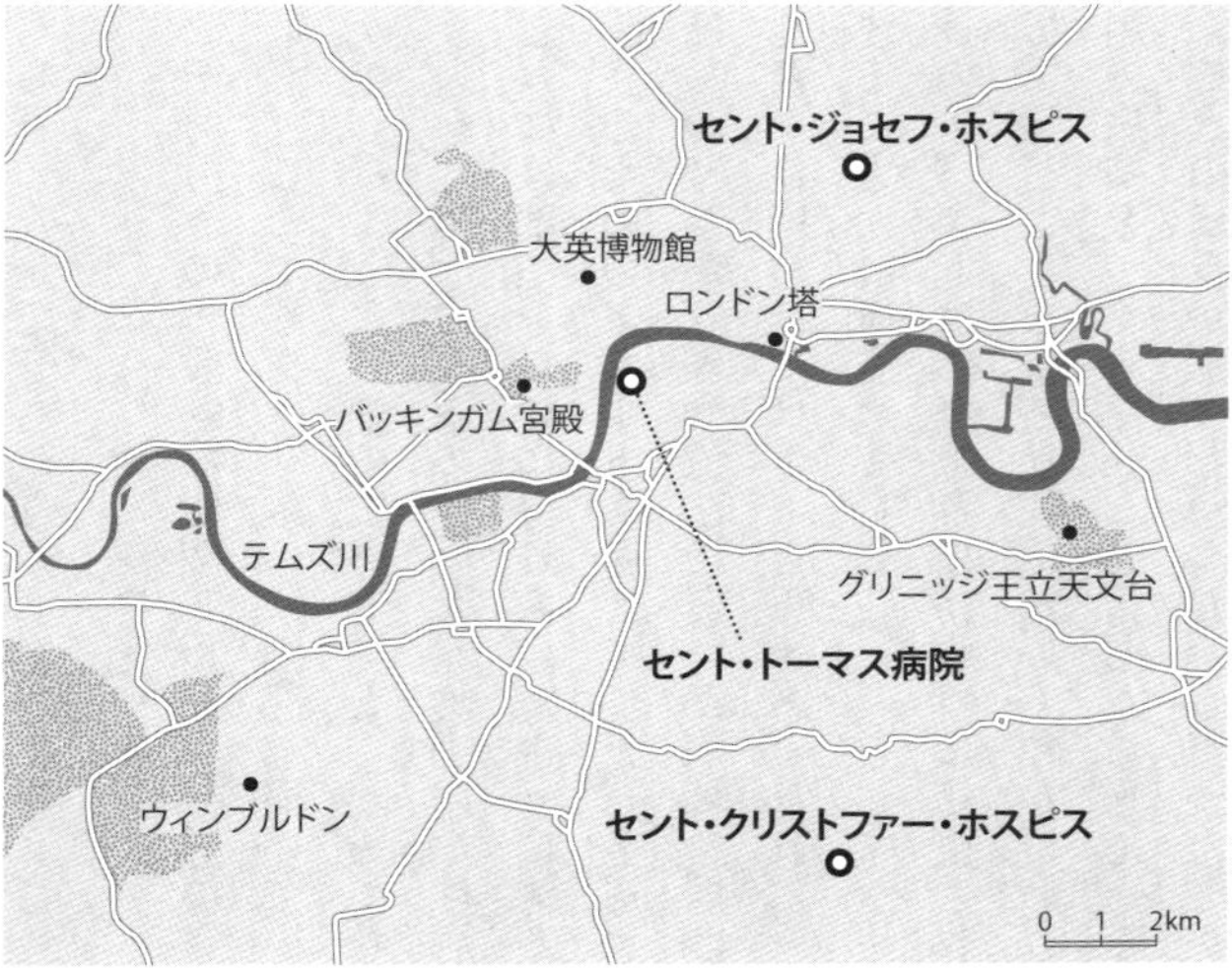

でも、患者が病棟から出てもぬくもりを感じられ、安全で守られながら窓辺に座れるようにするというアイデアを出した。

老人病棟には、軽食のつくれる簡単なキッチン付きの一般的な居間二つと、二〇の寝室・居間兼用の部屋ができることになっていた。ここでもシシリーは、細部を描いていた。車イスに乗った患者を楽に動かすことができるように、幅の広いドアと、階段でなくスロープとエレベーターが必要であった。人をもてなす設備の付いた看護師用の住居と、四つの客室とキッチンがあり、必要なときには部屋を二つに分けられるようにするために、動くドアのついた食堂を備えた施設長のためのアパートも考えていた。さらに、理学療法と作業療法のための小さな部屋がほしかったが、理学療法の器材が病棟や居間を移動できるように、広い置き場が必要だった。礼拝堂は、ベッドと車イス、それに一五〇人程度の座席が入るくらいの大きさにすることが計画されていた。

結局、礼拝堂の長イスはなくなり、施設長のアパートは外来患者の診療所に変更された。そして建物が増大し、拡張するにつれて、同じような小さな変更がいくつか行われた。唯一の大きな変更点は、慢性疾患患者用の病棟をつくらないことにしたことである。長期入院患者は、末期患者と一緒にしておくことのほうが望ましかったからだった。

一九六五年三月二二日、地鎮祭の鍬《くわ》入れの儀のために、初代の総看護師長ヴェレナ・ガルトンと病棟看護師長ジョーン・スティール、それにジャック・ウォレス、G夫人の母親、ステップニー補佐主教、ピーター・スミス、彫刻家と数人のポーランド人、経理担当、犬一匹、子ども二〜三人、それにたくさんの小鳥たちといった小さなグループがローリー・パーク・ロードに集まった。シシリーと新しい会長のサーロウ卿は、光っている新しい鍬《くわ》を一緒に手にし、補佐主教の祈りが終わると最初の鍬がおごそかに入れられた。それが始まりの終りであった。

シシリーと評議会はいまや、二二万ポンドを超える価値と果てしのない決意を有する二つの敷地と地面に開いた巨大な穴の誇り高い所有者だった。続く二年間は、シシリーの夢の実現に向かっての前進を記す式典がその都度行われたが、興奮と不安とつまづきの連続だった。

次の画期的な出来事は、大きくて格式ばった礎石の設置であった。シシリーと彼女の夢に憧れていた人々は、このような儀式の表象する価値をよくわかっていた。建設現場で少々不便な位置に大きな石が据えてあるのがみつかっても、ピーター・スミスはその石を移動させようとしなかったので、建設作業員は礎石の脇に建物を建てなければならなかったが、それこそが典型的なセント・クリストファー・ホスピス精神であった。また、湿りがちな夏季に、前日も雨、その翌日も雨、カンバーウェルやペンジ*7でも雨が降っているのに、セント・クリストファー・ホスピスでは降らなかったことも、象徴的なことだと皆は考えた。女子修道院長、セント・ジョセフ・ホスピスの職員、セント・ルークスの以前の職員、シシリーの母、ブロムリー区長と夫人、評議会のアメリカ人の副会長、それに長年働いてくれている忠実な人々といった一五〇人もの一団が、前カンタベリー大主教のフィッシャー卿と祈りを共にし、太陽はそれらの人におごそかな輝きをみせていた。礼拝のテーマは「主が家を建てられるのでなければ、家を建てる努力は空しい」というもので、単純明快で要点を得たものだった。

クレーンが入り　板材を引き上げ、作業が開始となった。六週間ごとに新しい階が一つずつつくられていった。シシリーは進行状況を撮影するためにカメラを手にして毎日必ず出掛けていったが、時にはフェンスのことで争ったり、桑の木の命乞いをすることになった。約半年で建物はかなりの高さまでになり、上棟式が行われた。このときもまた天気は上々——後に〈セント・クリストファー晴れ〉と呼ばれることになった——だった。シシリーと友人二～三人が屋根に登り、旗を揚げて祈り、それから伝統に従って

＊7　カンバーウェルもペンジもセント・クリストファー・ホスピスの周辺地域。

労働者の男たちにビールが振る舞われた。

建設業者、すなわちフェアーウェザー建築事務所は、非常に速やかに仕事を運んだ。現場主任は特に腕が優れていた。セント・クリストファー・ホスピスの評議会は、他の誰でもがそうであるように、仕事ができるだけ速やかに運ばれることを希望しており、支払金は保証されていると考えていた。ところが実際は、一九六六年夏には銀行の預金高は空になっており、当てにしていた資金は入ってこなかった。彼らは神を信用していたのだったが、神は彼らを失望させたのであろうか。彼らが当てにしていた寄付金は、他の計画のほうに行ってしまい、期待していたつなぎのローンもまとまらなかった。このことについてシシリーは、年次総会で「まるで一人の人間が、ちっぽけな手押車とそれと同じくらいのわずかな信仰で、巨大な山を海へ押し出そうとしているようなものです。『信仰とは、望んでいる事柄を確信し、見えない事実を確認することです』という聖書の言葉は、決して適切とも、また真実とも思えません」と言った。シシリーは建設業者に、信じられないような、全く一般的でないこと、つまり作業スピードを緩めて、できれば一時全面的に停止する覚悟をしてほしい、と頼まなければならなかった。

シシリーは、一〇万ポンド以上を手に入れなければならなかった。「今が七月だから、年末までに日曜日を除いて毎日一千ポンドね。そう考えてみると、それほど悪いことではないわ」と、シシリーは友人で厚生省医療局副局長のギル・フォードに言った。しかしそうは言いながらも、どうしたらいいのかわからなかった。本当の意味での運命が自分にのしかかってきているのを感じた。「ハゲタカが窓の外のバルコニーにいる。ハゲタカがピアノの上にいる。施工業者は下請けの施工業者などを抱えており、困っているハゲタカであった。」シシリーは考えうる限りの公益信託に当たってみたが、別の所に申請書を出しているときに新たな所に申請することは難しかった。

シシリーはドレイパー・トラストに、もっとお金を出してもらえないかもう一度頼んでみようと考え、電話をした。すると、ヒュー・ファーマーが明るい声で出て、こう言った。「おや、あなたですか。ちょうどあなたのことをお話していたところです。交付金の残りをお出ししますよ。一部はそのまま、残りは低利子のローンで。」シシリーの信仰は見当外れではなかった。彼女はフェアーウェザー氏に電話をして、三〇分前に比べて三万ポンド手持ちのお金が増えたので、これで仕事は続けられる、と告げた。それ以降、お金はまさに必要に応じて入ってきたのである。

建設工事は続けられた。ポーランドの芸術家、ヴィトルド・カワレックが美しくデザインしたセント・クリストファー・ホスピスのシンボルマークが正面入口の上に備えつけられ、いよいよホスピスを開所するときがやってきた。

病院の開院の際は、現在は特別な手続きを要するのが一般的だが、一九六七年当時は違っていた。セント・クリストファー・ホスピスには病院を開院したことのある経験者は一人もおらず、それぱかりか、こういうことについて多くを知っている人もいなかった。しかし、ブロムリー区病院運営委員会の援助により、ホスピスにはベッド、イス、備品、便器、消毒器、枕、毛布、ベッドカバー等が搬入され、キッチンは調い、薬品も入った。デヴィッド・タスマと同じ病棟にいた誰かが寄贈してくれた水槽に消火用のホースで水が入れられた。看護師はベッドの上に掛ける麻布を縫い、子どもたちの一団が庭の草をむしり、そして消防署スタッフが何らかの理由でカーテンを掛けた。この段階でホスピスに深く関与していた保健省主任技官のウィナー博士によれば、「まあ人並みの混乱」はあったものの、皆が奮闘していた。シシリーは冷静を保ち、パニックにならないように努めた。

一九六七年六月、老人病棟の最初の住人たちが到着し始めた。奇妙に思われるかもしれないが、シシリーはいつも、最初に病棟に入ってくる患者に特別な感じを抱いた。この人がG夫人、ルイー、そしてアリスの後継者かもしれないと感じた。一九六七年七月一三日、セント・クリストファー・ホスピスの最初の長期入院患者、メドハースト夫人が車で到着したとき、シシリーは自分の直感が間違っていなかったことがわかった。メドハースト夫人はセント・クリストファー・ホスピスに一年半いることになったが、最初のスタッフ全員にとって、彼女は常に変わらぬ楽しさと励ましの源泉であった。「ばかげたことかもしれませんが、今にも座り込み、涙を流して泣き崩れそうでした」とシシリーは言っている。このシシリーの感情を理解することは難しいことではない。何と言っても、デヴィッドと出会い、死別した一九四八年からは、実に長い時間が経っていたのだから。

メドハースト夫人の到着は意味のあることではあったが、ホスピスの正式な開所式が必要であった。礼拝堂は六月一五日に献納され、七月二四日には、後にセント・クリストファー・ホスピスのパトロンとなったアレクサンドラ王女が式典に出席するために来所された。

ドレイパー棟はほとんど完成しており、四人の患者が既にそこを自分の家としていた。一二人の患者が入所した。もう二つの病棟がほとんど出来上がっていた。ホスピスの中心的な人物——評議会委員、建築家と施工業者、総看護師長、彫刻家、会計係と守衛長——が王女に紹介された日は、またもや晴天だった。ステップニー補佐主教による献納式の後、幼子キリストを背負い、不屈の精神で川の流れの中をゆっくりと歩くセント・クリストファーの像の除幕を王女がされた。

家具、備品、輸送代、それに高額の勘定を払うために、ホスピスはなお六万五千ポンドを必要としていた。ホスピスの運営には年間一万二千ポンドがかかるという試算がなされた。シシリーらは、第二のホスピスの場所の開発を始めてさえいなかったけれども、ホスピスは建ち、開所し、最小限のスタッフの人員が揃い、患者は毎日のようにやってきた。そして既に、ここは幸福な場所となっていた。ある訪問者は言った。「ここでは誰も彼もがいつも微笑んでいる。こんなに多くの人が微笑んでいるのを、これまで見たことがない」と。

「あなたがつくる家の窓にしてください」とデヴィッド・タスマが献金してくれてから二〇年近くが経っていた。その窓を軸として建てられた家は、シシリーがセント・クリストファーズ・デイの会合で決めた理想を既に実現していた。その会合で、シシリーはスタッフがすべてのレベルで理解しておくべき必要なことについて、こう話した。

「私が申し上げておきたいのは、あらゆる種類の細々としたこと——つまり、ベッドがきちんとしていることや、談話室にあるべき快適さと美しさが感じられることや、少しも堅苦しすぎることなく、いながらにして家庭的に感じられるようなあらゆる種類のディテールのことです。どのようにして患者を心地よくさせるか、ひどい病気にかかるとはどういうことなのか、死ぬとはどういうことなのかを理解するように努めてください。患者自らが本当の安寧を神の中に見出せるように、心静かで安全にしていられるような援助をいかにすることができるのかを学ぶことが大切なのです。」

私が思うに、共同体の生活が本当に豊かになりうるのは、その目的が共同体の維持それ自体よりほかにある場合のみである。共同体の成長は、共同体自体の存在以上の、あるいはそれ以外の目標に深く関与した結果としてのみもたらされるものだからである。

——ブルーノ・ベッテルハイム『A Home for the Heart』

Chapter

10

愛の共同体

シシリーはセント・クリストファー・ホスピスを、医療の場、宗教的な組織というだけでなく、包括的な意味合いのコミュニティづくりということで計画した。そこには三つの機能（死のケアの取り組み方についての研究を促進すること、医師や看護師の教育・訓練を奨励すること、ホスピスの中だけでなく「彼らの家においても」ケアを行うこと）が含まれている。このアイデアは当然のことながら、一六年の間に拡大、変化を繰り返した。しかし幾多の困難を経ながらも、設立当初の理念と精神は保ち続けられた。シシリーの個性は、セント・クリストファー・ホスピスのあらゆるものに表れている。シシリーにとって、このホスピスは自分の子どもであり、大切にいつくしみ育ててきたものだからである。セント・クリストファー・ホスピスは、もちろんそこで働いている人々によって成り立っているわけだが、あらゆることがシシリーなしでは考えられないし、実際彼女の存在に負うところが大きい。

　ソンダース家にあった緊張や恵まれなかった学校生活を考えると、コミュニティに住むことはシシリーにとって、そう簡単なことではなかった。コミュニティは家庭の延長だからである。コミュニティに住むことは常に挑戦である一方、不慣れなものにとっては困難さを伴った。「満たされた人々は大事業を達成しにくい」と、クリストファー・ソンダースは言う。クリストファーの姉も満たされない人であった。

　これはシシリーの内気な性格の表れである。恥ずかしがり屋の多くの人は表に出る機会を極力避けようとするが、シシ

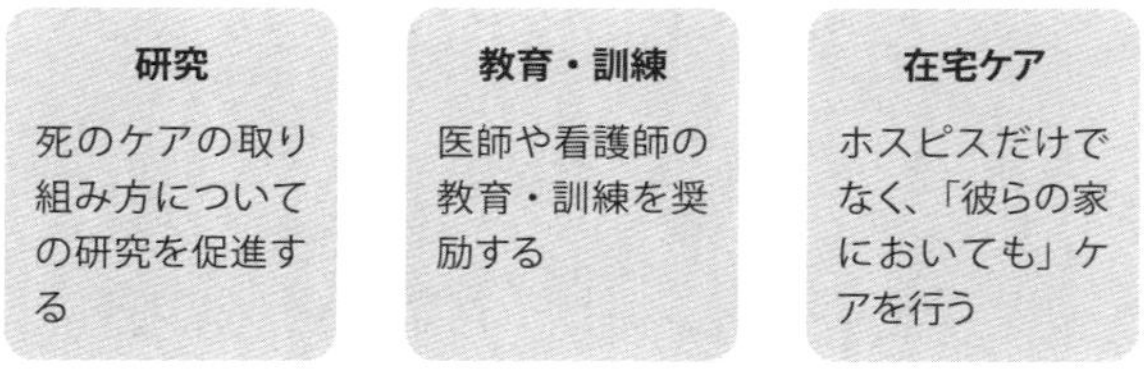

研究	教育・訓練	在宅ケア
死のケアの取り組み方についての研究を促進する	医師や看護師の教育・訓練を奨励する	ホスピスだけでなく、「彼らの家においても」ケアを行う

fig.1
セント・クリストファー・ホスピスの３つの機能

リーの場合は、人生において自分の役割が公の注目を受けるリーダー格であると認識していたので、対応する決意を十分にもっていた。創始者のパイオニア精神は、必ずしもリーダーとして楽に過ごせるようなやさしい柔和な性質を含んでいるとは限らない。

リーダーにはありがちなことだが、シシリーは同僚たちとあまりうまくいかなかった。恐れと不安定な内面という性格はしばしば、疑いなくもっているやさしい思いを追い出してしまい、人間関係を悪化させることがある。シシリーは、自分の下で働きたいという人とはうまくやっていけたし、彼らの良い点を伸ばし、彼らが上手にやり遂げたときは心から喜んだ。しかし、彼らが挑戦的になった場合は違っていた。シシリーは、大勢の中の一人でいたい、医療研究審議会のような専門家の集まりでは単なるメンバーの一人でいたいと思う一方で、セント・クリストファー・ホスピスではリーダーでなければならないのだ。

では、この支配的で時に気難しい指導者の下で、このコミュニティはどうやって機能しているのだろうか。そして、どういう意味で、セント・クリストファー・ホスピスをコミュニティと呼ぶことができるのだろうか。

この課題に対して、シシリーは様々な活動を通して解決してきた。その中には、ウォンテージのセント・メアリー修道院やスイスのグラン・シャン修道院、サセックスのセント・ジュリアン病院などへの訪問や、彼女のアイデアを発展させられるような人との対話がある。ウォン博士にあてた次のような手紙の文面で明らかなように、シシリーは一九六〇年には既に一定の結論に達していた。「私はセント・クリストファー・ホスピスを、新しい真のコミュニティという絶対のものとして考えてはいません。コミュニティという言葉は広義に使っています。私はセント・メアリー病院のシスター・ペネロペに、『何の規制もない世俗の普通の人々に、患者を助けたいという保護の気持ちを一緒に分かち合うことを望もうとすること自体、不可能でしょうか』と聞いてみました。」

ホスピスが開所して二年後に、シシリーは「我々の病院をコミュニティと呼ぶのはおこがましい」と書いている。厳格に言うならば、そのとおりである。コミュニティという語は一般的に、共通の目的のもとにある程度組織化されており、時には所有物を分かち合う場を意味する。セント・クリストファー・ホスピスにはそういったコミュニティとしての構造がないばかりか、宗教上の規制もないし、所有物を共有する必要もない。シシリーはコミュニティをつくるつもりはなかったが、セント・クリストファー・ホスピスこそが本当の意味でコミュニティであり、しかも成功したコミュニティなのである。

セント・クリストファー・ホスピスは、コミュニティの中にある小宇宙である。それは、ドレイパー棟を含むという画期的なアイデアによるところが大きい。ドレイパー棟には一六の寝室・居間兼用の部屋があり、定年退職したスタッフやボランティアやその近親者用となっている。保育室もあり、スタッフの一歳半以上の子ども二〇人が、絵の具、砂、粘土、本、モルモット、二羽のインコ、二匹のスッポン、魚たちに囲まれて楽しく過ごしている。

つまり、ここは生が終わるだけではなく始まる場所でもあり、人々は代わる代わる学んだり教えたり、お世話されたりお世話したりし、働き手もリタイアした人も、健康な人も病む人も集まった場所なのである。このドレイパー棟と保育室をセント・クリストファー・ホスピスというコミュニティに含めることは、実用主義的かつ理想主義的である。ドレイパー棟の存在は不安定な高齢者の気持ちを和らげる役割がある。保育室は、子どもたちが近くにいて保護されているという安心感を母親に与える。実際、ドレイパー棟と保育室は、多くのコミュニティに欠けている広がりを有している。ホスピスの中では、患者や看護師でいるというよりも、祖母と孫のかかわりそのものが何にもまして大切だということを、いつも思い出させてくれる。セント・クリストファー・ホスピスは、死を迎える場所であるだけでなく、生きる場所であった。

セント・クリストファー・ホスピスは、そこにいる人々そのものである。シシリーは「我々が村なのです」と言う。「私はここにいる人たちすべての名前を知っているわけではありませんが、顔でわかります。我々は非人間的な医療現場には反対です。」

セント・クリストファー・ホスピスは大きくなり、現在二〇〇名以上の職員が働いているため、努力しているにもかかわらず、〈市〉ではなく小さな〈村〉、〈一機関〉というより〈一家族〉でいることが時には難しくなってきている。〈村〉の雰囲気を保つために、小さな集団、例えば患者同士、病棟チーム、医師、研究センターや研究所の職員、作業員、ランドリースタッフ、総務係、そして上級スタッフがそれぞれ独自のやり方で〈村〉を形成しようとしていることは明らかである。時には、その努力は小さなものに見えるかもしれない。例えば、キッチンでは患者のためにバースデイ・ケーキがつくられ、親戚のために食事が用意される。「家にいるときと同じように、セント・クリストファー・ホスピスという家族の一員であると感じていただけたらと思い、用意したのです。」また、受付には「ちょっとおしゃべりを」という患者の親類からの電話がかかってくる。かかってくる電話の中には、「ヘイズからセント・トーマス病院にはどうやって行くの?」といったものまで含まれるが、それは〈受付の人がとても親切だから〉である。

セント・クリストファー・ホスピスはコミュニティである。なぜなら、人々がそう感じているからである。セント・クリストファー・ホスピスを初めて訪れた人も、まるで永年の知己をうれしそうに案内するかのような手厚いもてなしを受ける。

シシリーの身近な友人であり、週末にホスピスでボランティアとして働いているギル・フォード博士によれば、セント・クリストファー・ホスピスは〈気持ちが安らぐコミュニティであり、最高のクラブ〉ということになる。コリン・M・パークス博士が行った、ホスピスで亡くなった患者の家族の比較調査によれば、セント・クリストファー・ホスピスの患者家族の八七%は、このホスピスを最もよく表している言葉として〈病院は家族である〉を選んでいる(患者の近親者がセント・クリストファー・ホスピス以外で亡くなったのは、たった八%である)。

セント・クリストファー・ホスピスにつけられた〈コミュニティ〉という名称は、至極当然のものだ。なぜなら、ここではすべてが患者とその家族中心でなければならないという共通の目的をもっているからである。これはどの病院にも当てはまることなのだが、セント・クリストファー・ホスピスは特別な意味で、患者と家族中心となっている。

セント・クリストファー・ホスピスに対するシシリーの当初の考え方の一つは、このホスピスは病院であり、家庭であるというものだった。患者は自分の家族から切り離されるわけではないし、より広いコミュニティから隔離されるわけでもない。その患者のためにつくられたコミュニティに受け入れられることなのである。ステップニー補佐主教は、ホスピスの開所前からこのことに気づいていた。コミュニティというアイデアは、死に瀕している患者を患者の家から問題なくスムーズに引き取り、患者の要求に応えられるような安心できるコミュニティの中に迎え入れることにある。患者のニーズはそれぞれ違い、時にはかなり異なったものなので、シシリーの〈コミュニティ〉のような多様性をもったコミュニティのみが患者のニーズを満たすことができるのである。シシリーはセント・ジョセフ・ホスピスの良いところを学び、セント・クリストファー・ホスピスに生かしている。かつて患者がこのように言ったことがある。「私が自分の問題を家族に話すとしたら、その問題は最期の時まで変わらずに抱えることになります。あなたに話すとしても、話さないことだってあります。」精神的な痛みが身体的な痛みをはるかに凌ぐ患者がたくさんいるが、患者もまた、関心をもつことと無関心でいることとの間のバランスをとれる誰か、そのような問題を抱えたことのある経験が自信となっているような誰かを必要としていた。何よりも患者は、何らかのコミュニティによって支えられていることが必要である。シシリーはこのように結論づけている。「もし私たちの意識が問題について一杯になっていたり、問題への対応や責任で一杯だったとしたら、私たちは人の助けになることはできません。私たちが働くことができているのは、『この患者を助けているのはコミュニティ全体で、私はたまたまこの瞬間に居合わせただけなんだ』と思えるからなのです。」

死に瀕している人の世話をすることは、共働のなせる仕事であり、すべての人がかかわる。看護師は患者を快適にし、医師は患者に薬を与え、どんな質問にも答え、牧師は患者を訪問し、理学療法士はリハビリで患者の身体をほぐし、作業療法士は患者の心理面に興味をもち、調理係は患者の食欲を増進し、研究センターは人々に患者のニーズを教えてくれる。ある秘書は「すべての人が同じ仕事にかかわっていることは変わらないけれども、オフィスでは味わえないフィーリングがここにはあるんです。死に直面するということが共通しているのです」と述べている。

セント・クリストファー・ホスピスは、患者たちにとって家庭にいるような雰囲気を感じられるように計画されている。よって、家族はいつでも訪問することができる（ただし月曜は除く。近親者が後ろめたい気持ちにならずに週一日は休息をとれるよう、配慮されているためである）。誰もがちょっと誰かの家に行くような気軽な気持ちで、セント・クリストファー・ホスピスを訪問することができる。規制があっても、官僚的なものではなく、気遣いとか配慮の必要性から生じたものだけだ。家族が飼っているペットも歓迎される。あるときなど、サーカスのオーナーが、父親に会わせようと仔象を病院に連れてきたことがある。反対する者は誰もいなかったが、仔象がエレベーターに入らなかったので、病身の父親が仔象に会いに受付まで降りてこなければならなかった。これは明らかに特殊なケースだが、患者の夫、息子、義理の娘、孫、友人や友人の母親が、患者のベッドのまわりでホスピスが提供したお茶を飲み、ケーキを食べている光景を見たとしても、何ら不思議なことではない。誕生日や結婚記念日には、患者は家にいるときと同じように、気のむくままに振る舞うことができる。もし気分が良ければ、庭を散策したり、パブで一杯飲んだり、ウィンブルドンを見学したりできるし、もちろん数日あるいは数週間、または数か月間、家に帰ることができる。

一九七三年にセント・クリストファー・ホスピスの副医療部長となったトム・ウエス

トは、ホスピスのこの自由な雰囲気について、次のように語っている。「三人の子どもをもつ三六歳のB夫人が、金曜日に入院してきました。病気はとても重く、激痛を伴っていました。入院手続きをしている間に、彼女はこの痛み以外に何かほかのことを心配していることに気がつきました。B夫人と夫は入院手続き後、こんなに早くベッドが空くとは思っていなかったこと、そして彼女は明晩開かれるとても大事な友人の誕生パーティーに出席できないのを残念がっていることを話しました。私はB夫人に、『看護チームが手伝ってくれるだろうし、パーティーに行ってはいけない理由は全くありませんよ』と言い、そのパーティーは何時に終わるのか、尋ねました。『午前三時頃かしら』という返事でした。私はあえて驚きを表わさないようにしながら、もしパーティーに行くのなら、ご主人が午後九時に、病棟にどんな様子か電話を入れるようにと言い、その時点で奥さんを連れて帰ったほうがよいか、最後までパーティーで過ごしてもいいかを判断できる、と話しました。言うまでもなく、その晩、彼女は最後まで残っており、翌朝遅い時間に戻ってきました。そして友だちの次に大事な自分の身体の痛みをコントロールすることができました。」

セント・クリストファー・ホスピスでは、病棟スタッフのチームワークにより、患者の必要に応じて様々な融通をきかせた配慮をしているが、コミュニティ全体として患者に理解してほしいと努力しているのは、患者は自分の属する社会の一員であり、必要で重要な存在である、と自覚できるように促すことである。

このコミュニティが患者に提供しうる最も貴重なものは、時間である。シシリーは、デヴィッドとアントーニとの短期間ではあったが密接な関係により、短くとも、どれだけ充実した最後の日々を送ることができるかを学んだ。あるとき、彼女はウィップス・クロス病院で聴衆を前に、時間と配慮の話をした。そのとき、ある横柄な顧問医師が、「どうってことないだろう。あなたは医者だし、時間もあるから」とコメントした。実際には、彼は九〇床のベッドを研修医とインターンと共に診ていたが、シシリーの場合はほとんど一人で一二〇床の責任をもっていた。シシリーは歯切れよく「いいえ、先生、違います。時間は長さが問題ではないのです。その深さにあるのです。そうじゃありませんか」と切り返した。

シシリーは人の心に真に耳を傾けることができる驚くべき能力に恵まれ、患者が自分の心の中の痛みを話しやすくする雰囲気をもっていた。一九七一年から一九八三年まで総看護師長であったヘレン・ウィランズのセント・クリストファー・ホスピスに対する貢献は多大なものがあるが、彼女はシシリーの専門医としての立場と、敏感な洞察をうまく混ぜ合わせている様子を称賛している。「シシリーは、末期患者が入院してきた際には、患者たちの抱えている問題に対して冗談を言いながら、可能な限り短時間で症状を和らげる方法をすぐにみつけ出します。そして、患者には安らぎとなぐさめ、家族には安心をもたらすのです。それは決して、急激に行われるものではありません。徐々になされるその過程を見ることは、実にすばらしいことです。シシリーは、ある人が直面している問題を的確に認識する能力をもっています。まわりにあるものを取り除き、神の愛と存在を、相手の感情を害したり当惑させたりしないで、単刀直入に話す能力をもっているのです。」

同僚の中には、患者に会うときは他のスタッフも同席することが有効だと考えている者もいたのに対し、シシリーは他のスタッフと同席するのを好まなかった。セント・クリストファー・ホスピスの最初の専任医師であったリチャード・ラマートンは、シシリーの仕事中に同席を許されたときは、特権のように感じた、と語る。「彼女は、今まで一度も会ったことのない人といても、昔からの友だちのようになってしまう才能をもっていました。彼女は良い聞き役であり、一〇分くらいの面談の間に、その人の心を開かせる素質をもっています。患者は、自分が抱いている恐怖や家族の秘密、その他すべてのことを打ち明けてしまうのです。シシリーは、人々に即座に信頼を抱かせる特質があります。裏がなく、どんなことでも、どんな問題でも限りなく受け入れることができるのです。どのくらいの時間を費やしたか、どれほどの努力をしたかということは問題ではありません。彼女の意志はそこにあり、開かれているのです。これは、私の人生の指標の一つとなっています。」

おそらく、秘密の一部は、シシリーがよく〈ハシディズム的[*1]〉と呼んでいた質疑応答形式にある。「人の言葉に耳を傾けるとき、なぜ、鏡を見るようにというよりは、むしろ水面を見ているときのようにすべきだというのでしょうか。それは、水面を見るときのほうが、注意深くしていなければならないからです。さもないと、水面が動いてしまうので。」シシリーはしばしば、患者の言うことにじっと聞き入る。いつ相づちを打てばよいかを直観的に知っているように思える。そうやって自由におしゃべりをさせ、決して単刀直入な質問によって患者がしり込みするようなことはしない。時には、この軽いおしゃべりが最も効果のあるアプローチとなる。ある日、シシリーがある祝いの席に行く途中に、友だちがお見舞いに来ていた患者の所に立ち寄って、「オックスフォード

*1 ユダヤ教・超正統派の神秘主義的革新運動。「有徳で思いやりのある行動」を意味するヘブライ語「ヘーセド」に起源をもつ「敬虔な者（ハーシード）」という言葉に由来する。

型とロンドン型のどちらの帽子を被ったほうがいいかしら?」と話しかけた(この患者は以前はキャリアウーマンで、今も元気一杯で、このような話題に興味があるようだった)。次第にムードが変わり、次のような会話になった。患者が「私が死ぬときはどのようになるのかしら」と聞くと、シシリーは「そうねえ、ある朝目覚めたとき、そんなに具合が良くないと感じるでしょう。そして、ちょっと気分が悪いと感じるでしょう。そのうちかなり具合が良くないと感じ、寝入り、そしてそれだけ」と答えた。患者は続けて聞いた。「痛みはないかしら?」「全くないわ。」「私一人っきりになってしまうの?」「一人っきりにはならなくてよ。」このやりとりで患者は落ち着き、その友だちにはすばらしい経験として残った。

与えるということが一方通行であることは、滅多にない。セント・クリストファー・ホスピスにいる人々は、彼らが与えると同時に、学び、そして与えられると考えている。シシリーは次のように書いている。「死に向かっている人は、コミュニティを必要としている。その中での手助け、仲間の存在、ケアと思いやりは、彼らの失望や恐怖を和らげ、穏やかにさせる。コミュニティもまた、死にゆく人たちが、そこで永遠について思いをはせ、耳を傾け、ほかの人に与える、ということを必要としているのだ。」シシリーもまた、死にゆく人を必要としている。彼らが彼女の最もすばらしい面を引き出してくれるからである。

コミュニティと患者が互いを必要としているように、コミュニティと患者の友だち、親戚も互いに必要とし合っている。セント・クリストファー・ホスピスは家族全員を迎え入れる。家族の患者に対する知識は大変貴重であり、治療に携わるチームの一員として加えられる。その一方で、家族が病気について恐れを抱くことや、最後まで家庭で世話ができないことに対する負い目を軽減させ、感情的な緊張感や差し迫った悲しみに対する痛みを和らげる。

患者・家族との出会いは家で始まるかもしれないし、既に訪れたことのある外来でかもしれないし、または電話で、あるいはセント・クリストファー・ホスピスに到着したときに始まるかもしれない。以前、入院担当係をしていた女性スタッフは、ある姉妹が母親の入院について尋ねてきたときのことを語っている。彼女がこの姉妹に入院手続きについて説明しているとき、姉妹のうちの一人が静かにこう言った。「すべて大丈夫よ。私たちは安心できるわ。私は全く目が見えないけれど、ドアを通ってここに入ってきた途端、安らぎとやさしさが感じられましたもの。」

この建物のもつ平和と歓待は、誰もがすぐに感じることである。多くの植木に花、彫刻に絵画、そしてセント・クリストファー・ホスピスを支えてきた献身の数々——例えばデヴィッド・タスマを追憶する窓、シシリーの伯母デイジーの銘がある跪《ひざまず》いた女性の彫刻像、小さなものを含めたすべての寄付を感謝する銘板、後援者の名を冠した病棟や病室、等々。

新しい患者が到着する際には、温かくしたベッドがホスピスの入口まで運ばれ、看護師長は患者とその家族を迎え入れ、病棟まで案内して、その後、他の患者や居合わせた親戚の人々に紹介する。受付の果たしている役割は、パークス博士の調査によって明らかである。その調査によれば、セント・クリストファー・ホスピスで死亡した患者の家族の八五%は、ここの受付係の人を知っていた。他のホスピスでは、この比率はわずか三%にすぎない。セント・クリストファー・ホスピスのすべてが歓待の役割を果たしているのだ。一つひとつのレンガから医療部長（シシリー）に至るまですべてが。

家族との対応といった独特な部分は、ソーシャルワーク部門がかかわる。その仕事は、病気によって分かたれてしまった家族の絆を再び束ね、導くことにある。セント・クリストファー・ホスピスのコミュニティは、単に病気の家族の世話をするというだけでなく、家族の他のメンバーを手助けすることによって、自分たちもチームの一員であると感じさせることに大きな役割を果たしている。シシリーはほとんどの時間を医師と看護師に囲まれて過ごしていたため、自分がアルモナー（現在の医療ソーシャルワーカー）としてトレーニングを受けたにもかかわらず、長い間、ソーシャルワーカーの果たす役割について認識していなかった。この領域に関して高度の訓練を受けているエリザベス・アーンショー＝スミスが上級ソーシャルワーカーの職に応募してきたとき、シシリーは彼女のアイデアに耳を傾けた。これは、新しいアイデアに対してシシリーが心を大きく開いていることを表す良い例といえよう。

エリザベス・アーンショー＝スミスは、世界を代表するセント・クリストファー・ホスピスがソーシャルワークの価値を見過ごしていることをとても気にかけ、この部門が上級ソーシャルワーカーではなく、ソーシャルワーカーの部門長により運営されるべきであると感じた。彼女によれば、こうすることによってのみ、セント・クリストファー・ホスピスの専門家たちと外部の専門家たちとの関係性を保つのに必要な敬意がもてる、ということであった。シシリーと上級スタッフは、何のためらいもなくアーンショー＝

スミスを部門長に抜擢しただけでなく、彼女が思う存分、部門づくりができるように仕事を任せた。こうしてソーシャルワーク部門には、家族療法、集団療法、精神的治療の経験のある上級スタッフや、ソーシャルワークのアシスタント、死別ケアサービス部門のコーディネーターなどが集められた。

　このソーシャルワークチームは、一度に最大一二〇の家族を受け持つ。六二の家族がセント・クリストファー・ホスピスに入所してケアを受けており、残りの六〇の家族が家庭で在宅サービスを受けている。実際には、すべての家族が援助を必要としているわけではない。また、ソーシャルワーカーによる必要のない押しつけがましいサポートはかえって人々の心を乱すことも、スタッフはよく知っている。また、他のスタッフがどれだけケアに貢献しているかについても、十分に心得ている。

　ソーシャルワークチームが必要だと判断された家族に対して、スタッフはまず、その家族の弱点ではなく、むしろ関心事に焦点を当てる。例えば、過去の悲しかった場面においてどう対処したかを確認し、この家族の力を使って何ができるかに重きを置くのである。スタッフは家族の話に耳を傾け、家族のためにというよりは、家族と共に働く。そして、家族独自の力を支え、自尊心を保てるように導いていく。

まず、彼らは時間をかけてじっくりと話し合った。希望する家族は誰でも参加でき、そこにセント・クリストファー・ホスピスの医師、看護師、ソーシャルワーカーが加わった。以前お世話になっていた地域のソーシャルワーカーや地域看護師もこれに加わることが可能だった。ソーシャルワークチームは、家計のこと、家のこと、電話を引くときの手続き、種々の補助金のことなど、身近な問題を扱う。一人住まいの家庭に公共福祉サービスの手配をしたり、患者やその家族のための休暇旅行の手配さえする。さらには、病棟チームと連携して、ある種の感情的な問題を抱えていたり、今後問題にぶつかりそうな人——例えば、たった一人の身内が死に瀕している高齢者や、慢性的な不安状態にある人、精神的問題を抱えている人——に対して、常に注意を払う。これには、健全に自由への葛藤を抱えている一〇代の若者が、一人立ちしようと親を避けていたところ、親が亡くなってしまい、後悔するようになるであろうケースなども含まれる。

ホスピスケアの目的は、患者の残された人生の質を高めるところにある。したがって、家族ができる限り患者と共に過ごすことはとても重要なことである。「想像は、より扱いやすい真実と取り換えることができる。症状は、認識されて理解されればコントロールできる。心配事は分かち合われ、質問には回答が与えられ、今後の計画が立てられる。」

もしどこかに無理があれば、解決される。死に対しての心構えをしておくことは、別れのつらさを和らげる。

ホスピスの仕事は患者の死によって終わるわけではない。事実、死と死別を二つの違ったものと考えてはならない。両者とも喪失を意味する。患者自身は生命を失うことに直面しなければならないし、残された親族は、患者なしの生活に直面しなければならない。患者が亡くなった後、家族は援助を受けることができる。セント・クリストファー・ホスピスでは、毎月第一月曜日、ピルグリム・クラブという格式ばらない会合がもたれている。患者とその家族、病院のスタッフは自動的にこのクラブの会員となる。ここでは家族はスタッフと会う機会が与えられ、さらに重要なことは家族同士が出会い、彼らが共通にもっている悲しみ、困惑、そして回復について語り合うことができる。

より構造化された援助方法も用意されている。死別に関する世界的権威で、高名な精神科医であるコリン・M・パークス博士は、一〇年前に家族ケアを始めた。シシリーは彼の書いた論文に大変感銘を受け、連絡をとり、彼が患者だけでなく、家族全体がケアの対象となるべきだという考えをもっていることを理解した。そしてパークス博士は、セント・クリストファー・ホスピスの開所と同時に、スタッフの一員として加わったのである。彼は一週間に一日ホスピスで過ごし、ホームケアチームをサポートし、各種のコースで学んでいる学生や看護師たちを教える傍ら、研究を行っている。

時折、パークス博士は病棟スタッフに加わり、特に大きな精神障害のある患者を担当しているスタッフに助言をした。一九七三年、死別に関するカウンセリングにボランティアを使うという革命的なアイデアを出したのは、彼であった。はじめは、既にセント・クリストファー・ホスピスで働いていたボランティアの中で特別に選ばれた人を訓練していたが、他のホスピスの例に刺激され、最近は一般の人々の中からボランティアを募集することに対する広範囲な調査を行っている。現在、一四人の特別な訓練を受けたボランティアが働いており、看護師、ソーシャルワーカー、チャプレン[*2]のサポートをしている。訓練中の人も数人いる。シシリーの痛みと喪失の創造的な結果として生まれたセント・クリストファー・ホスピスが、死別を体験した人々を援助するエネルギーをも生み出したことは、このホスピスの使命とも合致するといえよう。

ボランティアによって、多くの種類のサポートが行われている。組合などの関係で国民保健サービスの病院では提供が限られているものが、セント・クリストファー・ホスピスではチャリティという名目で享受されている。ボランティアの集まりである〈ボラ

＊2　教会以外の宗教施設、例えば祈祷所、学校、病院、軍隊などの施設、団体に配属されて、礼拝や儀式を司り、宗教指導を行う聖職者。

ンティア・サービス〉は、シーラ・ハンナによりホスピスの開所と同時に始まり、現在では二〇〇人以上のボランティアが、年間三万四千時間の活動を行っている。彼らは時に運転手として、ピルグリム・ルームのお茶を出すカウンターで、そして病棟で、つまりホスピスのあらゆる部門で働いている。多くのボランティアは仕事を楽しんでおり、自分たちこそ恩恵を受けていると考えている。

シシリーは、ホスピスの仕事に携わっている人々のほうが、自らの死別を困難なものとして受け取る傾向があると考えている。「結局は、私が一番、アントーニに関してとりとめなく騒いだのですから。」事実、しばしば患者の死に際して、スタッフのほうが悲しみにくれることがある。これは特に、最初の担当患者で、メドハースト夫人のようにセント・クリストファー・ホスピスに長くいて、本当の意味でコミュニティの一部であったような人の場合に当てはまる。また、短期間に多くの死を看取った場合もそうである。実際、死を見続けるというのは容易なことではない。

それでは、誰がケアする人をケアするのだろうか。この質問に対するコミュニティの答えは、字義どおり、ケアする人たちがケアをし合うのである。セント・クリストファー・ホスピスで短期間ながらも働いたことのある看護師は、こう記している。「誰がここでの静かで終わりのない学習についてを、言葉で言い表すことができるでしょうか。私は患者がケアされていることを期待しましたが、驚いたことに、私自身も自然に人々の愛とケアの中に加えられていたのです。」運営スタッフの一人は、最初は、常に皆が自分に気遣ってくれることに対して息苦しく感じ、イライラしたが、しかしすぐにそれをありがたく思うようになった、と言っている。

死に直面している病人や重い病気の人をいつも相手にしている人は、疲れ切り、力を使い果たし、助けを必要としている人に対して無力で、これ以上やっていけない状態になることがある。しかし、ほとんどのスタッフは大きな力量をもっているため、難なくやり通す。その理由の一つは、彼らは優れた人材だということであるが、もう一つの理由は、彼らは自分たちに特有の問題を理解している人々と共に働いているからである。スタッフの中には十分なサポートがないと感じている者もいる。しかしシシリーの態度は固く、「もし熱に耐えられないなら、台所から出て行きなさい。残った分は私たちが料理を続けますから」と言っている。

援助は患者自身からも得られる。事実、トム・ウエストいわく、患者たちは勇気と他の患者に心を砕くことによって、皆にとって最高のサポートをもたらす。パークス博士は、ケアのあるコミュニティでは、誰が誰をケアするのかという質問が常に問われている、と感じている。「患者が家族をケアしたり、医師をケアしたり、医師が家族をケアしたりするときがある。我々は人々の連鎖の中にあり、そのケアを通して互いに成長し、成熟していくのである。死に向かっていく患者と私のたった一つの違いは、私が行くよりも前に患者は先に天国に行ってしまうことである。」シシリーはいつも、心の平安を患者から与えられた。ホスピスで四年半を過ごし、最近、運動神経細胞の病気で亡くなったテッド・ホールデンに、シシリーは常に問題事や心配事をもちかけていて、彼と話した後は、いつも新たな気持ちで帰ってくるのであった。

死にかけている人に自分の人生を尽くそうとするのは、いったいどのような人たちだろうか。ボランティアを採用する際に用いる判断基準の一つは、自らもいつか直面する生と死に対する質問である。これに簡単に答える者や、問題に直面しようとしない者は不適格である。最も適任と思われる人々は、質問に対して知ったかぶりをせず、答えを見出そうとし、ごまかさない者である。ウィナー博士は、「すぐに感情的になって問題を解決しようとする人たちは除くべきだということに気づいた」と言っている。なぜならば、最終的にはどうしようもなくなるからである。落ち着いた人でなければならない。ある種の信念、例えば人道的な信念をもち、死や死ぬことを恐れずに、死に瀕した人の傷口に対峙できる人が必要なのである。

セント・クリストファー・ホスピスで働いている人々の数と同じだけ、そこで働く理由がある。よく引き合いに出されるのが、シシリー自身のことである。スチュワート教授は、「彼女はハメルーンの笛吹き[*3]じゃありませんか？　そうでしょ」と言う。特に設立当初は、人々はそれぞれ独自な思いを抱いてセント・クリストファー・ホスピスにやってきた。シシリーは、彼らはこのホスピスの計画を成功させるためにやってきた人たちだと感じた。はじめにシシリーが、このホスピスで何を行おうとしているかを説明すると、皆が彼女と一緒にやっていくことを希望した。シシリーには、ハンドルを握り、実現できる視野があると感じたからである。彼女は人を自分に引きつけ、共鳴させるものをもっているのだ。

ホスピスの開所当初は、シシリーが末期のケアについて知っている唯一の人間であったことは、いまや忘れられがちである。開所時に病棟看護師長だったバーバラ・マクナルティは、「シシリーから学ぶことは、単に一面的なものではありません。人生に対す

＊3　グリム兄弟を含む複数の作者によって記された民間伝承。色とりどりの衣装で着飾った笛吹き男に一三〇人の子どもらが誘い出され、突如として消えたという。ここでは、「人を引き寄せ、誘導する者」という意味で言っているのか？

る姿勢、宗教上の気風、医学上の専門性、死や死にゆくことへの姿勢そのものについて、吸収することになるのです。これらは色々な人々に伝わり、確実に広がり、大きくなっていきました。これは大きな経験です。彼女の人々に関する知識、細やかさ、人を愛する気持ちはとても深いものなのですから」と言う。

シシリーの存在はカリスマ的なものであった。彼女の指導性はセント・クリストファー・ホスピスに浸透しており、故に今日がある。サム・クラグスブラン博士は、彼女のこの一面のよき理解者である。彼はコロンビア大学内科・外科学部の臨床准教授であり、シシリーは一九六三年にはじめてアメリカを訪問した際に彼と知り合った。彼はシシリーのパーソナリティこそがセント・クリストファー・ホスピスの礎石の一つであると思っている。「ソンダース先生は強く、勇気があり、そして信念をもった人である。彼女を頑固者であるという人もいるだろう。彼女は理路整然としており、基本的な信念をもっている。目的に向かって突っ走り、仕事の邪魔をするようなものには全く関心を向けない。必要があれば、ユーモアや気の利いたシャレも言う。このような性格が、セント・クリストファー・ホスピスを建てる上では重要な意味をもっていたのだ。しかしソンダース先生は、死に直面している患者の医学的ケアの分野における、ご自分のパーソナリティの重要性や指導者としての影響力を決して認めようとされなかった。」

シシリーが自身のパーソナリティの重要性を認めないというのは、自分のいくつもの成功に対して、不思議なくらい謙遜深いからだと思われる。彼女は崇拝の対象となることを避けている。次の二つの例は、そういったシシリーの考えを面白おかしく表している。

アメリカ国内でホスピスケアを発展させた最初のアメリカ人であるウィリアム・ラマーズ博士がサンフランシスコにいたとき、ホスピスを開設しようと考えていた人々のグループが、ゴールデンゲートブリッジを臨む断崖の地で、シシリーを称えるパーティーを開いた。すばらしいお膳立てがされていて、市長はその日を〈ソンダース・デイ〉と名づけ、スピーチでシシリーをほめちぎった。そしてシシリーにスピーチを請うた。シシリーは「皆さんは本当に私によくしてくださいました。今度は私があなた方に意地悪をする番です」と始め、来賓の数々のすばらしいスピーチの中で、誰も患者のことに触れなかったことを指摘したのである。シシリーは彼らを震い上がらせたが、彼女の言っていることは全く正しかった。

もう一つの例はイギリスでのことである。一人のアメリカ人女性が恭《うやうや》しく彼女に近づき、「あなたがソンダース先生ですか。触ってもよろしいでしょうか」と言った。この婦人はよもや爆弾が落ちてこようとは思ってもいなかったに違いない。シシリーは「触らないで！ 咬みつきますよ。私は崇拝物じゃないんですから」と言ったのである。シシリーは控えめにしているつもりだったが、クラグスブラン博士によれば、彼女は他人に対してかなり情け容赦なくなることができた。これは驚くことではない。勇気と情熱をもって医学界に新しい側面をつくろうとしている者が、その過程の中でストレスに陥るのは当然のことであろう。シシリーは、自分にも他人にも多くを期待する。セント・クリストファー・ホスピスでは最高のものしか受け入れないのだ。

驚くべきことは、かかる状況に対して、シシリーがいつもやさしさや理解をもって対処しているわけではないということである。「シシリーは、自分が人々に与える悪影響に気がついていないようだ」とある友人は言う。リチャード・ラマートンは、シシリーが「他人が自分に従順で、自分を尊敬していることを期待している」ことに気づいていた。彼は率直で、正直を旨とする人である。しかし時に、シシリーは彼にさえいきすぎた態度をとることがあった。彼が採用されて二〜三か月が経った頃、「彼こそは必要な人物だ」と言っていたにもかかわらず、シシリーは「私たちがどんな人をほしがっていたかは覚えていないけど、あなたではないのは確かだわ」と言ったのである。また別のときには、あの高い身長から彼を見下ろして、「私、あなたが本当にぞっとする人だということを忘れていたわ」とも。

シシリー特有の内気で遠慮深い性格は、時にやっかいで、深く人を傷つけることがあった。傷つける気持ちはないのだが、自分でもどうしようもないようだ。以前チャプレンをしていたある人は、シシリーが「次の十万年間は他人に謝り続けなければならないだろう」と言っていたのを覚えている。

シシリーの問題を直視する能力や、時には公の前で人を侮辱する姿を見て、多くの人は彼女に畏怖の念を抱く。何人かの人は、もっと単刀直入なサポートや、もっと直接的で誠実な受け答えが彼女に必要だと考えている。シシリーとシシリーが傷つける人との間に知らず知らずのうちに出来上がった悪循環が繰り返される。死が近い病人やその遺族、苦しんでいる人々と共にいるときが、シシリーの最も適したときである。彼女は、友人やスタッフがサポートを必要としているときは、その要請にいつでも応える。こういう状況では問題をよく理解しており、解決方法を知っている。しかし、何らかの機会に彼女を怖がらせたり、失望させたりしたごく普通の健康な人々に対しては、うまくやっていけないところが若干ある。彼らは、シシリーの傷つきやすい性格にいつも気づいているわけではない。

シシリーはこのような自分の性格をよく知っており、悲しみ、困っている。マッジ・ドレイクとホスピスの構想について話し合っていた初期の頃、シシリーがマッジに「計画達成のためには何が一番難しいと思うか」と尋ねたところ、マッジの返答は「人間関係」というものであった。シシリーをよく知っているマッジは、「シシリーが人々にやさしく接することができたらいいのに」と願っている。「患者がかかわっているときには、ほかの人々に対して完全なる理解を示していますが、それ以外では、必ずしもほかの人々をよく理解しているとは限りません。彼女は時に、かなり残酷になります。彼女の仕事と、仕事による充実感はとても重要なので、それを妨げるものは取り除かなければならないからです。」

シシリーはいくつも矛盾した面をもっている。セント・クリストファー・ホスピスでの戯れと緊張という正反対のものは、時々気難しいリーダーだと思われはしても、彼女の創造性や新しいものを生み出す源となっている。彼女は人々の気持ちを気に留めていると同時に、残酷で大胆で恐れの感情を抱いている。彼女は細かいことまで気にかける感情的な人であり、新しいアイデアに耳を傾ける一方、自分の支配下に治めようと望み、技術的なことや精神的なこと、また実用的なことや知的なこと、独裁的なことや民主的なことに興味をもっている。彼女は自分自身についてこう言っている。「私にスタッフを成長させる能力があればいいのに、といつも思っています。」これはそのとおりで、長くいるスタッフは色々な面で成長する。人々をその人に合う方法で成長させ、仕事の専門性を高めさせる、というシシリーのもつ素質は、セント・クリストファー・ホスピスの発展の中で最も実りある源となっている。

エリザベス・アーンショー＝スミスはこのことを大変評価している。バーバラ・マクナルティも同じ気持ちで在宅ケアサービスを始めた。バーバラ自身も有能な人だが、シシリーの仕事処理能力と、起こるべきことが起こったときの処理能力には一目置いていた。「彼女は独裁者だったし、今でもそうです。時たま思うように事が運ばないときは、癇癪《かんしゃく》玉を落とすこともありました。しかし全く違う謙虚な面もあるのです。もしそれが正しいことならば、主がそのように判断されるであろうし、もしそうでなければ、うまくいかないことに気づいていました。彼女は、何か全く思ってもみなかった、ちょっとしたことでも気分を損ねます。私にはそれがよくわかります。なぜなら、私がそうだからです。植木鉢が思っていた所に置かれていない――そんなことなのです。大きなことは聖霊にお任せしましょう。主には植木鉢用の時間などありません。だから、シシリーがするのです。この彼女の独裁的な性格は、側近の事務畑の人を困らせることでしょう。彼女は物事が起こるに任せるような感覚があり、アイデアを注いで、それが固まるのを見ています。」

セント・クリストファー・ホスピスが開所したとき、シシリーには運営についての経験が全くなかった。しかし、彼女の生まれついての性格には、新しいことを吸収し成長するというのがある。そうすることにより、長年にわたり様々な分野でリーダーとなっていた。セント・クリストファー・ホスピスの奇跡の一つは、緊張がみなぎっている際でも、それが穏やかなものの中へと吸収されてしまうところにある。セント・クリストファー・ホスピスの初期の頃、オックスフォード時代の恩師C・V・バトラー女史は、セント・クリストファー・ホスピスには、継続的な平和でなく、本質的な平和があることを願った。これがまさにシシリーが成し遂げたことである。

セント・クリストファー・ホスピスは、シシリーの子どもであり、家庭であり、家族である。シシリーはとても女らしく、家庭を愛する人である。彼女は子どもたちや友だちに囲まれた家庭の雰囲気をホスピスに持ち込んだ。毎年クリスマスには聖劇が演じられ、スタッフはキャンドルを持って病棟を回り、クリスマスキャロルを歌う。そういうとき、頑固な不可知論者で重病である患者の喜びに満ちあふれた顔を見ると、この意味するところがわかるような気がする。パーティーを開くことが奨励され、ウイスキーのグラスをベッドの脇でしばしば見かける。週一回はバーも開かれる。

隅々まで気配りが行き渡っている。ルーシー・ウォレスはシシリーに関する鮮明な思い出をもっている。シシリーがホスピスを建てるために何千ポンドもの資金調達に深くかかわっていた頃、一緒に夕食をとっていたところ、シシリーはコーヒーテーブルの上にたくさんの資料を投げ出して、「さあ、今あなたはベッドにいます。具合がよくないからです。カーテンはどんなものがお好み?」と尋ねられた。病棟の最初の看護師長であったジョーン・スティールは、看護師不足のため、シシリーが忙しくしていたことをよく覚えている。「ベティが足の爪にマニキュアをしてほしいと言っています」と書かれたシシリーのメモが机の上に置いてあったことがある。数年間にわたりシシリーの献身的な秘書であったキティ・コールは、シシリーが病棟を回るときにはいつもビーズのネックレスをしており、「ネックレスは聴診器より患者にいい印象を与えるわ」と言っていたのを思い出す。

この細かい心遣いは、ホスピス全体に引き継がれている。患者の死から一年後、遺族は必ずホスピスからのカードを受け取る。また、セント・クリストファー・ホスピスに到着した日を記念して、スタッフ、ボランティア、そしてセント・クリストファー・ホスピスの住人に〈カミングデイ・カード〉が送られる。シシリーが手書きした、心のこもった価値あるものである。それから、セント・クリストファー・ホスピスに来てから一定の期間が過ぎると、スタッフ、セント・クリストファー・ホスピスの住人、ボランティアらにヴェレナ・ガルトン・バッジが送られる（ヴェレナ・ガルトンは、セント・クリストファー・ホスピスの初代総看護師長。一九六九年に事務長のジャック・ガルトンと結婚した。彼女が急死したとき、二千ポンドが集まり、基金がつくられた。その中から銀とエメラルドのバッジにいくらかが使われている）。

どの家庭にも緊張はある。身内の者ほど、傷つけられ、イライラさせられ、怒らせる者はいない。しかしどの家庭でも、外からの攻撃があった場合、あるいは誰かが家族に失礼な態度をとったり、批判的であったりしたならば、家族全員が立ち上がる。年に一

〜二回、アメリカからクラグスブラン博士がやってくると、このコミュニティの外にいる立場の彼とスタッフは、このコミュニティ固有の様々な問題について話し合う。彼は、コミュニティ内で何が起こっているかを計る検温計の役割をしているとみなされている。なぜならば、この話し合いの中で、彼はコミュニティの中に緊張があることを認識するからである。

シシリーは、サム・クラグスブランがアメリカの聖職者グループの価値に対して疑問をもつ姿勢に印象づけられ、セント・クリストファー・ホスピスには彼の明晰なアプローチが必要だと感じていた。彼は、不満や不平を上司に向けるようにスタッフを勇気づけ、心理劇で医療部長の役を通してスタッフに問題を理解させようとした。シシリーの励ましにもかかわらず、スタッフのイギリス人気質と、もし本当にサムの勧めるように行ったらどうなるだろうかという恐れとが相まって、はじめは全く効果がなかった。単にやってみることができなかったのである。にもかかわらず、シシリーとサムはスタッフを勇気づけ続け、サムはシシリーへの尊敬の念を増した。「なぜならば、のろのろと事を進め、そんなことをしなくてもいいようにと願い、境界線を引きながらも、シシリーは結局は自己中心的な性格から脱け出て、他人の言葉に耳を傾ける形になっている。

彼女の気持ちとしては他人の言葉を受け入れられないのだが、結局は受け入れているのである。」

最後に、セント・クリストファー・ホスピスのコミュニティとしてのあるべき姿についての、ステップニー補佐主教の言葉を引用しよう。「セント・クリストファー・ホスピスのコミュニティは、そこに属するすべての人が、永遠（死）に至るまでの時間をいかに過ごすかを学び、教え合い、自分にふさわしい道を探求することができるような質の高さが求められている。スタッフは、このコミュニティのサービス提供者でありながら、恩恵を受ける。すべての人が相互に貢献し合っていることを理解し、感謝することから始めるのだ。教会と医療の専門家は共に協力し合い、家族と患者に必要なあらゆるケアの準備をし、そして患者は改めて、生と死の神秘がやがては勝利と平安に結びつくことを学ぶという、互いに学び合うコミュニティとなるだろう。」

Chapter 11

もし、神が我らと共にいまし、我らと共に働き給うなら…
然り、我らは死すれど、そはやさしき死なるべし。
——フランク・ザイファー『マイスター・エックハルト』

Chapter

11

死の恐怖を越えて——ターミナルケアと宗教

セント・クリストファー・ホスピスは、宗教的な理想が受肉したもの——シシリーの宗教的理想が実現したものである。シシリーの宗教的な遍歴は、そのままセント・クリストファー・ホスピスの移り変わりでもある。セント・クリストファー・ホスピスは創設者の魂そのものの表現であり、両者は互いに切り離しては考えられない。

シシリーには、深い信仰心と、その信仰をいかに表現するかについての確固たる信念とがあり、それが時に対立し合う価値観の間で、緊張関係を引き起こすこともあった。その緊張から豊かな実りがもたらされることもあったが、時として破壊的に作用することもあった。彼女のダイナミックな信仰生活からもたらされる絶大なる力は、セント・クリストファー・ホスピスにとって大変有益な力となった。しかし、それが時として問題を生じさせることもあった。

これは聖人や預言者（幻を見る人）に付きものの皮肉な側面であり、驚くほどのことではない。スイスの心理学者C・G・ユングは、これを〈シャドー（影）〉と呼んでいる。シャドーとは、人の中で十分に生かされていない潜在的な可能性がつまった無意識的な領域であり、その中には抑圧されてきたものや劣等なものがたくさん含まれている。すべての影がそうであるように、光が明るければ明るいほど影も濃くなっていく。シシリーの信仰の姿勢は、それに従って生きるには実に厳しいものであった。彼女は自分自身に対して厳しい態度をとるが、他人に対しても厳しくあたることがあった。とりわけ、ホスピスの信仰生活において中心的な役割を果たしている人に対してはそうであった。シシリーに前もって相談せずに、チャペルの形式を変更しようとしたり、礼拝の式次第を変えるなどということは厳に慎まなければならないことで、細心の注意が必要だった。彼女は宗教的な寛容さということを信奉していたが、それをどう実行するかということに関しては、独自の考えをもっていたからである。

シシリーの最も称賛に値する資質の一つは、六〇代にしてなお成長し、変化し、発展を遂げることができるというところである。ホスピスの開所前に、彼女は頑なな福音主義から離れ、「少なくとも自分自身が無力感を感じているときには、誰しも自分の信仰を他人に押しつけることはできません。しかし、神秘の中に隠された愛があり、意味や目的があると信じるこれらの人たちは、彼らの患者の中の多くがそれぞれ独自の方法でなぐさめや平安を見出していくということがわかるでしょう」と言える信仰的立場に変わっていた。この信仰の遍歴の道しるべとなったものは、何だったのだろうか。

一九四五年に入信して以来、一〇年以上にわたって、シシリーはランガムプレイスにあるオール・ソウルズという福音主義の教会で霊的《スピリチュアル》な教えを受けてきた。彼女は熱心で勤勉で情熱的な信者だった。しばらくは、ビリー・グラハムの伝道集会[*1]で熱心にカウンセラーを務めるほどだった。しかし、彼女の福音派に対する忠誠心も、五〇年代になると次第に緊張を伴ったものに変わっていき、アントーニの死後は、ついにその緊張も切れてしまった。

「アントーニが死んだ後、私はオール・ソウルズの教会に行きました。そのとき私は完全に感情が麻痺した状態で、聖体の交わりが必要で、教会全体にやさしく抱きかかえ

＊1 p.111 参照。

てほしいような状態でした。でも、教会はそれをかなえてくれませんでした。それはとても個人的な神との関係でしたが、私はとりたてて神に『なぜ?』という問いを投げかけていたわけではないのです。私がオール・ソウルズに行ったのは、何とかしてアントーニとの間に〈霊的な一体感《コミュニオン》〉を感じたかったからで、聖餐式（コミュニオン・サービス）が最も彼を身近に感じられる場所だと思ったからです。私は諸魂日[*2]に行ったということと、一六六二年版祈禱書[*3]の中にある二つの祈りを思い出します。そのうちの一つは全体的な交わりについて語っているのですが、そちらではなく、もう一つのほうが使われました。そのことは私にとって耐えがたいことでした。私たちがどれほど全体的な教会を必要としていたかということを彼らがわからなかったのはなぜなのか、理解できませんでした。それは単に神との一対一の関係の問題ではなく、他のすべての人々との関係でもあったからです。」

そしてシシリーはしばらくの間、ランカスター・ゲートにあるクライスト・チャーチに通った。そこではトニー・ブリッジ[*4]が熱心な信者たちを魅了していた。シシリーは当時はまだ、自分の福音的なルーツから離れるつもりはなかったので、牧師館でトニー・ブリッジと議論したときも、彼が聖書の記事を〈非神話化〉し始めると、かなり悲痛な

＊2　世を去ったすべての信徒を記念するキリスト教の行事。一一月二日。

＊3　祈祷書とは、世界の聖公会教会で使われる、祈祷・礼拝・儀式における手順を示した規則書。信者の公的・私的信仰生活のすべての局面が祈祷書に集成されており、この一冊のみを用いることは、聖公会の特徴の一つである。幾度か改訂されたが、大きな改訂は、王政復古後、それまでの中道路線からプロテスタントの方向へ大きく舵を切った一六六二年版祈祷書が最後で、現在も使われ続けている。

＊4　イングランド国教会の聖職者で、後にギルフォード教区主教座聖堂首席司祭となった。型にはまらないすばらしい説教で知られていた。

調子で「でも、そこには星が輝いていたはずです」と言ったことを覚えている。彼女は父親を亡くしたばかりであったし、アントーニとG夫人の死からもまだ立ち直っていなかった。「私はただ、あのようにすべてのことが私の痛みを増すことに耐えられなかったのです。」シシリーは礼拝式典礼学の階梯をもう一段上に昇って、グラン・シャン修道院で出会った司祭の勧めに従って、コノート・スクエアにある彼女の住まいに程近いイングランド国教会へ行くようになった。その教会には数年間、比較的楽しく通っていたが、そこでもなお居心地の悪さを感じていた。その教会に新しい司祭が着任したとき、その司祭は教会員の顔を熱心に覚えるため、礼拝出口のところに立って、一人ひとり出てくる人に握手を求め、名前を聞いて、「お元気ですか」と尋ねた。この一見無害な行為も、シシリーにとっては耐えがたいものとなった。そうして彼女は再び、ウエストミンスター・アビー[*5]の群衆の中へと逃げ込むことになる。

ウエストミンスター・アビーの中に紛れ込むことができたときにシシリーの感じた喜びは、彼女の心の奥深くから出てくるものであり、それは単に恥ずかしさとか謙遜さというものから出たものではなかった。彼女は精神分析家ではないので、夢の意味を深く考えたりすることもないし、そもそも夢を覚えているということも余りない。しかし、

＊5　イングランド国教会の教会。戴冠式などの王室行事が執り行われ、歴代の王や女王、政治家などが多数埋葬されている。

一つの旅の夢だけは鮮明に覚えている。面白いことに、彼女の夢はほとんどが旅の夢である。その夢の中でシシリーは刑務所から出てきたばかりで、「私は目立ちすぎるんだ。もっと目立たないようにしなければ」と独り言を言いながら、道を歩いていた。そして道の塵を身に振りかけていたのだった。シシリーは、セント・クリストファー・ホスピスと死にゆく患者のケアを自分自身よりも大事なことだと心から思っているし、その両者よりも神はさらにずっと大切だと思っている（こう口に出して言うと、あまりに見え透いて聞こえるかもしれないが、果たしてパイオニアと呼ばれる人のうちどのくらいが、心からそう言い切ることができるであろうか）。シシリーは神の御心であると自分が心から信じていることを行おうと努力したのであって、決して自分自身を表に出すことを望んではいない。

このことは、最近、アメリカの全米ホスピス会議（NHO）の代表との手紙のやりとりの中で、極めて魅力的な方法で証明されることになった。その人は、自分の著書をエリザベス・キューブラー＝ロスとマザー・テレサとシシリーの三人に捧げようと思っているので、写真を送ってくれないか、と言ってきた。それに対してシシリーは、「このこと（セント・クリストファー・ホスピス）を成し遂げたのは、コミュニティ全体がなしたことであって、私個人がやったのではありませんから」、と書き添えて、セント・クリストファー・ホスピスの写真を同封したのだった。

シシリーの内に深く根を下ろした、この神の前における本物の謙虚さは、エリザベス・アーンショー＝スミスが彼女を評して、「他の宗教からも必要なことを吸収することのできる、既成の教会からは独立した宗教的な態度」と呼んだものへとつながる。神学的な問題はいくつかあるが（〔地獄について〕「地獄は存在するが、空虚なもの。地獄というのは神からの分離ということですから、人が自分でそこに行くことを望むのでなければ、神は人々がそこへ行くことを望まれはしません。いったん神様に出会ったら、どうしてそんなことを望むでしょうか。」／〔マリアについて〕「難しいわね。苦しむ人々を見守り、そのために嘆くことのお手本かしら」）、彼女は自分自身を〈基本的にはキリスト教徒〉であると言った。そして自分はイングランド国教会の信者であると説明しながらも、福音派であった数年間に感謝し、カトリックにも惹かれていた。しかし、「何であれ、それ以外に選択肢を認めないようなものは受け入れることはできません」とも言っている。

その夢にも表されているように、シシリーにとって信仰生活というものは、終わりなき旅のようなものである。そして六〇代になった今、彼女はあらゆる信仰を同一の神へとつながるものと信じて、受け入れることができる。セント・クリストファー・ホスピスにユダヤ人の基礎石となる患者（デヴィッド・タスマ）がいて、ユダヤ人の会長（デイム・アルバーティーン・ウイナー）がいることをシシリーは喜んでいる。また、シシリーが収集した〈苦難〉について書かれた詩選の中には、クリスチャンの作家だけでなく、中国人やユダヤ人も、また不可知論者の作品も含まれており、彼女の共感性の広さだけでなく、読書の幅広さをも示してくれている。シシリーは他人に自分の信仰を押しつけることはしなかった。むしろ、人々が自由になって自分自身の信仰を見出すことを望んだ。しかしながら、シシリーの心の中には深いキリスト教の信仰があり、セント・クリストファー・ホスピスは、「ナザレのイエスを通して、神は人間の一生と死という決定的な弱さを、我々人間が体験するようにお知りになられた。そして、これは神を信じているか、いないかに関係なく、すべての人々のためである」という、信仰に真に根ざした団体だということができる。医療従事者に向けてシシリーが書いた本の中で、彼女はイザヤ書から「彼らの苦難を常に御自分の苦難とし、御前に仕える御使いによって彼らを救う」という聖句[*6]を引用して、「すべての痛みを分かち合ってくださる神のみが、私たちの疑念や疑問を鎮めることができます。それは、私たちが神を理解できるからでなく、信頼することができるからです。死にゆく人々にはそれぞれ『これが私の身体だ』と言

＊6　イザヤ書は、イザヤの名によって残される旧約聖書中最大の預言書。引用の聖句は第六三章九節のもの。

いうる感覚があって、その中で私たちが絶えず目撃する小さな変容こそが、復活を語っているのです。その復活によってすべての造られたものは贖《あがな》われ、神の贖いの中にあるのです。このことは計り知れない神の深さのほんの一端ですが、私たちが日常の体験の中で出会うことのできるものであり、いわばこの世の只中にある向こう側の世界なのです」と記している。

シシリーのキリスト教信仰は実践的である。彼女は神秘的としか呼びようのない体験をしたことがある。デヴィッドの死の後と、彼女が回心したときと、アントーニとの関係の中であり、父の死を前にしたスイスでの体験のときである。これらの体験はシシリーにとってとても大切なものであったが、何にもまして、彼女にとってのキリスト教信仰とは、上からの声として神の召命《しょうめい》に応えるということであった。もしその応答が、医師になるために七年の訓練を受け、官僚機構と財団を相手に悪戦苦闘することであれば、彼女は黙ってただそれをするまでであった。

シシリーは、教会は死にゆく人々に対して特別な責任を負っていると思っていたし、彼女自身がその仕事に召し出されていると思っていた。そして、「もし神が召されるのなら、神はそれを可能にもしてくださる」と信じていた。彼女は「神は自ら助くる者を助く」という格言が大好きだったが、人間は神に委ねられただけでなく、自立したものでもあると考えていた。この自由を有することは、同時に職業に対する責任感にもつながってくる。彼女はその責任にも十分に応えた。つまり、行動が求められるときには行動するが、次になすべきことがまだはっきりわからないときは、じっと待って神の声に耳を傾ける、という両方のことによって応えたのである。

シシリーは〈山を移すほどの信仰〉[*7]をもってはいたが、ただじっと座して、事が成就するのを待つことはしなかった。ウエストミンスター・アビーで聞いたある説教が、シシリーの心をとらえていた。「その説教者は、〈山を移すほどの信仰〉ということを、私にとっては耳新しい方法で説き明かしてくれました。ある人が断崖の上にそびえる山を見上げて、その山を海の中に移すべきだと思ったとしましょう。そのため、その人は手押し車を取ってきて、土をシャベルですくい、一回一回崖の上から海に捨てに行きます。しばらくの間、彼は一人でやり続けますが、やがてそれまで彼のことをバカにしてからかっていた一人二人の人が、『これはしなくてはいけないことなのだ』と思って参加するようになります。そうしているうちに、段々ほかの人たちも、『これはやればできるぞ』と思うようになって加わるようになります。そしてやがて山は動かされ、なくなるとい

＊7　不可能を可能にする強い完全な信仰のこと。『マタイによる福音書』一七章二〇節に、「もし、からし種一粒ほどの信仰があれば、この山に向かって、『ここから、あそこに移れ』と命じても、そのとおりになる。あなたがたにできないことは何もない」というイエスの言葉がある。

うわけです。」その説教者は、まるでセント・クリストファー・ホスピスの計画から建設までのことを言ったかのようであった。

シシリーは、信仰生活の内面と外面との間に存在する緊張関係をも解決していった。「私たちは自分自身のことをほとんど知りませんが、神のことはもっと知りません。私たちが自分自身の内面の深さを知る用意があるかどうかで、主を見出せるかどうかが決まることもあります。もし、私たちが自分自身の存在の源を見出すことができれば、万物の創造者との何らかのつながりを見出すこともできるかもしれません。しかし、もう一つの道は他人を通して知ることであり、これはよりリスクの少ない方法です。私たちは、言葉や考えを通してよりも、他人の中に〈受肉した神〉の姿を見出すことのほうがよりたやすいのです。患者を通じて神の召命に応えることが、つまり患者の行いを通じて神に応えていくことが、私たちにとっては安心できる場だったのです。」時として紛らわしいこともあるが、シシリーの謙虚さの表れでもあるのは、彼女が私（「I」と「me」）という言葉の代わりに、私たち（「We」と「us」）という言葉を使うことであった。シシリーは患者との話の中での自分自身の重要性をぼかすために、「あの人は私たちに○○と言ったの」と、よく言ったものだった。

セント・クリストファー・ホスピスは法律上、宗教的な財団であると同時に医療財団でもあったが、そのことに対して疑念をもたれたことは一度もなかった。財団の綱領には、「そこにいるすべての人々（患者にも患者以外の人々にも）に対して霊的な援助と指導を提供し、手助けすることによって、あるいは苦しんでいる家庭に働きかけることによって」、苦痛の緩和を促す、と記されている。この目的のために、財団はホスピスの建物や敷地をキリスト教の礼拝のできる教会やチャペルとして使用できる、ということも明記されている。

この数行は六〇年代のはじめに思案に思案を重ねて出てきたものであるが、これだけではセント・クリストファー・ホスピスにおいて宗教がどういう位置を占めているかはわからないだろうし、十分に言い表されているとはいえない。生命に対する宗教的なアプローチは、その構想の段階から、ホスピスのあらゆる面において浸透していた。不可知論的なセント・クリストファー・ホスピスなどは、塩のないパンのようなものだ。

この宗教的な着想の誕生は、ある意味で、一九四五年にシシリーがキリスト教に回心したとき、感謝のうちに「私はこれからの人生をどのようにして生きていけばいいのでしょうか」と神に尋ねたときにあった。しかし、最初の三年間は答えが与えられるのをじっと待たなければならなかったし、その後一九年間はその（神からの）回答の中身を準備するために働かなければならなかったが、その間中、この〈風〉は常にシシリーの背に追い風となって吹き、シシリーやそのまわりに集まった人々を勇気づけてくれた。セント・クリストファー・ホスピスに最初の鍬が入れられる前に、ステップニー補佐主教が語った言葉によれば、その目的は「我々が仕える人々を全体として牧会することが*8できれば、死に対する恐れを取り除くこともできるし、その死の中に、単にこの世の生命の終わりだけでなく、来るべき世界におけるより充実した生命の始まりを見出すことができることでしょう」というものである。ホスピスが公式に開所してからわずか二日後に、シシリーはステップニー補佐主教に次のような手紙を書いている。「今日、最初の聖餐式をもちました。病棟から来た二人の患者さんは、ベッドの中で一緒に聖餐にあずかりました。私たちはとうとう、とても大切なことを始めたのですね。」

セント・クリストファー・ホスピスに吹き込まれた信仰的な姿勢は、ホスピスの建物の中でチャペルが中心の位置を占めているという事実にも象徴的に表われている。一九七三年にかなりの建て増しが行われた結果、現在チャペルは細長い部屋になり、建物の全幅のほぼ半分を占めるようになった。チャペルは建物の正面に面しており、地面より

＊8　プロテスタント教会で、牧師が信徒を導いたり、信徒の魂への配慮（魂の治療）をしたりすること。

も少しだけ低くなっているので、ホスピスに入ってくる人は誰でも中が見えるし、外を通りかかる人からも見えるようにできている。チャペルの中の唯一の絵画は三つ折りの衝立に描かれたもので、そこにはキリストの受肉と受難と復活とが一画面に描かれている。チャペルには祭壇と十字架とたくさんのイスと車イスが置いてあって、車イスとベッドのための小部屋もある。

チャペルはいわば一枚の白紙であって、信仰の本質を表現しているが、それをいかに解釈するかは各自に任されている。そこには、非常に助けになることもあるが、人によってはただ混乱を引き起こすだけの宗教的シンボルは最低限しか置いてない。それは本質的に超教派のチャペルである。そのため、アレクサンドラ王女によって正式にホスピスが開所された数週間前に行われた献堂式は、ステップニー補佐主教とメソジスト派の牧師、そしてカトリックのラーン神父の共同司式で執り行われたのである。チャペルの礼拝の式次第は病院牧師協会によって書かれたものだが、国教会とローマ・カトリック教会と自由教会[*9]の承認も受けている。セント・クリストファー・ホスピスはいかなる宗教的な信条をもつ人にも、また宗教を何ももたない人にも開放されていると公式に宣言しているが、単に責任回避のための超教派主義ではない。「私たちは単一の教会という

＊9　自由教会は、国教会などの既成の教会などから独立しているプロテスタント諸教派などの総称で、長老派、会衆派、メソジスト、バプテスト教会などがある。

より、一つの大きな共同体に属しており、それはすべての人からなる共同体だということを忘れてはなりません。これがセント・クリストファー・ホスピスが超教派で、無教派である理由です。私たちは道が一つしかないということは強調しません。むしろ、色々な道を通って来てくださる唯一の方がおられる、と言っているのです」とシシリーは書いている。セント・クリストファー・ホスピスは超教派のキリスト教の財団として立案され、計画され、建設された。では、実際にどのようにして運営されているのだろうか。

ホスピスには、正式に決められた宗教行事は余りない。他の多くの病院とさほど変わらない程度である。チャペルでは朝と夕方に短い礼拝があり、週に二〜三回聖餐式が行われ、火曜日にローマ・カトリックのミサがあり、病棟では一日の初めと終わりに祈禱会が開かれる。この祈禱会は感動的な時間である。病棟全体が静けさに包まれて、看護師や看護助手やボランティアなどそこで働く人たちは皆、患者のベッドサイドに立って、カードを見ながら短い祈りを捧げる。患者は信者であってもなくても、半分目を覚ましていたり、あるいは眠ったままでそれに参加することになる、そうしてすべてが、静けさと平安に包まれていくのである。人によっては死がすぐそこまでやってきているのだが、そこに漂う雰囲気は恐怖ではなく、穏やかさに満ちたものである。

定期的に訪問するローマ・カトリックの神父がいて、ステップニー補佐主教によって〈ビジター〉[*10]の習慣も始められた。常時、一年間滞在する聖職候補生が六名いて、チャプレン[*11]を補佐しながら看護助手として働いた。そして、常勤のイングランド国教会のチャプレンがいた。

シシリーのチャプレンとの関係はいつも容易ではなかった。チャペルは彼女が専門的役割をもたない唯一の場所であった。シシリーはセント・クリストファー・ホスピスが開所してからは他の教会の礼拝に定期的に出席していなかったので、チャペルが彼女の所属教会でもあった。しかし、チャペルの細部にわたるシシリーの関心、この場がどのように運営されなければならないか、チャプレンはどのように職務を全うするのかについて彼女は意見をもっていながら、チャプレンが彼女の宗教的ビジョンの公式なスポークスマンであるという事実、これらのことすべてが緊張関係を生み出していた。セント・クリストファー・ホスピスのチャプレンは、名誉職ではないのである。

しかし、セント・クリストファー・ホスピスの宗教的な雰囲気をかくも際立たせているのは、実はシシリーでもなければ、チャプレンでもない。それは、スタッフ全員がいかに深く患者のスピリチュアルケアに（少なくとも潜在的に）かかわっているかということ

*10 p.163 参照。
*11 p.267 参照。

とである。

シシリーの友人ギル・フォードは、莫大な時間を費やしてシシリーとこのことについて議論した。二人は「『キリストの十字架は、たまたま福音を聞くことができた人のためだけでなく、すべての人間のためであるのではないか。よって、すべての人は奉仕する必要があるし、奉仕される必要がある。また、スピリチュアルペインをもっている人たちに対する援助は、チャプレンだけでなく、すべてのスタッフに求められる。そして、スタッフも患者も家族も、人生という巡礼の旅の中で互いに大切なものを分かち合う道連れであるという意味において、ホスピスは宗教的な団体である。』私たちはこのような見解で一致しました。つまり、誰でも皆が牧師の役割を担うという前提は、宗教的な傲慢さのように聞こえるかもしれないけれど、それは一つには患者だけでなく、スタッフ一人ひとりを尊重しようという姿勢から来ているのだということが話し合われました。付き添い婦やボランティアの人たちが、いつの間にか決定的な役割を果たしているかもしれません。もし求められれば、スタッフはいつでも牧師のガウンを着て、礼拝の司会をすることが求められているのです。」

そして実際、彼らはそのとおりにやっている。スタッフが患者にまず最初に提供する最も大切なものは、〈時間〉である。もし患者が、目に見えない時計に始終カチカチと残りの時間を刻まれているように感じているとすれば、生と死についてや、神の存在について話し合う気分になれないだろう。まして自分自身の死についてならば、なおさらである。セント・クリストファー・ホスピスのリラックスした雰囲気は、患者がそういうことを話そうと話すまいと、各自が好きにできるような空気を醸し出している。二〜三人の看護師が患者のベッドを囲んでおしゃべりしている光景は、日常的にみられる。これは、患者と患者のニーズに焦点を当ててはいるが、恐らく患者にとって場違いな、ただ困惑を招くだけのわざとらしい時間ではない。むしろ、日常的に人々が交わすような、日々の出来事についての語らいであり、意見の交換と呼んだほうがいいだろう。テッド・ホールデンは運動神経系の病気でほとんど話すことはできないが、この方法を特別な、むしろ極端ともいえる立場で体験している。

「私はここで寂しいと感じたことはほとんどありません。いつも何時間も一人だけど、いつもどこかに属していられるという感じがしているんです。だから、何かしらいつも仲間がいてくれるという感じですね。すばらしいのは、いつも自由で気楽な雰囲気の中でそれができるということなんですよね。誰かがふらっと入ってきておしゃべりしていくこともあれば、病棟の最新のニュースを伝えてくれたり、時には私のところに泣きにくる人もいるんですよ。あの人たちがすごくうまい役者でもない限り、自分がしたいからそうしているとしか思えないんです。そして、それは私の自我にとってはとても快いことです。…普通の落ち着いた会話の中でこそ、本当にその人がどういう状態にあるかがわかるんでしょうね。制限された時間の中で行われる〈調査〉では、わかりませんからね。」テッド・ホールデンはシシリーのお気に入りの患者の一人であったが、彼は死ぬまで不可知論者であった。

セント・クリストファー・ホスピスのスタッフが死にゆく患者のスピリチュアルなニーズに応える方法は、キリストがゲッセマネの園で弟子たちに言われた言葉、「汝らここにとどまりて、我と共に目を覚ましおれ」というフレーズに集約されている。シシリーはこの聖句を『ナーシング・タイムズ』誌に書いた論文の標題に使っている。『我と共に目を覚ましおれ』というフレーズは、技法であるとか、何かを習得するとか、精神的な苦しみや孤独を理解するとか、自分が学んだことを他の人に伝えるというようなことを超越した何かを意味している。また、それが意味するところの多くは、完全に他者のことを理解することは不可能だということである。この言葉は、『何が起きているかを理解しなさい』という意味で語られたのではない。ましてや、それを説明しなさいとか、それを取り除きなさい、ということは意味していない。我々がいかに他者の苦悩を和らげることができても、いかに患者の手助けをして、そこで起きていることの新しい意味を一緒に理解できたとしても、常にどこか我々が立ち止まらなければならなくなる場所があって、そこでは我々は何一つできないということを知らなければならないのである。もしここで、我々がそのことを忘れようとし、通り過ぎてしまおうとするなら、それは誤った態度であろう。もしそのことを被い隠そうとしたり、否定したり、我々のすることが常にうまくいくかのごとく自分自身をごまかすならば、それは間違ったことである。何一つ施す手立てがないときであっても、我々はそこにとどまらなくてはならないのである。『我と共に目を覚ましおれ』の意味するところは、何にもまして、『そこにいなさい』ということだからである。」

セント・クリストファー・ホスピスには、いつも誰か〈そこにいてくれる〉人がいる。トム・ウエストは、患者が一人ぼっちで死ななくてもいいと保証されたときに、その顔に起きる変化に感動させられている。もし、患者の最期のときに友人や親族が誰もそこに居合わせない場合は、病棟の誰かが必ずベッドのそばに付き添っていることになっているが、その人はおそらくは本を読みながら、ただ時を待ち、目を覚まして見守るのである。患者の望むことは、誰かが親しくそばに一緒にいてくれているということであって、必ずしも絶え間なく注意を向け続けられることではない。もし万一、誰かが思いがけなく一人で死んでいった場合、それは看護師にとって大きな心の痛みとなる。その看護師は「このホスピスでは起きてはならないことが起きてしまった」と嘆き、苦しむことだろう。実際、そういうことは滅多にないことだった。

シシリーはアントーニに、「看護する上で一番してほしいことは何ですか」と尋ねたときのことをよく思い出す。彼はそれに対して、「自分のことをわかっていてくれるかのように、誰かに見つめられていること」と答えたのだった。必要なことは、人と人との出会いである。相手のことを何とか理解しようとするまなざしで見つめることである。アントーニの求めたものは、うまくやることではなく、誰かが一所懸命になって自分のことに心を砕いてくれることだったのである。「私たちは、長い闘病生活や機能の喪失からくる患者の不安感や、抑うつ感とも率直に向き合うべきだと思います。また、身体が衰弱し、失禁するようになって他人に依存せざるをえないことから生じる惨めさや無力さとも、そして時には生命や生活から切り離されることの絶望感にも、直面しなければばなりません。」

セント・クリストファー・ホスピスの人々は、人間関係に深入りすることを恐れてはいない。患者に対して真実な感情を寄せることを恐れてはいないが、しかし、その危険性も十分に知っている。彼らが提供しようとしている援助は、特別の医療や牧会的な技法によるものではなく、それよりも難しい。デヴィッド・タスマは「僕は君の頭と心の中にあるものがほしい」と言った。彼は自分がどれほどのものを要求していたか、わかっていたのだろうか? 死を前にした人々は、それまでの人生の中で身につけていた仮面や被いを取り払ってしまう。このことは、患者と共にいる人にも、その人自身として患者の前に立ち、一切の防衛をなくし、相手の言葉に耳を傾け、敏感であることを要求する。要求されることはとても多いのだ。

この愛情に満ちた尊敬の態度は、信仰と関係があるかもしれないし、あるいはそうでないかもしれない。セント・クリストファー・ホスピスで働く人々の大部分は敬虔な信者であるが、ある人にとっては信仰も、人を愛し、人に関心をもつことの延長にすぎない。この態度はまずシシリー自身から出たものであるが、彼女の思いやりから引き出されたものであることは疑いない。

「主の癒しの業に用いられるのが私たち自身の手であることを強調していますが、私たちが仕えているのは主ご自身であるということを、忘れてはならないと思います。このことを思い出すとき、私たちの主に向ける尊敬や関心は患者のおかげであることがわかるようになるのです。患者は私たちの言葉よりも、思いに対して、より多く応えてくれます。そして、私たちが患者に助けられるということは、誇りでこそあれ、決して恥ではありません。誇りは何かができるのだという期待によって患者の気持ちを高めることができますが、恥は患者の気力を蝕《むしば》むものです。苦難はキリストの栄光が表れる場所でしたが、今でもそうなのです。人に知られようと知られまいと、主はそこにいまし給うのです。私たちの誰よりも主ご自身がずっとよくご存知だということ、私たちがそのように主に依存していることを主ご自身が知っておられたからこそ、主はご自身の十字架を背負わなければならなかったということ、そのような素朴な真理は、聖書の言葉を聞き慣れない人の耳にも意味をもちうるようですし、それに対してはほとんど説明の言葉を要しません。これはきっと、そのような苦しみの中にある人々の最も深いところで、私たちすべてと一つにつながれているからだと思います。」

患者のスピリチュアルケアにスタッフが深くかかわっているということが、セント・クリストファー・ホスピスの宗教に対するアプローチを際立たせている一つの側面であるとすれば、もう一つの側面は、宗教がいつも手に届くところにあって、しかも決してそれを押しつけられることがないという細やかな心遣いであろう。フィリップ・エドワードはかつて、よくこう言ったものだ。「ここでは宗教のことを話すことはないのだが、でもそれは（出来事として）起きてしまう。」

それが〈起きてしまう〉のはもちろん、一つには祈りにおいてである。一人ひとりの祈りの中でも、共に祈る中でも、いつも患者とその家族に対して祈りが捧げられる。チャペルの外にある掲示板には、その一年の間にセント・クリストファー・ホスピスで亡くなった人々の名前が掲げられている。シシリーがステップニー補佐主教やシスター・メアリー・エレノアとの間で交わす手紙には、彼らの祈りを必要としている人のことがたくさん書き込まれている。

「すばらしい患者がいます。エリオット夫人のことを祈りに覚えていてくださいませんか。彼女は三五歳で、四人の幼い子どもがいらっしゃいます。彼女は色々なところで嘘ばかり言われてきて、もうどうしていいか、わからなくなっています。私のみるところでは、彼女の病気は相当重いようです。彼女には快活なご主人がいらっしゃいます。今のところ、彼女について私が知っていることはそんなところです。

フッカーさんのことを祈りに覚えてくださって、どうもありがとうございます。彼女は昨日の朝、最後の十日間続いていた安らかさが完全な静けさに達する中で亡くなりました。月曜日に突然彼女は目を開いて、一所懸命に看病してくれた友人にとってもすばらしい、さよならの笑顔を送りました。このおかげでその友人も状況をすっかり受け入れることができるように変わって、最期は私たちがこれまで想像できなかったほど、安らかですばらしいものでした。」

セント・クリストファー・ホスピスを建てたのはシシリーの信仰であったが、ホスピスを霊的に生き生きと保つことができたのは、シシリーが誰にも自分の考えを押しつけることをしなかったからである。シシリーにとってそれは常に簡単なこととは限らなかったが、彼女は固い信仰を柔軟な忍耐力と釣り合いをとらせるために、一所懸命に努力をした。ギル・フォードは、シシリーの仕事や彼女の姿勢が、厚生省や国民保健サービスの中で、そこの人たちの多くはシシリーと同じような信仰をほとんど、あるいは全くもっていないにもかかわらず、人々に高い評価を受けていることに感銘を受けている。

「それはおそらく、信仰と仕事とが非常によく融合し合っていて、知らず知らずのうちに両者が対等なものとして他人にも受け止められているという一例でしょう。神の愛は、神を信じない人々によって、そこで人間に対する愛に形を変えることになるのです。シシリーのような深くて明確な信仰は、ともすると信仰を同じくしない人々に、敵意や時には恐れさえも引き起こすこともある、と私は思います。それが起きていないのは、シシリーの側で妥協したり、自分の意見を変えたりしているためではないようです。なぜなのでしょう？ どうしたらそういうことができるのでしょうか。それに明確に答えることはできませんが、恐らくシシリーの信仰のもち方は、同じ信仰をもっていない人を非難するように聞こえないためではないかと思います。ですから、その信仰はもちろん脅威に感じられることもありません。つまり、少なくとも一人ひとりの人（患者とは限りませんが）に価値を見出そうとするので、人はそれぞれ自分が人を愛したり、何かを与えたりすることができる人間なのだということがわかるようになるのでしょう。」

〈人はその人自身で〉――これはシシリーがセント・ジョセフ・ホスピスで大事にするようになった言葉であるが、再びセント・クリストファー・ホスピスでも生かされることになった。人がその置かれた状況に意味を見出すことができたとき、その状況に対処する自分なりの方法を見出したとき、その状況を安らかな気持ちで受け入れることができたとき、そこには大きな喜びがある。セント・クリストファー・ホスピスでは、〈死の床での回心〉をめざしているわけではない。しかし、その人自身の個性および宗教的な背景のもとでの小さな変容を、そこの人々は喜ぶ。つまり、その人自身の中から出てくる変容を喜ぶのである。

ポーラという患者は、若くて、ブロンドの髪の美しい女性だった。彼女は気丈に、そして現実的に、自分の死に直面しようとしていた。それはまさに彼女の人生の生き方でもあった。どんなに具合が悪くなろうとも、常に彼女は潔癖で、他人に対しても高い要求を課した。公然と自らの無神論を主張して、そのために角のある赤い小さな悪魔の人形をベッドの脇の壁の窪みの中に置いていた。そこはもともと十字架が置いてあった場所だった。病室に来た看護師が人形に気づいたときに、置いた意味がわかるように、人形がちょうど看護師を横目で見つめているような位置に据えた。亡くなる前夜、彼女は夜勤のシスターに、「人生の意味って、いったい何なのかしら?」「生の向こうには何かがあるの?」という質問をした。そして最後にこう言ったのだった。「そういうことを信じているなんて、言えないわ。でも、そうだったらいいなあと思う。それでも構わないかしら?・」それはごくごく小さな変容であった。でも、それを言うことによって、「もうこれは必要ないわ」と言いながら、彼女は自分でつけまつげを外すことができた。そして安らかに死んでいったのだった。

死にゆく人々と共に生きるということは、現実と直面することでもある。そこで毎日直面させられる現実の一つは、患者が自分の死を知っているか否かということである。もし明らかに患者がそれに気づいていない場合、それを患者に告げるべきであるかどうかという問題が生じてくる。

このことは、シシリーが二〇代はじめに看護師になるための訓練を受けていたとき、彼女の人生に大きな影響をもたらしたことでもある。当時シシリーは、ボトレーズ・パーク野戦病院時代からの友人ブリジット・ギッブにこう書き送っている。「私が昨夜言おうとしたことは、自分がやがて死ぬのだということを、人は告げられたほうがいいかどうかについて、あなたはどう思うかということなの。私たちは授業で倫理学を習ってきたけれど、授業ではそういうことについては何も教わらなかった。もちろんそれは看護師の責任だと思うけれど、でも、そういうことを患者に率直に尋ねられたら、どう答えればいいのか、とても難しいわ。たいていの場合、看護師長は患者にそのことを言わないけれど、患者がその話題を持ち出してきたら（たいていは間接的に聞いてくるんだけど、そうでない場合もあるわよね）、『来年の今頃にはもう、この痛みや惨めさがどんなものだったか、忘れてしまっていますよ』と言って安心させることくらいしか、私たちにはできないのではないかしら。でも、患者がその問題に正面から向き合う用意があるときには、そのことを告げるべきじゃないかと思うの。」

次の話題として、シシリーは、頸部がんで死期が近づいており、抑うつ感とイライラで惨めな気分に陥っている一人の女性について言及している。その患者がある看護師に「自分はいったいどこが悪いのか」と聞いたとき、その看護師は本当のことを彼女に告げてしまった。「それ以来、彼女は全く別人のようになったわ。事実に直面してそれを受け入れたの。それからは、もう必要以上の苦しみを受けることはない、と彼女は信じているわ。前よりずっと楽しそうで、まるで別人を見ているよう。人が耐えられることには、限度というものがないのね。」

真実を知ることで、人間はより幸せになりうるということに気づき、当時のシシリーや病棟看護師たちは時代の一歩先を歩むことになった。二〇年以上も経った現在でさえ、

「患者（とその親族）に、病気が致死的であるということは告げるべきではない、と真面目に考えている」医師が大勢いると、セント・クリストファー・ホスピスの開所について書かれた記事の中で『ランセット〔Lancet〕』誌は論評している。

シシリーはこの問題に何年間も取り組んできたわけだが、そのために彼女は、専門家としても個人としても大きな犠牲を払うことがあった。シシリーがセント・ルークスでしばらく研究医として勤務していたとき、真剣な祈りと熟慮の末に、ある女性患者に死を告知する決心をしたことがあった。施設の責任者は、シシリーが他所者でありながら、そういうことをするのは好ましくないことだと考えていた。看護師たちはシシリーの弁護に立ち上がってくれたのだが、結果として、シシリーは施設を追い出されることになった。当然のことながら、シシリーはこのことでひどく傷ついた。しかし、当時、死にゆく人々のために働く人の中に、同じような理由で職を失った人たちがほかにもいたことを後で知って、いくらかのなぐさめを得ることができた。

個人的な問題としては、デヴィッド・タスマとアントーニの両方に死を告知しなければならなかったのはシシリーだったということがある。そして、「それを言うのはつらかっただろうね」というアントーニの言葉は、この問題に対する現在のシシリーの姿勢へとつながる鍵となった。

死を告知するということは、つらいことである。患者は一生の中で一番重大な知らせを聞かされようとしているのであるから。その仕事を担う人が真の共感をもってその場に臨もうとすれば、その人にとって確かに貴重ではあるが、それはつらい体験となることだろう。これは細やかな配慮を払いながら、用心深く行わなければならない。なぜなら、真実のすべてを知りたいと誰もが思っているとは限らないし、患者の本当のニーズが何かを知るためだけでも、何週間もじっと待って耳を傾けていなければならないことが多いからである。患者はおそらく心の中では死を知っている。しかし、それを確認されたくはないかもしれない。多分そのことを確かにわかってはいても、そのことを話題にしてほしいとは思っていないかもしれない。シシリーが常々言っているように、大事なことは「患者に何を言わせるか」ということである。

そのような場面に立たされると、テクニックのようなものは何一つないが、セント・クリストファー・ホスピスの医師や看護師は、患者の質問に対して別の質問を返していくようにしている。そうすることによって、スタッフが言葉を濁したり、嘘をついたりしないで済むことになる。また患者にとっては、受け入れる準備がまだできていないうちに真実を突きつけられることもなく、自分なりの方法で対処できるような機会を提供することにもなる。トム・ウエストは、ある患者が自分自身の知りたい答えを彼にはっきりと示してくれることになった会話のことを覚えている。

患者　私はよくなっているんでしょうか？
医師　顔を会わせるなり、そういうことを聞きたいのはどうして？
患者　先生ならはっきり答えてくださると思って。
医師　そうですか。では、言いましょう。よくはならないでしょう。
患者　やっぱり…。一月前からわかっていました。夫にもそのことを言ってくださいませんか。

実際は、夫もそのことは知っていた。そうして彼らは真実を共有することができるようになり、残された時間を嘘のない日々として生きることができたのである。

手掛かりを患者から求めたからと言っても、それが直ちに「患者がまだ発してもいない質問に答えてもいい」ということにはならない。真実を告げるにはたくさんの道がある。単に黙っているか、否定するか、もしくは残酷な正直さをもって答えるか、というような単純な選択を行うべきではない。「そのとき、私たちは真実を告げるにしても、患者一人ひとりのニーズを考えながら言わなければなりません。また、そのようにできるようにならなければなりません。しかも、一番簡潔で親切な方法で、それができなければなりません。言われたことを受け入れるか、しばらくそのままにしておくかという選択も患者に委ねるべきです。患者の中には、自分の手に余るし、直面したくもない情報を私たちが突然いつ言い出すかと、戦々恐々と避けている人もいるでしょう。また、望みのない予後とも何とか折り合いはつけられているけれど、不正確で恐ろしい懸念が浮かんでいて、それを取り払って安心させてあげなければならない患者もいます。」

死と死にゆくことと、それらをこれほど身近にしながら生きるという絶え間ない緊張に、何の信仰ももたなくても耐えられる人もいる。だが、セント・クリストファー・ホスピスの大部分の人々にとって、もちろんシシリーにとっても、死と向き合うことができる力は、神の愛に対する確信と、死が新たな、そしてより良い生への入口であるという信仰から来ている。人間の苦しみには必ず意味があるということ、死ぬということは何かを成し遂げることであるということ、この世と来たるべき世が出会う場所では、神の御手が最もはっきりと見えるということ、そして死にゆく人々のベッドサイドにいる人は、決して一人ぼっちではないということを、シシリーは信じていた。「私たちは親密な共同体ですが、私たちが提供できるのはこの共同体的な態度だけではありません。それだけでなく、それに加えて私たちがもっているものは、人によって表現の仕方こそ違いますが、私たちの大部分が信じている主ご自身が、かつて苦しみを受けて死なれた方だという事実を知っていることです。だから、心と魂がおおいなる苦しみの中にある人をベッドサイドで観ている人も、決して一人ぼっちではないのです。私たちには不可能な方法で、主はきっとそこにもいてくださいます。私たちはほかのことをできるだけ十分に整え、それに沿うようにすることによって、その進行を妨げないようにお手伝いすることができるのです。」

シシリーがかつてセント・ジョセフ・ホスピスにいた頃、患者で友人のルイーと、死と死にゆくことについて話しているときに、こう尋ねたことがある。「神様に会ったら、最初に言いたいことは何?」ルイーはためらうことなくこう答えた。「『以前お会いしたことがありますね』って言うわ。」シシリーを支えているものも、こういった類の知識であって、単に神についての知識ではない。彼女もまた、個人的な神との出会いの体験をもっていた。つまり、彼女はほかの人々よりもずっと、喪失と別離ということについて知っているのである。死についてシシリーが何かを書くときは、必ずアントーニのことを考えながら書いているに違いない。「人生の様々なしがらみが取り払われていくにつれて、彼らは実に素朴で、情愛に満ちた様子になってきます。そして時には、一瞬彼らが向こう側から戻って来たのではないか、来たるべきものを何か見てきたのではないかと思えることさえあります。まるで、彼らの疑問はすべて答えられたかのようで、すべての苦しみは形を変えてしまって、今はそれを笑い飛ばすことだってできるかのようです。このような喜びは、私たちの心を高めないではおきません。」

ホスピスの中に喜びがあると聞いて、疑いをもつ人は、セント・クリストファー・ホスピスに行ってみるといいだろう。共同体の中でお互い身近にいて、一緒に働いていることから生じる緊張がいかに避けがたいものであっても、彼らはちゃんとそこにとどまっていることができる。喪失の悲しみや別離の痛みがどれほどつらくても、それを乗り越えられる平安がそこにはあり、そういう苦しみは否認されることはない。こういうことを疑う権利を、誰がもっているであろうか。「核心は神です。でも、神は同時に土台であり、外辺であり、もしそう呼びたければ、我々の存在の基盤でもあります。超越者でありながら、患者の会う人々の中に内在しています。セント・クリストファー・ホスピスでは、神はすべてなのです。だから、私たちがそこでする仕事は、患者の精神的な苦しみを和らげて、彼らが神の言葉に耳を傾けられるようにすることです。そうすれば、神はきっと彼らに語りかけてくださることでしょう。」

セント・クリストファー・ホスピスを宗教的な財団であると同時に医療財団として設立するにあたっては、シシリーはとりわけ、医学を専門とするメンバーの概念と闘わねばならなかった。彼らは、「宗教によって霊感を受けた仕事は、科学的に信用がおけないのではないか」と感じていたからである。「シシリーを動かしてきたものは、『人間とは何か』をどうしたら適切に定義できるか、という深い形而上学的な関心であったようです」とウィンチエスター主教は言っている。ともすると、従来から片方だけに偏りがちな宗教と医学の両方の間のバランスをとることを可能ならしめているのは、このシシリーの関心であり、セント・クリストファー・ホスピスにおいて、宗教と医学はまさに一つになっているのである。

Chapter 12

有能さは、なぐさめになりうるものだ。

——クリストファー・ソンダース

Chapter 12

痛みと症状の緩和——ターミナルケアと最新医療

デヴィッド・タスマを慰めようと思い、シシリーが本を読んであげることを申し出ると、彼は「いや、本はいいよ。僕は君の頭と心の中にあるものがほしいだけだよ」と言った。このシンプルな返事をシシリーは忘れたことがない。〈頭と心〉——この二つはセント・クリストファー・ホスピスの哲学を支える二本の主柱となっている。死にゆく人々は心からの友情を必要としている。その友情とは、ケアの質のことであり、受け入れることであり、傷つくことから逃げないことである。しかし同時に、頭脳を使った技術——医学が提供しうる最も高度な治療法が要求されている。頭と心、どちらも独自のものが必要とされ、いずれか片方だけでは十分ではないのである。

もしシシリーの心の琴線に触れることが、かくも深く、しかも頻繁になかったとしたら、彼女は頭脳をこのように有効に使うための刺激を得ることができなかったことだろう。セント・クリストファー・ホスピスはまさにシシリーの痛みから生まれた創造的な所産である。シシリーは、自分の分を超えるほどの痛みをいつも感じてきた。それを身をもって体験し、のめり込み、祈り、考えたのである。そして彼女は、その痛みを死にゆく人々の苦しみを軽減するために用いた。死にゆく人々の精神的、霊的《スピリチュアル》な苦痛の中に入っていくということは、コインの片面である。もう片面は、身体的な痛みのコントロールであり、不快な症状を緩和することである。身体がそれなりに快適な状態でなければ、人は霊的ななぐさめに導かれることも難しい。セント・クリストファー・ホスピスは、確固たる科学的な基盤に立った最も高度な医療水準を確立し、それを維持することに取り組んできた。これまでのところそれは成功を収めており、セント・クリストファー・ホスピスの医療水準の高さは、専門家の間でも広く認められている。

ホスピスの目的は病気の治癒ではない。通常、患者がホスピスにやってくるときは、自分がもう治らない病気であることがわかっていることが多い。しかしだからといって、医学が果たす役割がもうそこにはない、ということではない。シシリーが最初に闘わなければならなかったことの一つは、患者には治癒が望めないということを受け入れることに対する医療従事者の抵抗であった。医師は、死を敗北と同義に受け取りがちである。そのため、患者の死を前にすると、医師は興味を失ったり、その患者のことを話題にするのを避けるばかりか、患者に会うのを避けることさえある。医師たちは、「医学にはまだなすべきことがある」という考え方を受け入れようとはしなかった。こういった態度が大きく変わったことは、シシリーの最も大きな業績の一つである。

このことがいかに大きな業績であったかを理解するには、まず、五〇年代の半ば、医療従事者が死に対してどのように反応していたかということを認識しておく必要があるだろう。シシリーの友人であり、彼女と同時代を生きてきたトニー・ブラウンは次のように言っている。「我々は学生時代に野蛮な先輩を模範として学んできた。彼はお供の者を従えて病棟を回診し、患者に話しかけたりすることも滅多にせず、患者の前で病状や症状について話し合ったりすることはしない。死に瀕している患者は隠されてしまう。だから医者は死を敗北とみなすようになった。」そのため、そういった患者は脇へ押し込まれ、一人ぼっちにされてしまう。医師は足早に彼らの前を通り過ぎる。患者は看護師とはほとんど何についても話すことができたが、患者の心を占めている唯一の事柄については別であった。患者は自分自身の死と、自由に、しかも尊厳をもって向き合うことが許されていなかった。

この壁を取り除こうと試みた者もいないわけではなかった。コリン・M・パークス博士が病棟の実習生だった頃、病棟に一人の女性が入院していた。彼女の病状は重く、恐怖心に襲われながら死を迎えようとしていた。彼はその患者にあることを試みた。「私がちょうど病棟にいたとき、彼女がケーキの入った包みを解こうとしていて、『お一つ、いかがですか』と言ってくれたのです。私は『しめた』と思いました。これでしばらくの間、座って彼女とおしゃべりする口実ができたからです。そして、ケーキを頬張りながら患者とおしゃべりしていると、先輩の研修医が病棟に入って来ました。彼は踵《きびす》を返して、そのまま病棟から出て行きました。しばらくすると看護師が私に、先輩の研修医が私に話がある、と伝えに来ました。病棟の患者は皆、私が叱責を受けるだろうということがわかっていました。私が患者と親しくしたからです。」

シシリーも、異なった三つの専門の科でトレーニングを受けていたとき、医師たちの同じような態度に気づいていた。シシリーが、英国医学会の総会で聴衆である医師を前に行う講演の中で、死の準備について話し、患者と医師が共に最後まで闘うべきだと言えば、彼らの中にはショックを受ける者も多いだろうということが、彼女にはわかっていた。「しかし、死の訪れがもう避けられなくなったとき、死の受容について話し合うことは、患者にとって生きることとの放棄や弱々しい服従ではありません。医師にとっても、それは敗北主義でもなければ、怠慢でもないのです。そのとき私たちがなすべきことは、この避けられないプロセスの質そのものを変えることです。そうすれば、死は単に生きることとの敗北ではなく、死の中に何かポジティブな達成を見出すことができるでしょう。その患者個人にとって極めて特別な、何かが成し遂げられることでしょう。」

シシリーの目的は、医師と患者の間に、信頼に基づく関係と、コミュニケーションと、受容が成し遂げられる、ということだった。それは、患者に残された生命を、より質の高いものにするためであり、患者を人生の最後の瞬間まで、できるだけ安らかに、かつ有意義に、精神的には覚醒した状態でありながら、痛みから解放された状態に保つことだった。疼痛コントロールに関するシシリーの功績は、専門家の間では広く認められるところであるが、シシリーの態度は実にクールである。「この世の中にオリジナルなアイデアなんて、そんなにあるものじゃありません。ただ、いくつかのアイデアを併せ、その万華鏡を少し振って、配列を少し変えたというだけのことです。」シシリーは通常の薬物投与法をセント・ルークスで身につけ、精神安定剤や合成ステロイドや抗うつ剤といった、五〇年代と六〇年代初頭に使えるようになった薬をそれに付け加えた。そして、これらの医学的技術を、彼女が全人的な痛みと称し、痛みの範疇に入れるものの中に適用したのである。

患者とかかわった自らの体験の中から、シシリーは、痛みとは単に身体的なものではなく、それは精神的、社会的、霊的な痛みでもあることを学んでいた。それを知る手掛かりは、一九六三年にセント・ジョセフ・ホスピスにいたとき、ある患者が知らず知らずのうちにシシリーにもたらしてくれたものだった。その患者は自分の痛みについて語ったとき、「その痛みは最初は背中だったわ。でも今は、私の身体全体が何か間違っているような感じがするの。『お薬や注射をしてくれ』って泣くようになったけど、でも、私がそんなことをするのは許されないんだ、っていうこともわかっているの。まるで世界全体が私の敵になって、私のことなんて誰もわかってくれないんだ、って感じるようになったの。夫も息子たちもとっても良くしてくれるわ。でも、私のために仕事を休まなければならないし、お金もなくなっていくわ。もう一度、これでもいいんだって思えたら、すばらしいんだけど。」

　この悲しい言葉の中には、全人的な痛みのすべての要素が含まれている。患者の身体全体を蝕んでいる身体的な痛み、患者を孤独にし、人から切り離されたように感じさせている精神的な痛み、家族のことや家族の経済的な問題を心配する社会的な痛み、セント・ジョセフ・ホスピスに受け入れてもらったことで既に緩和されてはいるが、意味の希求であり、守られていることを求める霊的な痛みである。

　身体的な痛みだけでなく、患者を一人の人間として取り扱うことによって、痛みそのものが緩和されることが多いということを、シシリーは発見した。つまり、自分の言葉に耳を傾けてもらい、理解してもらえていると感じられれば、それによって生じる不安も減少し、それはやがて薬物の必要量の減少へとつながるのである。しかし、疼痛コントロールに対する最も実質的なシシリーの貢献は、麻薬を恒常的に用いるという方法を採用したことである。それは、シシリーがセント・ルークスで習得したものをセント・ジョセフ・ホスピスでさらに発展させたものであった。末期の痛みは、それが起こる前に処理されるべきである。患者が、「薬や注射をしてくれ」と頼まなければならないような事態は生じてはならない。まして、薬をもらうのに不安を感じたり、恥ずかしさを感じなければならないなどというのは、もってのほかだ。麻薬を恒常的に投与するようになって、患者の精神状態にどのような変化が起きたのかは、ある患者との次の会話によく表れている。シシリーが患者に、セント・ジョセフ・ホスピスに入院する前の痛みがどのような具合だったか、尋ねたときのものだ。

患者　まあ、それはもうずっとつらかったです。まるで脊髄をギュッと乱暴につかまれているみたいでした。そういう痛みが続いては引いて、という感じでした。それでも定期的に注射をしてもらうことはできませんでした。あの人たちは、私ががまんできるだけがまんさせて、私が「注射をしてください」と頼むと、たいてい「もう少し待ちなさい」と言いました。薬中毒になるのを怖がっていたし、どのくらい注射をしないで耐えられるものか、知りたかったのでしょうね…。よく汗びっしょりになりました。もちろん痛みのためです。話すことすらできませんでした。そういう痛さでした。私は突然ひどい痛みに襲われていました。泣き叫んでいたわけではありません。ちなみに、ここ（セント・ジョセフ・ホスピス）に来てから一度だけ泣いたことがあり、そのときは1週間ずっと泣いていました。

ただ、私は別の病院では毎日泣いていました。すごく憂うつでした。かつてないくらい憂うつでした。でもここにいると、全く憂うつになることはありません。
シシリー　ここに入院されてから毎日定期的に注射をしていますが、どうですか？
患者　そうですね。一番大きな変化はもちろん、この安らかな気持ちを取り戻せたことです。もう憔悴し切ってしまうことも、取り乱すこともなくなりました。それまでは暗い考えがいつも心の中をよぎっていました。どんなに親切な人が一緒にいてくれても、実際誰もがとても良くしてくれましたが、私を慰めることはできませんでした。しかし、ここに来てからというもの、希望を抱くことができるようになりました。

これで話が終わるわけではない。たとえ身体的な痛みがコントロールされたとしても、死にゆく人は依然としてほかの症状があって、それによっても同じように悩まされるのである。例えば、息苦しさ、その結果として起きる不安、不眠、抑うつ感、吐き気、嘔吐、褥瘡《じょくそう》（床ずれ）、食欲の低下、口の中の乾きや不快感、そして排泄の世話を他人に依存することの罪悪感と屈辱感などである。こういった症状の大部分は、適切な医学的処置がなされればほとんど緩和されるものであるが、そのためには訓練の行き届いた慎重な看護が不可欠である。

セント・クリストファー・ホスピスの専門的な看護技術のレベルは高く、ここで働いたという経歴をもっているというだけで、その人の看護師としての評価が高くなるほどである。実際、経歴のためだけに短期間ここで働く人もいるくらいだ。

セント・クリストファー・ホスピスは、初代総看護師長のヴェレナ・ガルトンといい、次のヘレン・ウィランズ、そしてマデレーン・ドゥフィールドといい、総看護師長に代々恵まれてきた。しかしその大部分はシシリー自身の業績であり、とりわけホスピスの初期に達成した高い医療水準は、彼女自身の貢献によるところが大きい。当時、シシリーは夜も院内に残り、常に病棟を巡回していた。セント・クリストファー・ホスピスの初期からの病棟看護師長の一人であったバーバラ・マクナルティは、当時シシリーの身近で一緒に働けたことは、看護師として大きな特権であったと感じている。「シシリーは、あらゆる医学的専門性や、死と死にゆくことに対するあらゆる態度、宗教的エートス[*1]を全体として吸収していました。それは多くの面で新しく、確かに自分を広げ、成長させる体験でした。夜勤で夜一一時頃病棟にいると、シシリーもまだそこにいました。もし

＊1　古代ギリシア語で、習慣、特性、出発点、出現、特徴を意味する。

何か問題が起きたりすればすぐにやってきましたし、電話をして相談することもできました。あの方は本当に特別です。一日二四時間いつでも連絡がつくのですから。」

看護師としてのシシリー自身の経験が、看護師がどう考えているかについて、シシリーに特別の洞察をもたらしていることは確かである。「チームであることの必要性についての彼女の見解、看護師に対する敬意の払い方、看護師を知性ある同僚としてみなすやり方、どれをとっても、セント・クリストファー・ホスピスならではのことです。しかし、どこでもこれが当然と考えられているわけではありません。看護師は医師の小間使いでしかないと思っている人たちだっていますから。」ヘレン・ウィランズはこのように思いを述べている。

医師の小間使いどころか、看護師の負っている責任は大変重いものである。対人関係のレベルでは、看護師は医師よりもベッドサイドに立つ機会が多いし、患者や家族の話を聞いたり、話をしたりする機会も多い。患者から大事な質問、例えば「私はよくなるのでしょうか」というような質問をされるのも、たいていは看護師である。臨終の場面に立ち会うのも、ほとんどは看護師だ。彼女たちは、旅立って行った人のために最後の祈りを捧げ、そして遺体を入棺し、霊安室に運ぶ。そうしながら彼女らが思うことは、いみじくもある看護師が言っているように、「この一番最後のお世話を患者のためにできるということは、大きな喜び」なのである。

また、セント・クリストファー・ホスピスの看護師は、普通の病院の看護師よりも医学的なケアにも深くかかわることになっている。それはホスピスの開所初期の頃から既にそうだったと、バーバラ・マクナルティは述懐している。「シシリーは常に看護師に、『患者の痛みに対してどういう処置をするか、自分で判断するように』と教えてきました。そうすることによって、看護師は患者のことを実によくわかるようになってきましたし、患者が本当は何を言いたいのかに、耳を傾けることができるようになりました。麻薬の投与量についても、看護師に一定の裁量が与えられています。どの麻薬であっても、五ミリグラムから一〇ミリグラムまでの範囲でいくらでも、患者に必要と思われる量を使う自由があります。」そうして、医師は看護師の評価に基づいて処方を決めるのである。協力関係は初期の頃よりさらに強まっている。つまり、ホスピスが学際的なアプローチをとるようになるにつれて、患者の全人的なケアにかかわる他の専門性をもった同僚と共に、看護師もその位置を占めるようになったからである。

シシリーの細部にわたる情熱は、時には苛立ちを覚えさせることもあったであろうが、病棟において最も創造的な引出口を見出すことができたのである。なぜなら、ホスピスの看護こそ、何にもまして細部に対して関心を払うことだからである。セント・クリストファー・ホスピスの患者たちは、いわゆる高度な医療技術の恩恵を被っているわけではない。しかし、ホスピスで要求される看護の技術は、腎透析や集中治療室のそれとは異なるが、同じように高度なものなのである。

例えば、運動神経系の疾患があり、物を飲み下すことはできないが、ウイスキーを飲むことが何よりの楽しみである患者のために、その問題を解決するのが看護師である。そこでなされたことは、ウイスキーを凍らせて塊にしてなめることができるようにすることだった。こういった患者一人ひとりの、その一つひとつの望みに対して寄せられる関心こそが、セント・クリストファー・ホスピスの看護師のケアを特別なものにしている秘訣であろう。看護師は患者の枕の位置を何度も直したり、テレビの位置をこちらに一インチ、あちらに一インチと動かしたりすることに労を惜しむことがない。そうやって、自分の頭を動かすことのできない患者の頭の位置を、一番楽なようにしようとする。患者のファイルに付けられたメモには、「毎日時計のネジを巻いてあげること」とか、ある患者は眠るときはロザリオを手に持っていたいこととか、カーテンを閉めるときはある一定のやり方でしてほしい、等々のことが書き込まれている。身体的な快適さへの細やかな配慮については、いちいち例を挙げるときりがないくらいであるが、口の中を洗浄するときの注意とか、腫れた目を洗浄する際の注意とか、肘には軟膏を塗ってあげることとか、寝るときは膝と膝の間にクッションを置くこと、等々である。

看護師は当然のことながら、自分たちの看護の水準に誇りをもっている。しかし一方で、自分たちの看護が、単にこういった看護をする余裕がないためにできていない一般の病院に対する批判になりはしないか、ということも心配している。「これは、もし時間さえあれば、すべての看護師がしてあげたいと思っていることなのです」とシシリーは言っているが、こういった水準の看護を維持するためには、時間こそ不可欠の条件なのである。ホスピスケアには、患者一人当たりに対する看護師の割合も非常に高いものが必要である。現在、セント・クリストファー・ホスピスには患者のベッド数に対して各一人以上の看護師がおり、そのうちおよそ半数が資格をもった看護師である。しかしながら、時間というものは時計の上だけにあるのではなく、心の中にあるものでもある。セント・クリストファー・ホスピスから一般の病院に戻っていった看護師は、それまで思っていたよりも、ほんの少し時間を多く割けるようになっていることに気づいている。

ただ、そのためには、そういった看護師の一人ひとりが「空いた時間を看護師同士のおしゃべりだけに使うのではなく、患者と話すためにも使うようにする」必要があるのだが。

シシリー自身が看護師として受けた訓練は、看護師に接するときだけでなく、医師に接するときにも役に立つ。ごく最近まで、彼女は二週間に一回は週末を病棟で過ごしていた。「月曜日の朝には、週末休んでいた医師たちはシシリーのデスクの前に集められ、整列して（とにかくそんな感じがしたのです）シシリーが全く何の記録も見ずに、五四人の患者の名前を言って、その前の週に受けたケアのことを一通り話すのです。彼女は我々が週末のためできなかったことを拾い上げて、それを三つの病棟にわたってカバーしていたのです。」トム・ウエストは、このように愛情のこもった羨望を込めて回想しているが、彼にはシシリーがセント・トーマス病院で行ってきたような体験はない。つまり、年若い看護師が厳格な看護師長を前にして、何の記録もなしにセント・クリストファー・ホスピスの一・五倍はある病棟の患者の報告をしなければならなかった、ということである。

セント・クリストファー・ホスピスでは、その大多数のケースにおいて、痛みのコントロールと症状の緩和に成功している。シシリーは二〇年前にセント・ジョセフ・ホスピスにいたとき、痛みはほとんどの場合コントロールできるものだということを実証した。いまや臨床的な知見として、それに対する厳密な評価や研究がなされうるようになってきた。患者の家族の回想をもとにしたパークス博士の研究によると、一九七七年から七九年までの間、セント・クリストファー・ホスピスで亡くなった患者のうちの三三パーセントは、最後の段階で何の痛みも感じず、〈極度の、あるいは、大変強い痛み〉を感じた患者は一人もいなかった。七パーセントが〈強い痛み〉を感じ、六〇パーセントが〈軽い、あるいは中程度の痛み〉を感じただけだった（一〇年前に行われた類似の研究を収めたホスピスの記録によると、家族の記憶の中にあるこの種の痛みの大部分は断続的なものであり、常にその都度、緩和されていた）。数限りない患者の遺族や友人が、安らかな死というものがありうること、そしてホスピスという条件のもとでは、それは常に可能であるという経験について証言している。そして、別離に先立ってなされた時間の使い方によって、残された人々の生活が、より耐えうるものになったということも証言している。このことは、安楽死を合法化すべきだという提案に、どのような影響をもたらすのであろうか。

シシリーの信仰的な信条からすると、動機が何であろうとも、人が別の人の命を奪うことはあってはならないことである。しかし、彼女が安楽死に反対するのは、宗教的な信念に基づくものでも、生命の尊厳という考え方に基づくものでなく、医学的なケアが何をなしうるかという知識に基づいたものである。彼女はまた、合法化というものがもたらす社会的な圧力ということにも敏感である。

シシリーはホスピスの開設以前から、安楽死に反対する熱心で積極的な論客であった。セント・クリストファー・ホスピスは圧力団体であってはならないとシシリーは考えているが、スタッフも立ち上がって支持してくれるだろうと信じていた。一九六九年に、安楽死を合法化する法案が貴族院議会[*2]に提出されたとき、シシリーは長文の書簡を『タイムズ〔The Times〕』紙に投稿した。「私どもは医師として、しかるべき医学的、および看護のケアさえ行われれば、対処できないような身体的な苦痛はほとんどないということを、あえて強調しておきたいと思います。治癒の望みのない病気がもたらす精神的および霊的な苦痛には、致死量の薬ではなく、人間的な理解と共感、それに、いつでも患者の声に耳を傾ける用意こそ必要なのです。」シシリーは、王立保健協会やケンブリッジ・

＊2　イギリスの議会は、上院に相当する貴族院（House of Lords）と下院に相当する庶民院（House of Commons）で構成される。貴族院は終身任期で、貴族や聖職者などの中から首相が推薦し、国王が任命する（庶民院は公選制）。立法機関としての権能は、原則として庶民院が貴族院に優越する。

ユニオンでの討論にも加わった。また、新聞や雑誌に投稿したり、放送番組に出たり、〈イギリス教会の社会的責任に関する委員会〉によって設立された運動団体のメンバーにも加わった。また、セント・クリストファー・ホスピスの評議会と共に刑法改正委員会に報告書を提出した。その委員会は、殺人とは区別されるべき〈慈悲の殺人（mercy killing）〉という意見も認めるべきだ、という提案をしようとしていた。

シシリーの主張は、熱烈な安楽死の支持者にも強い印象を与えた。一九六一年にシシリーは、当時、自発的積極的安楽死協会の会長であったレオナード・コールブルック博士をセント・ジョセフ・ホスピスに招き、案内した。その後、コールブルック博士はシシリーにこう書き送ってきた。「もし、死に至る病いにかかった人々が、あなた方がつくり上げようとなさっているような雰囲気の中で人生を終えることができたら、安楽死という問題もなかっただろうと思います。しかし、そういうことは長い間、ありえなかったことです。」そのとき以来、末期の患者に対して適切なケアを行う、ということが広く行き渡るようになって、〈慈悲の殺人〉に反対する論議にも、六〇年代初期にはみられなかった臨床的な知見のバックアップが得られるようになった。ここに、この考えを裏づける追跡調査がある。トム・ウエストが、『王立医学協会誌〔Journal of the Royal

Society of Medicine」』に書いた論文の中に出てくる一人の患者の例を挙げてみよう。

「私は、M夫人が自分の地域の病院からセント・クリストファー・ホスピスへ転院することを許可した。彼女は膵臓に手術不可能な悪性の腫瘍ができており、それは既に肝臓にも転移していた。ひどい痛みを訴え、その訴えの凄まじさに、私についていた医学生もただ驚くばかりだった。

入院申込書の中には、『彼女は自分が悪性腫瘍だということは知りません』と書き込んであった。色々と尋ねてみると、『一年間も痛みに苦しめられていれば、考えるようになりますよ』と彼女は答えた。彼女はもちろん知っていたのだ。彼女の結婚生活は悲しいものだった。彼女の言うことにじっくりと耳を傾け、綿密に診察をしていくと、彼女の痛みがいったいどういう身体的、精神的な要因によって成り立っているのか、ほぼ正確に見定めることができた。それに従って、然るべき疼痛コントロールの処方がなされた。数日のうちに、彼女は、『この一年間で初めて、痛みががまんできる状態になった』と言った。全く痛みのない状態になったわけではないが、毎週月曜日には、髪を洗ってセットしてもらえるようになったし、毎週木曜日に開かれるバーに訪れるようになり、日曜日にはチャペルの礼拝に出席できるようになった。病棟のスタッフは間もなく、麻薬に細かい注意を払ってさえいれば、またそれ以上に、彼女に対して細かい関心を払ってさえいれば、痛みが急に襲ってきても、たいていはそれを和らげることができるということがわかってきた。

Ｍ夫人は私たちのところに三か月間いた。最後の三日間、彼女は実に安らかで、痛みからも解放されていた。彼女は三人の誠実な友人や、病棟看護師長や看護師に囲まれて息を引きとった。数日後、友人の一人が手紙にこう書いてきた。『前の病院に彼女を見舞ったときは、彼女はまるで発狂した動物のようで、憔悴し切っていました。私はただただ驚くばかりで、いったいどうすればいいのか、わかりませんでした。でも、セント・クリストファー・ホスピスに彼女を見舞ったときには、温和で理性的な人間として、その尊厳を取り戻していたようでした。そのときから、私は彼女のところに、何時間も一緒にいることができるようになりました。それまでは、ほんの数分で立ち去っていたんです。そうして、彼女の心の中の大事なことについて話すことができました。そうすることによって、私の精神的な強さも増していったような気がします』。」

〈狂った動物〉に対してなら、〈慈悲の殺人〉も、あるいはふさわしいかもしれない。しかしそれは、〈穏やかな人間〉に対しては、考える必要すらないことである。

〈慈悲の殺人〉に対する法律上の論議は、非常に込み入っている。刑法改正委員会の議長である司法長官のロートン卿は、そこに含まれる基本的な問題点を次のようにまとめている。「殺人の定義ができるとすれば、それは殺す側の動機によってのみ可能なことである。イギリスでもスコットランドでも、法律で動機による殺人の定義をすることを常に避けてきた。動機による殺人の定義は、当然のことながら困難である。人間の意図を、外に表れた行動からだけでは推論できないのと同じように、動機による殺人の定義をすることは不可能である。例えば、ある娘が病身の父親を殺したのが、同情のためであったか、物質的な欲望のためであったか、つらい看病の重荷から解放されたいがためであったか、あるいは、そういった動機が組み合わされたものであったか、陪審員はどうやって判断すればいいのだろうか。」

シシリーの安楽死に反対する見解は実に単純明快であるが、それは多くの経験と熟慮を重ねた上で導き出されたものである。それは二つの見解からなっている。まず第一に、痛みのコントロールはほとんど常に可能であるということ、つまり、患者は覚醒した自分自身を失わない状態で、心も身体も快適な状態に保つことができるため、身体的な苦痛からの逃避としての安楽死は、もう必要ないということである。第二には、作家のジーン・ライズが『タイムズ』紙の紙面に書いたように、「人間の本性が今のままである限り、安楽死が本人の意志に基づいて行われることは、そう長くは続かないだろう」ということである。このことを、シシリー自身の言葉で言い換えると、「自主的な安楽死を認める法律は、どんな法律であろうとも、傷ついた人の敷いている毛布を引き剥ぐようなものです」ということになる。一度安楽死が合法化されれば、病んだ人々や、年老いた人々に対する圧力になるだろう。そういった人々は、自分が家族にかけている負担を感じすぎるほどに感じているからである。「そのような法制化が引き起こすであろう害悪の証拠は、そのへんにいくらでも転がっています。〈安楽死〉についてのテレビ討論が放映されたり、社会学者で犯罪学者のバローネス・ウートンが貴族院議会に提案した『不治の患者に関する法案』についてテレビで討論会が行われるようになれば、老人たちは『自分たちを殺そうとしている』と考え、入院や投薬を拒否するようになるでしょう。しかし、さらに多くの人々はこれまで以上に、『自分たちの生命が役立たずで、自分は消えてしまったほうが、ほかの皆のために良いことなのだ』と思うようになるでしょう。このことを私たちは知っているはずだし、彼らの声が聞こえるはずです。聞こえてこないのは、安楽死を絶えず求める声、『殺してくれ』と求める人々の声のほうです。」

もし、ホスピスケアを誰でも受けることができれば、安楽死のような問題はほとんど起きてくることもなかっただろう。シシリーはこの点を強調する。「自主的な安楽死を合法化することは、弱者に圧力を加え、弱者への援助を妨害する無責任な行為です。それは、弱い人々や年老いた人々、身体の不自由な人々や死にゆく人々に払われる、私たちの心からの尊敬と責任感を無にしてしまうことになります。私たちは、そのような否定的で無知で不幸な法制化をもたらそうとする、どのような試みにも抵抗すべきです。」

シシリーは、医師というだけでなく、名医である。「彼女は医学の中の他のどの専門分野をとっていたとしても、成功していたことだろう」とベティ・リードは感じている。シシリーはまた、臨床的な分業体制を必要と考えており、自分自身が他のすばらしい医師に囲まれていたい、という見識も備えている。シシリーはメアリー・ベインズについて、「第一級の分析的な頭脳を備えた、明敏な内科医」と評している。ベインズは一九六八年からセント・クリストファー・ホスピスで働いており、「メアリーは、自分の母親や姉が病気になったときに連れて行きたい医師であり、自分が死にかけたときにも診てほしい医師です」とトム・ウエストは言っている。かく言うトム自身も、アフリカにおける功績により大英帝国勲章を授与された。残された遺族への働きかけの中で発揮される彼の類まれな才能は、メアリー・ベインズの技術とちょうどよい均衡をつくり出している。心理社会的な分野における彼の能力と、得も言いがたい人柄は、ホスピス全体の士気をいつでも回復させることができる。だから、トムが数日ホスピスを留守にしただけで、看護師たちは寂しがるのである。

シシリーは、「セント・クリストファー・ホスピスは、常に医学的にも頂点を極めていなければならない」という信念をもってきた。すなわち、このホスピスは近代の高度な技術がもたらした欠陥に対する抵抗として建設されたが、近代の技術がもたらしてくれる恩恵までも失うつもりはないからである。この目的を達成するために、彼女は最高の臨床医を求めた。しかしそれだけにとどまらず、研究チームを求め、医師の教育が根ざしているところの科学的な基盤を確固たるものとし、それをさらに発展させようとしている。

シシリー自身は、あまり研究向きの人ではない。麻酔薬に関する彼女自身の論文を完成させられなかったという事実は、そのことを裏づけている。しかしながら、彼女は研究の重要さは認めているし、セント・クリストファー・ホスピスは、患者のケアだけでなく、研究においても、教育においても、抜きん出ていなければならないと考えている。患者の情報を細部にわたって蓄えることができるようになったのも、彼女の強い主張によるものだった。このことは、ジョアン・ハーラム博士によって成し遂げられた。彼女はホスピスの顧問病理学者で、開所時からボランティアとして記録部門の運営に当たっていた。看護師や医師のメモから抜粋された情報やカルテ、医師に来た手紙などは、一定の方法でパンチカードに記録されている。一人ひとりの患者について二五〇種類もの情報がある。こうしてそこにまとめられた情報は、統計的な調査や研究に用いることができるのである。

これらの貴重な記録は、臨床研究部門で働く医師たちが用いる資料に加えられる。研究活動は非常に初期の頃からホスピスの理念の中に組み込まれており、ホスピスの開所間もないときにも、小さいながらも強力なチームが結成されていた。ロバート・トワイクロス博士は一九七一年からセント・クリストファー・ホスピスの常勤の臨床薬理学の研究医として働いていたが、この分野において多大な貢献をし、多くの論文を発表した。一九七六年に彼はセント・クリストファー・ホスピスを去り、オックスフォードのホスピス、サー・マイケル・ソーベルハウスの医療部長となった。

その後、その研究職のポストを務めたのはT・E・ウォルシュ博士であるが、彼の指導のもとで、研究部門はかつてないほどの多忙を極めている。彼が近年行った研究は、これまでセント・クリストファー・ホスピスでなされた研究の中で最も実質的であるという評価を受けている。彼はシシリーとの間にすばらしい協力関係を築いている。この熱心な医学研究者と、パイオニアである創設者とは、互いを尊重し合い、互いの異なった持ち味を尊敬し合っている。

ターミナルケアの草分け的存在として、時として他の医師からシシリーが批判の的になることは避けられないことである。実際、彼女は薬理学的な進歩についていっていないということで、槍玉に挙げられたことがある。ホスピスの活動が発展するにつれて、それが新しい若い医師の心を引きつけている。彼らの研究はシシリーによって触発されたものであるが、次第に彼女に追いつこうとしている。このことは認めなければならないが、それが批判の原因と考えると、本質を見失うことになる。シシリーは決して薬理学の分野で傑出しようとしたこともなければ、自分の使命が臨床研究にあると思ったこともなかった。しかし、科学的なアプローチに対する彼女の熱心な献身が、彼女をして研究活動の実現者、あるいはその元締めとなって、痛みと症状のコントロールに関する研究の分野全体を刺激することになったのである。

ハロルド・スチュワート教授は、シシリーの指導教授として彼女の能力をよく知っており、彼女の学問上の業績について冷静な評価を下している。彼女は何の薬理学的な発見もしていないし、新しい薬や方法を発見したわけでもない。彼女がなしたのはそういうことではないのだ。彼女の行ったことは、ある薬を使用してその最高の効果を得ることであり、そのことによって患者にもたらされる効果には大きな違いがある。彼女はその資質と迫力で、これまで蔑《ないがし》ろにされてきた領域に取り組んで、一定の基準を設けたのである。その影響力は膨大なものがある。

もう一つの批判は、最近シシリーが十分にベッドサイドで時間を過ごしていないということである。しかしこの批判は、彼女が六〇歳になるまで通常の病棟業務をこなしてきたという事実を見落としているように思える。いずれにしても、一人の人間がその人生の中でどれだけのことができるだろうか。医療部長としての仕事の中で、彼女はホスピスの管理の仕事の多くをしなければならないし、基金の調達もしなければならない（資金の不足は常に後を絶たない。セント・クリストファー・ホスピスは、次々と資金難に出くわしている）。ほかの人にベッドサイドで働く自由を与えるために、彼女は講演を次々にして回らなければならないし、ものを書いたり放送番組に出演しなければならない。このことはやはり、ホスピスケアにとって重大な損失である。セント・クリストファー・ホスピスの発展の一つの節目となったのは、シシリーが、一か月に二回の週末は病棟で過ごすことをやめたこと、それに伴って、彼女のユニークな専門知識が発揮できなくなったということだろう、とトム・ウエストは感じている。そして、そこには反作用も生じる。リチャード・ラマートンは、「シシリーの最近の講演には、前ほど燃えるようなところがないし、身近に感じられる真実もない」と言っている。シシリーの教えることが、現実に沿わなくなるという危険性もある。なぜなら、それはもう、絶えざる実践によって裏づけられていないからである。シシリーはその屈託のない正直さで、むしろこのことを認めている。

セント・クリストファー・ホスピスが近代ホスピス運動の母としての地位を築いたのは、患者のケアと研究活動だけでなく、その教育活動にも負うところが大きい。これら三つの側面のユニークな組み合わせによって、医学、看護、ソーシャルワークの各専門家の中にある姿勢を変化させ、聖職者と一般の人々の間にある相互に対する態度を変えさせたのである。その影響は、もともとはこのホスピスから生まれたものである。医師たちは定期的に様々な病院やヘルスセンターに出掛けて行って話をしているし、看護師たちは一般の病院の中でホスピスで学んだことを還元している。また、毎年一年の期間でホスピスを訪れる、既に数百人にものぼる専門家たちも同じようなことをしているし、聞きたい人に対して進んで答えようとする人すべてによって、この教育活動は担われてきているのである（毎日数人の医師から、アドバイスを求めてホスピスに電話がかかってくる。彼らはシシリーのことを聞いたことがある人かもしれないし、他の医師たちの講演を聞いたことがある人かもしれない。あるいは、このホスピスを訪れたことのある人かもしれない。そういう医師たちは、セント・クリストファー・ホスピスで行われているような援助が可能であることを知って、そういう援助を自分たちの患者にもしたいと思って電話をかけてくるのである）。ゆっくりではあるが、確実にセント・クリストファー・ホスピスで実践された理念は世界中で実現するようになってきている。

ギル・フォードは、自らをシシリーの最初の直伝の弟子と呼んでいる。彼女はシシリーと出会ったときから、またシシリーがセント・ジョセフ・ホスピスにいたときよりずっと前から、常にシシリーと電話で話をしてきた。ギルは、シシリーが疼痛コントロールの技術を伝授した最初の人であった。彼女は許可を得て、これらのアイデアを自分自身の病院でも試みようとした。そしてその結果は実に印象的であったので、非常に若輩であったにもかかわらず、彼女は末期の痛みをコントロールすることを許されたのである。

現在、ギルは厚生省医療局の副局長であるが、ターミナルケアはいまだにイギリスの医学部で独立した科目として広く講義されているわけではないし、決して教えやすい科目でもないということも認めている。彼女は次のような指摘をしている。「その困難さはどういうことかと言うと、まず、高度な医療技術がもはや不必要になってから、患者に対して人間的なアプローチをするということが、他のいかなる治療とも同じように必要であることを、どう理解するかということです。そのようなことを教える際におそらく最も大切なことは、必要なのは物理的にまわりを調えることでもなければ、深い薬理学の知識でもなく、習得できそうもない職人技でもない、ということを学生自身が認識することだと思います。」

シシリーは、聴く者に力を与える教師である。自らを模範として、あるいは著作や放送番組を通じて、また世界中の会合で講演をしては、常に人を導いてきた。つい最近まで、彼女は一週間に二~三の講演をこなしていたし、一時は一年間に一二の医学部で教鞭をとっていた。彼女の一番最初の末期患者のケアについての論文は一九五九年に書かれたが、それは『ランセット』誌に熱烈なレビューが載せられ、いまなお版を重ねている。『ナーシング・タイムズ』誌の編集者ペギー・ナッタールは、この論文について次のように言っている。「シシリーはこれを非常に苦労しながら書いたと思います。講演者としての彼女は、あれほどに明快で弁舌さわやかなのに、どうして二つの文章を一つにつなげることが彼女にとってこんなに難しいことなのか、私にはわかりません。彼女が何を言わんとしているのかを理解するのに、私は随分苦労しました。でも、彼女がそれを書き上げるには、大変大きな個人的な犠牲を払わなければならなかった、ということがわかったのです。彼女にとって書くということは、苦痛以外の何物でもなかったことでしょう。」そうは言っても、シシリーは六〇以上の論文と雑誌の記事を書いているし、医学書の一部の執筆を担当したことも七回ほどある。また、『終末期疾患のマネジメント〔The Management of Terminal Disease〕』という本の編集もしているが、この本は、心理社会的な経験からではなく、実質的に臨床医学的な経験に基づいて書かれた、ターミナルケアに関する最初の医学書である。また、『オックスフォード・テキストブック・オブ・メディスン〔Oxford Textbook of Medicine〕』に、メアリー・ベインズとの共著で終末期疾患のマネジメントについて執筆している。

一方で、シシリーは講演をすることも積極的に楽しんでいるし、実際、彼女は講演がとても得意である。アメリカ、カナダ、オーストラリア、ヨーロッパはもちろん、アフリカでも講演したことがある。また国内でも講師として要請されることが多く、色々な学校や大学、病院、教会のグループ、医療関係の専門家のグループ（放射線技師、歯科技工士、腫瘍医など）から講演の依頼が殺到している。

ホスピスの開所後しばらくは、そこで看護師のための講義や講演会が数多く開かれていた。そのため、木曜日の午後の回診には四〇名以上の人が加わっていたが、参加したいと言う人が後を絶たなかった。「本当の看護の教育は、病棟で行われるべきものだ」とスタッフは強調し、シシリーは「本当の教師は患者なのだ」といつも強調しているが、このホスピスの教育的な役割が、外に向かって見える形で発揮されることが、ますます望まれている。ウェールズ財団からの時宜を得た寄付や、ウォルフソン財団からの寄付によって、この必要は満たされた。一九七三年、シシリーが先見の明をもって購入しておいた第二の敷地の中に研修センターが建設され、アレクサンドラ王女の手によって、開所式が行われた。

シシリーは資格をもった教師ではない。そのため、この研修センターをどのように運営すべきか、シシリーのアイデアに肉づけをする必要があった。この基礎的な作業をもっぱら受け持ったのがドロシー・サマーズである。彼女はセント・クリストファー・ホスピスでボランティアとして働いた経験がある教育看護師長であり、今回再びスタッフに加わって、センターの運営に八年間かかわっている。この研修プログラムは盛況で、内容も豊富で成功を収めているのだが、シシリーは、上級の人々の教育をさらにグレードアップする必要を感じている。特に、将来ホスピスで医療部門の責任者となるような医師のために、そうする必要を感じていた。彼女は、ある研修の目的のために、アメリカから精神医学者であるジョン・フライヤー博士を招聘《しょうへい》した。それは、センターの機構を、医師と上級教育担当者のトレーニングにより重点を置く方向に再構築するためであった（シシリーはもともと、フライヤー博士はセント・クリストファー・ホスピスには来ないだろうと言っていた。フライヤー博士のやり方はあまりにも派手すぎて、セント・クリストファー・ホスピスでは彼を扱い切れないだろう、と感じていたからである。後になって、「誰の邪魔にもならないように、シシリーがいつでも対応できる」週末にだけ、彼に来てもらうようになったが、シシリーは彼の才能を使いたくて仕方がなかった)。

この種の改革は、それなりの原因がなければ起きてこないものである。しかし、拡張され拡大された研修センターは、ケリー・ブルグラス博士という新しい指導者を迎えて、軌道に乗ろうとしている。もともとの基礎研究に加えて、色々な専門の医師を迎えるレジデント制を導入するようにもなった。医師は、国内からも海外からも迎えられる。そこではフィルムの映写が行われ、図書館も備えられている。セント・クリストファー・ホスピスのスタッフのための院内研修も行われる。臨床看護合同研究会のためのコースも開催され、一九七六年以来、三〇〇名以上の看護師がこの資格を得ている。その三分の一は、セント・クリストファー・ホスピスの外部の看護師たちである。こうしてターミナルケアの看護の技術は、一般の医療技術の中にも還元されているのである。ホスピス運動は、その知識の流出に関しては寛大で、むしろそれが広く行き渡ることを望んでいる。厚生省政務次官のジョージ・ヤング卿の言葉を借りると、「すべての良き運動がそうであるように、ホスピス運動のもつ影響力は、煉瓦とモルタルによるものではなく、この理念によって生じた人々の関心であり、この理念がもたらす実際のケアの中で起きる変化にある」ということである。

ホスピスケアが普及していることは、二年に一回国際大会が開かれるようになったことからもうかがうことができる。一九八〇年に開催された第一回の大会は、セント・クリストファー・ホスピスの一三周年を祝って開かれ、設立のきっかけとなったユダヤ人の患者デヴィッド・タスマを記念して、〈バーミツバ〉[*3]と呼ばれた。一九八二年には、二〇〇名近い人がストランド・パレス・ホテルに集まって、ターミナルケアの心理社会的な側面について共に考えた。参加国はカナダ、オランダ、インド、イスラエル、日本、ルクセンブルグ、ニュージーランド、ノルウェー、ポーランド、南アフリカ、スペイン、スウェーデン、スイス、アメリカ、そしてイギリスであった。セント・クリストファー・ホスピスで教えられたことが、一五年でもう、先進国全体の約半分に行き渡ったことになる。シシリーはセント・クリストファー・ホスピスの教えを広めるために、常に創造力に富んだ方法を模索している。彼女の創造性はとどまることを知らない。彼女は看護師のための再教育と、さらに高度な教育のためのコースをつくることに意欲を燃やしている。既にそのために、経済的な援助の約束を取りつけているほどである。

*3　ユダヤ法を守る宗教的・社会的な責任をもてる年齢（13歳）に達したことを記念して行われるユダヤ教徒の男子の成人式。女子はバトミツバと呼ばれ、12歳時に行われる。

セント・クリストファー・ホスピスの教育には、もう一つの、より血のかよった、より個人的な分野でもある在宅ケアのサービスがある。多くの人々は自分の家で、家族に囲まれて死にたいと望んでいるが、大変病状の重い患者を看護しなければならない責任は、専門的な訓練を受けていない家族には大きな負担となる。家族は、家で患者である家族をどのようにケアすればよいのかを、セント・クリストファー・ホスピスからの専門的な援助によって教わることはできないものだろうか？

シシリーは、ホスピスの開所よりずっと以前から、将来、何らかの形の在宅患者のためのサービスを行う外来クリニックが必要になるだろう、ということを予測していた。実際、彼女が一九六六年に厚生省にホスピスの開設を申請したときに、その書類の中に既にそのアイデアを書き込んでいた。それが実現されたときには、創造的で冒険的な試みに特徴的な柔軟性と許容性が発揮されることになっていた。

それが実現したのは、一九六九年のことだった。既にホスピスでは、痛みと症状のコントロールに成功しつつあったので、以前に考えたよりも多くの患者を家に帰すことができそうだということがわかってきた。セント・クリストファー・ホスピスは二種類の患者のケアをしている。一方は、一週間ほどで死んでいくであろうと思われる患者である。そして他方は、ホスピスで最後の時間を過ごすためにやってきたのではあるが、痛みはコントロールされ、症状が緩和されている患者である。彼らは一日であれ、数年間であれ、もう一度家に帰ることができる。シシリーはこの第二のグループの患者についても、バーバラ・マクナルティと話し合った。バーバラは病棟看護師長の中で抜きん出て有能で、洞察力があり、パワーのある人物である。「それについて二人で話し合っていると、二人の間でその構想全体が段々大きくなって、みるみるうちに発展して、三〇分も話をしないうちに、まとまった形になっていったのです。とにかく私にはそう思えました。シシリーがアイデアを加える。すると、それに私がアイデアを付け加えるのです。また、おしゃべりしているうちに、段々と形になっていきました。そして話の終わりには、『じゃあ、取り掛かりましょうか』って、彼女は言いました。一週間か二週間のうちに、在宅ケアの外来クリニックにあてられることになったオフィスの鍵が開けられました。その部屋は使われないままになっていて、古いイスや積み上げられた車イスで一杯になっていました。私たちはそれを片づけて、電話を置き、そこに座って、『はて、私は次にいったい何をすればいいんだろう』と考えました。」

シシリーが最初にしなければならなかったことは、サポートをしてくれる地域の開業医と保健師をリストアップすることだった。患者は、結局は彼らのケアに委ねることになるからである。このことは大きなチャレンジであった。というのも、当時セント・クリストファー・ホスピスでやっていたような麻薬処方の成功例について、聞いたことのある開業医はほとんどいなかったからである。いずれにしても、医師というものは、何かをしろと言われるのを歓迎しないし、ましてそれが、看護師の口から言われるのであれば、なおさらであった。バーバラは保健師の経験もあったので、ゆっくりと、しかも巧妙に医師たちを説得するように動き回った。あるときは、実際に成功例を見せることによって、またあるときは、献身的な働きと謙虚さによってである。「私は看護師たちによく言ったものです。医師を自分の味方につける一番良い方法は、少々難しいときでも、いつでも自分自身を役に立てる状態にしておくことだと。例えば、夜中の一時に注射の用意をするというようなときでもです。それが彼らの信頼を得る方法であり、そうすれば、看護師が申し出ていることについて、医師も本気なんだと思うでしょうし、看護師の申し出たことを、彼女らに安心して任せることもできるでしょう。」

在宅ケアは成功であった。責任、苦しみ、別離の苦痛は決して取り去ることはできない。しかし、それは分かち合うことのできるものである。七五歳の婦人、エセルの場合もそうであった。彼女は二年間、闘病生活を送っていた。

彼女の献身的な夫は、どんなことがあっても彼女を自分と一緒に家に置いておく、と心に誓っていた。最後の月には、バーバラらは彼の手には余るのではないかと本当に考えたこともあったが、彼の固い決意と愛は決して揺らぐことはなかった。妻が朦朧《もうろう》とした意識状態になって、覚醒させることができず、夫は不安になってクリニックに電話してきたことも何度もあった。直ちに訪問がなされ、状況が再評価され、彼ら二人に再び、大丈夫だという保証がなされた。

エセルが骨折したときと、後に衰弱が始まったときには、主治医と鎮痛剤についての打ち合わせが頻繁に行われ、その都度、薬の調整がなされていった。最後の週には地域看護師が二日に一度は訪問して、看護ケアを行い、訪問と訪問の間は夫が妻のニーズに対応することができた。ホスピスは開業医と緊密な連携をとりながら、麻薬を供給し、経過を見守った。そして、エセルの最後の数時間の間の注射は、ホスピスの看護師が行った。エセルはある日の早朝、クリニックの看護師が到着してほんの数分後に息を引き取った。彼女は意識のない状態のようであったが、夫は確信をもって「あなたが来るのを妻は待っていたんですよ」と言った。

いつでも電話で専門的な援助と励ましを受けられ、再入院ができるという条件のもとで、患者は家により長くいられるようになったし、家で安らかに息を引き取ることも多くなった。患者は個として自立していながらも、守られていることができた。つまり、常に家族にそばにいてもらうことができる一方で、専門的な医療技術を受けられる環境が保証されたのである。

実際、在宅ケアは大きな成功を収めたので、その働きは世間から大きな評価を受け、バーバラも名声を高めた。バーバラは自分自身、権力への欲求があることをよく自覚している。そして、シシリーが、セント・クリストファー・ホスピスの新たな成功を心から喜びながらも、バーバラの個人的な成功に対しては複雑な気持ちで、多少嫉妬しているということにも、バーバラは十分気づいていた。この二人の力ある女性の間には、愛情と共に尊敬があった。しかしながら、バーバラは二つのことを考え始めていた。つまり、在宅ケアの外来クリニックを発足させるために、もう自分の最善を尽くしたということと、セント・クリストファー・ホスピスは自分の人生の余りに多くのものを消耗させすぎるということである。その八年後、彼女はセント・クリストファー・ホスピスを去ることになる。そのときまでに、彼女はメアリー・ベインズの代えがたい協力のもと、六〇〇〇以上の開業医と看護師のチームによる支援・相談サービスを立ち上げていた。その働きは広範な方面から信頼を受け、尊敬を受けた。

医療チームによる訪問が頻繁にあり、いつでも訪問が受けられるという保証によって、また、必要なときにはホスピスのあらゆるサービスを受けられ、ベッドが保証されているということによって、患者とその家族は最高のケアを、（多くの人々にとって）最高の場所である家庭で受けられるようになったのである。「有能さこそ、なぐさめなのだね」とシシリーの弟が言っている。「有能さは、必ずしもホスピスの病棟の中だけに閉じ込めておくべきものではない」ということを、セント・クリストファー・ホスピスは身をもって示したのである。

Chapter 13

私たちはいったん新たにされたのだから、
年老いるために成長するのではなく、
新たにされた中で成長してゆこうではないか。

――聖アウグスティヌス

Chapter

13

死にゆく人の日記

「真実を話す必要はありますが、真実はたとえ話（寓話）を使って話さなければなりません。そして、患者はあなたにとって寓話のようなものなのです」と、シシリーはリチャード・ラマートン博士に言ったことがある。

死にゆく人々のためのシシリーの働きが成功した理由の一つは、おそらくこれが最も大きな理由だと思うが、最初から最後まで常に、患者に標準（試金石）を置いていたためであろう。患者の生い立ち、その生と死は、セント・クリストファー・ホスピスが拠って立つ、錬金術でいうところの第一原質[*1]であった。患者との会話の断片のいくつかは、

＊1　宇宙のすべての物質の元となっている基本物質のこと。第一原質（第一質料）に熱・冷、乾・湿の性質が加わり変性することで、万物を構成する四大元素「火、風（空気）、土、水」のいずれかに姿を変える、と考える。

シシリーがあまりにもよく引用するので、ホスピスの理念の一部として織り込まれるまでになっている。「君の頭と心の中にあるものがほしい」「それを言うのは、あなたにとってつらいことだった?」「私のことを誰も見たがらなかったのは変だわ」「そういう望みをもってもいいのかしら?」「自分のことを理解しようと努力してくれているように見える人が誰かいればいい」「自分が必要とされているんだと感じられることは、すばらしいこと」等々である。

信仰の共同体であり、かつ同時に医学的な共同体としても働いているセント・クリストファー・ホスピスをより理解するために、代表として一人の患者の話に耳を傾けてみることにしよう。

ラムジーは一九七八年六月二日から九月八日まで、セント・クリストファー・ホスピスに入院していた。亡くなったときの年齢は四五歳だった。彼はずっとテレビ局のプロデューサーをしており、病気になる直前まで、大きな身体的なハンディキャップを克服しようと頑張っている人々をテーマとしたシリーズ番組に非常に熱心に取り組んでいた。

彼はセント・クリストファー・ホスピスに、手術不能な脳腫瘍を抱えて入院してきた。視力は衰え、言葉も既に不自由となっていた。だが彼は、病気をもちながらも「何か役に立つこと」をしたかった。しかし、衰えていくのが彼の心自体だとしたら、どうしてそのことを前向きに考えることができるだろうか。メアリー・ベインズ博士とシシリーの助言を受け、一人の看護師の助けを借りて、彼は口述筆記で日記をつけ始めた。

セント・クリストファー・ホスピスに来るまでに、ラムジーは既にいくつかの病院に入院していた。前の病院に入院していたときに見舞いに訪れたことのある彼の女友だちの一人は、それまでいつも別れるときには泣きたくなっていたが、セント・クリストファー・ホスピスに来てからは「笑いながら別れられる」ようになった、ともらしている。そのような彼の変容に対して、ホスピスがどのような役割を果たしたかは、彼の勇気に満ちた日記の行間にはっきりと見てとることができる。ラムジーには痛みはなかったし、彼のつらい症状はコントロールされていた。というのも、ステロイド療法が効を奏しており、新しい精神安定剤によって覚醒状態が保たれていたからである。また、視力の回復、もしくは少なくともその低下を抑えるため、チャリングクロス病院で放射線療法を受けていた。周囲のコミュニティの温かさ、彼に対する看護師の積極的で心からの関心、他の患者との友情、大勢の友人たちが訪れることのできる自由さ、これらすべてが彼の早すぎる悲劇的な死に意味をもたらしてくれたのである。

以下は、このラムジーの日記からの抜粋である。時折混乱した表現があるが、それは彼の病気のせいである。彼が口述したままに書き残されている。

七八年七月一二日

今、午前一時だ。ジョージが数時間前に亡くなった。彼は八〇歳を過ぎたところで、臨終には彼の妻と娘が立ち会い、私は隣のベッドに寝ていた。私が書くと約束した日記の冒頭がこういうことになるとは予想もしていなかった。夜勤の看護師が私の言葉を書き留めてくれている。病棟はとても静かで、私はジョージのことを考えている。彼が亡くなった後、私は泣いた。

人に書き留めてもらう言葉の最初が誰かの死についてであるということは、別に私がこれをドラマティックにしようとしたからではない。私が書き始めようとしたときに、たまたま起こったことにすぎない。ジョージについて、私は何を言ったらいいのかわからない。私は泣こうと思っていて泣いたわけではないし、私が特に言えるような新しいこともない。

七八年七月一三日

午前四時。今起きたところだ。自分の気持ちについて書こうとする第二回目の試みになる。ジョージ、つまり昨夜亡くなった八〇歳の老人は、もうとても遠い存在になってしまったように感じられる。ジルが病院から帰った後、私にとっても彼女にとっても、ひどい夜だった。ロンドンの端から端まで行くのに二時間はたっぷりかかるのに、彼女のバイクは故障してしまった。昨夜のことで私はまだ混乱していたし、それをどう言い表したらいいのかわからなかったのだが、私が自分で自分が何をしてほしいのかがわからなかったので、彼女はイライラして怒り出してしまった。

ジルは私の世話をもう一年以上もしてくれている。彼女がどうしてそれをやり遂げられているのか、私にはわからない。彼女は私よりもずっと若いのだけれど、とにかく私を正気に保つという重荷を引き受けてくれている。彼女は資格をもった看護師になってからほんの数か月だが、おそらく私が死ぬまで看てくれることになるだろう。そのことを私は心配していないが、私が死ぬとき、おそらく彼女は相当動揺することだろう。来月は、彼女がこの二年でしてきたように私への接し方を覚えてくれたらいいのに、と思う。

七八年七月一四日

目が覚めたら真夜中だった。今夜は普通の夜らしい。もう一年以上も何も読んでないし、何も書いてない。でも、どうやら私は、何もしないことにも慣れてきたらしい。でも、それは何もしないということではないようだ。この一年を過ごし、ホスピスで三週間を過ごしてみて、これから先もこの奇妙な生活を何とか過ごしていけそうな気がしている。他の病院に入院していたこの一年が実際的な人生の過ごし方だと、今までは思えていた。もちろんそうではないのだが。でも普通の病院には、奇妙ではあるが、私が正常と感じていた何かがあった。ホスピスにいるのはまだほんの短い間だが、その短い時間が、何か特殊なものに変わろうとしている。こうして夜中にスタッフ看護師のクールトンさんに向かって語りかけていると、もし私に時間が残されているのなら、もう一つの人生をみつけられそうな気がしている。それはドラマティックでもないし、それほど変わったものでもないだろうが、私の人生の中では最上のものであるに違いない。今日はとても穏やかな一日だった。夜は今こうやって静かで、誰もが眠っており、私もやがて眠りにつくだろう。次の一年はきっと良い年になるだろうと思う。私は生や死について心配はしていない。何か不思議な方法で、私は自分の頭の中と、まわりで起きていることを楽しんでいるようだ。いったい何が起こっているのか、私にははっきりとはわからないうちに、ホスピスは私の面倒をみてくれている。読み書きができなくなって以来、一年以上になる。ホスピスに来て四週目になるが、私は今まで知っていたと思っていたものと全く違ったものを体験している。この新しい年を、今までなかったような最高の年だと思えるように、それができる間は、自分に何かを与え続けていきたい。

七八年七月一六日

週を重ねるごとに、私の中に悟りのようなものができているが、さらにもっとそれがほしいと思う。残念ながら、すべてがうまくいっているわけではない。左目の視力が落ちてしまって、右目だけを使わなければならなくなった。誰でもそう感じるのだろうが、こんなに視力が大切なものだったとは、と驚いている。左目は霞んでしまって役に立たなくなったが、もう手の施しようがないらしい。とにかく、それについてはあまり考えないことにしよう。目のことは目に任せておけばいいことだ。

七八年七月一八日

気分がいい――いつもよりずっといい。用心しさえすれば、自分で歩くこともできる。今日は晴れていて、気持ちが良さそうな日だ。視力のことで、私の幸運にも陰りがさしてきた。左目は見えなくなって、私に何も教えてくれなくなった。右目は今のところまだ大丈夫のようだが、これ以上悪くなったらどうしようと考えると、恐ろしくなる。どちらの目にも施すべき手立てはなく、私にできることは、ただ待って望みをもつことだけだ。ほかの人たちがそうせざるをえなかったように、私もすべてを受け入れることができると思う。すばらしいことは、私の好きな人や楽しい人が皆、会いに来てくれて、おしゃべりができて、毎日を本当に楽しくしてくれることだ。ジルは一所懸命働いてくれていて、それを楽しんでいる。私はそういう彼女を見ているのが好きだ。来週の大きな出来事は、彼女と私が週末を家で一緒に過ごすことだ。何事も起こらず、うまくいってくれればいいと思う。そしてまた再び会えますように。

七八年七月二〇日

今は午前三時、私はまた、私自身に起きようとしていることを見つめている。この三日間、朝は頭の中が爽快で、自分で四時間ごとに起きて薬を飲まなければならないときを除いては、ほとんどぐっすりと熟睡することができた。

この片方の目がずっと無事でいられるかどうか、そのこと以外は何も考えられない。誰にとっても視力を失うということは恐いことだと思うが、私の場合、もし両目とも永久に見えなくなってしまったら、何もできることがなくなってしまう。もし災難が避けることができないことなら、人は誰でもそれに対応するすべがあるはずだ。私も例外ではないだろうし、何とかして災難を最少限にとどめる方法をみつけ出すことだろう。今できることは、この哀れな目がこれ以上悪くなるものかどうかを見極めることだけだ。

七八年七月二四日

先週の金曜日は散々な日だった。今回は私の最初の外泊だったため、ジルは色々なことをうまく調整するのに手こずったようだ。彼女と私は家に一泊する予定だったが、そのためには色々なことをうまく調整する必要があった。私たちはすっかり混乱してしまったが、結局最後はすべてうまくいったし、一泊二日を私たちだけで過ごすということは、信じられないくらいすばらしいことだった。今日の午後三時半に、しばらくぶりでアンに会った。彼女も他の大部分の看護師と同様、私からみると極めてユニークな仕方で世話をしてくれる人だ。看護師たちは皆、これからもっともっとユニークにならなければならないだろう。なぜなら、いずれ私の目は見えなくなるだろうから。すべての看護師はそれぞれ少しずつ、私に対する見方が違っている。いまや私はギリギリのところにいる。失明するかどうかのギリギリのところにいるのだ。チャンスはもうほんのわずかしかない。ほんのわずかしかないが、週に二回通っている放射線治療が効を奏せば、ほんの少しの間でも、その限界を押し戻すことができるだろう。しかし、その望みはほんのわずかしかなく、私はもう最悪の結果を受け入れる用意ができているし、ジルもそうだ。これからは看護師の力がもっと必要となるだろう。ジルには私と同様、このことがわかっている。

七八年七月二五日

今、三時四五分で、日が高く昇っている。まだ外の世界が見えているなんて、驚くべきことだ。でも、私はきっと、太陽を拝むのは今日が最後になるだろう。私を喜ばせることとて特に何も起きないが、もう太陽が見えなくなるからといって、特に何を感じるというわけでもない。まだ、何かが動いているのは見えるし、昨日見えていたもので、まだ今日も見えるものもある。それは多くはないが、空のようであったり、人のようであったりして、私にとってはそれがすべてなのだ。この二〜三日の間に何が起ころうとしているのか、私にはわからない。今日、二回目の放射線治療を受けにチャリングクロス病院に行ってきた。あの痛みのない六分間の治療で、またきっと、私の生命の借用期限を延ばしてもらえたのだと思う。あれは本当に効くかもしれない。目のためにもあの治療は受けなければならない。見えるのはごくごくわずかではあるが、まだ何かが見える。たとえ、もしこれ以上見えるようにならないにしても、少なくとも全盲にはならないといいのだが…。それはまさにギャンブルのようなもので、こんなに生と死の淵にまで追い詰められることがなければ、一つのことに賭けてみようなどという気にはならなかったことだろう。でも、これは実にワクワクさせられる体験だ。あまりにもきわどすぎるけれども…。今日はもうこれ以上話すことはなささそうだ。

七八年七月二六日

今は午後で、私はまたアニーに話しかけている。感謝すべきことに、私の視力はまだ残っている。かすかだが、でも昨日よりほんの少しだけよく見えるような気がする。何かを見られるということは、すばらしいことだ。でも、その一部は霞んでいて、見えにくい。自分の視力がもうほんのわずかしかもたないと考えてしまうと、いてもたってもいられない気持ちにさせられる。でも一日一日は私を幸せにしてくれる。もちろん、視力はもっとよくなってほしい。ものを見ようとすると、すごく緊張しなければならない。でも、時によってはそうすることができないこともある。今日は友だちが入れ替わり立ち替わりに、大勢来てくれた。一緒におしゃべりしていると、とても幸せな気持ちだ。幸せすぎるのが、皮肉な感じだ。私は来世のことを考え始めているが、でもそれを考えると混乱してしまう。生命はまだ至るところにあって、私のまわりで交わされているおしゃべりや、叫び声を上げたりすることの中にも、まだわずかばかりの未来は残されていると、そう考えるほうがまだ好きだ。何ていう人生だろう。でも、それも悪くはないと思わないか?

七八年七月二七日

放射線治療——三回目の六分間の照射を病院で受ける。今したいことは、明日ベインズ先生と初めての面談をして、先生のアドバイスに従って、何が自分にとって一番良いことなのかを決めることだ。それから第三期の放射線治療を始めることになるだろうが、それは来週から始まるかもしれないし、二週間待つことになるかもしれない。

七八年七月三一日

とうとう何も見えなくなった。実際に見えなくなったのは昨日からだが、目が見えないということがどういうことかは、実際に起こってみないと決して言い表すことができないとわかった。これはいったい、どうすればいいのだろう。自分が見ているものが何なのかがわからないというこの感覚を、どうすればいいんだろう。私はこの思いを、できるだけ穏やかに受け止めようとしている。私にとって唯一救いであることは、今は自分だけの部屋があるということだ。

数日前に起こったことは、実におぞましい体験だった。自分が安全だと感じていられるこのホスピスの世界からさえも、ふるい落とされるような気がした。とても信じられないことだが、ここにいる患者のうちの一人が全くどうしようもない奴で、もう四日以上、昼も夜も悩ませられ続けている。それは私だけでなく、他の六人の患者も同じだ。

私は彼から一番近いところに寝ているので、一番多く被害を被っている。大きな声を出しては他の人間を誰でも支配しようとするこの男には、がまんがならない。でも、彼が部屋を変えさせられるということはなさそうだったし、そうできる立場の人も、誰も彼を動かそうとはしていなかったように思う。だから私は、自分から動くしかないと思った。朝から晩までこの男と一緒にいることで、私がどんなにひどい目にあうか、それを言い表すのはちょっと不可能だ。このことから、私は多くのことを学んだ。私は今でもまだ、何らかの決定を自分で下さなければならないということ、この醜悪な出来事はもう忘れなければならないということだ。

私はほとんどまた元の自分に戻った。目は見えないけれど、自分の後ろにホスピスの支えがあるのを感じる。目が見えなくても、力を得ることができるのではないかと望みをもち始めている。また、私が認めなければならないことは、自分のまわりにいる人々の温かさが、私に、まだできることがたくさんあると思わせ始めているということだ。もうしばらく生きられるかもしれない。だから、人間として生きることを存分に楽しんで、今までわからなかった新しいことを発見していけたらいいなと思う。

七八年八月一日

今、午後二時だ。数時間前、私は一生の中で一番恐ろしい体験をした。今朝、私は理学療法士と一緒に散歩をしていた。目は見えなくなったけれど、彼女の助けを得て、盲人として生きるという自分の運命を生きる力が、自分の中にできてきているような気がしていた。しかし突然、見たこともないような異様な世界が見えてきたのだった。私は立ち止まって、その形を見ようとした。それは四〇か、一〇〇か、あるいはそれ以上の建物によってできた形だったが、私にはそれがいったい何なのか、全くわからなかった。一〇〇年以上も経っている奇妙な建物がどんなものか、それを言い表すのは恐ろしいことだが、とにかくそれが私の顔の前に立ちはだかったのだ。その建物は私のすぐ近くにあったが、私はあまりにも怖かったので、それを遠ざけることができなかった。私はそのとき自己のコントロールを全く失って、自殺してしまいたいと思った。私を散歩に連れ出した理学療法士は、私が恐慌状態に陥ってしまっていることがわかって、私を病室に連れ帰った。おそらく私の状態は、彼女と、アンとジルとスーザンの三人の看護師には手にとるようにわかったことだろう。あまりにも怖くて、全く別の世界にいるようだったし、自分のコントロールを失っていたし、このままだと自殺してしまいかねないとわかっていた。彼女らの助けを受けながら、私は自分を正気に保つためにできる限りのことをした。そのときはまだ、自分自身の頭の中にあること以外は何も見えなかったけれども、失神もしなかったし、気が狂いもしなかった。三人の看護師は私と一緒にいてくれて、身体を洗うのを手伝ってくれたり、三時間くらい声をかけたり、話をしてくれたりした。その間、私は正気でいるためにできうる限りのことをした。今はもう少し落ち着いている。そして驚いたことに、この一〇分くらいの間に、これが正気というものなんだと思える何かが戻ってきたのだ。

今は午後の二時で、アニーが、私がどういう状態でいるか、書き留めてくれている。この新しい見慣れない世界が再び戻ってきた。でも、今度は少なくとも気が狂うことはないだろう。

七八年八月二日

今日は比較的良い一日だった。すべてが昨日に比べればましだし、昨日は本当に生涯で最悪の日だった。盲人として生き延びられていることを、私は喜んでいる。昨日の朝の恐怖は本当に言葉にできないくらいで、私は自殺してしまおうかと思った。昨日を生き残れたということは、私自身、誇らしくさえ思っている。私はそのことをもう大勢の人に話した。話せる限りの人には皆、話した。今日は大勢の人が訪ねてきてくれて、実を言うと相当ワインを飲んでしまった。今が移行期なのかどうかはわからない。医師にもわからないらしい。だから、私が、永久に盲目になるかどうか、今決めてしまうのは早すぎるようだ。今はまだ、早く動くことができない。まわりの様子が全くわからないので、まるで蟹のように、ゆっくりと歩いている。私は恐れてはいない。でも、何をすればいいのか、よくわからない。盲人としてどのように振る舞えばいいのかわかるようになるまでは、まだしばらく時間がかかりそうだ。

今日はとても面白かった。皆に昨日の体験を話して、半ばこうやって今生き残っていることを自慢していた。たくさんビールやワインを飲んで、おおいに笑った。こういうことをすると自分が生きているのだと思うし、これから先も人生があるような気がしてくる。それが正しくないと、誰が言えようか。これから先、私がどんな人生を歩んでいくかわからないが、だんだん面白くなってきそうなことは確かなようだ。

七八年八月三日

盲目であることにこんなに早く慣れてくるとは、驚いている。あまりにも劇的に目が見えなくなって、今このような精神状態にいられるということは、あと数週間もすると盲目であることにも気楽でいられるようになるのではないか、と思えてくる。まだ私には、まわりに奇怪な形をした建物が見える。まるで私はその建物に押し倒されてしまうのではないかと思われて、恐ろしい気持ちがする。その建物がまだ動いていないということがわかったとき、それらがいかに現実のように見えて恐ろしくても、いつかどこかに消えてなくなるのだと信じなければいけないと思った。ばかげた話だが、その建物は一五世紀か一九世紀のもので、私はそのまわりを歩いたり、入って行ったりしていた。この光景は今でもまだ私の頭の中にあるが、ほかの人たちと一緒にいる限りは、それを抑制することができそうな気がする。昨日や一昨日のように、たとえかすかでも時折光が戻ってこないかと期待していたが、弱い光も戻ってはこなかった。光はもう戻ってこないのだろうか。私の目は、永久に見えなくなったのだろうか。

良いことと言えば、友だちが来て一緒に飲んだりしていると、とても変わった感じ方で、人生はそんなに悪くもないな、と思えてくることだ。私の状態について友人たちがどう思っているか、だいたいは察しがつく。でも、私は彼らには、怖がらず、私がこの新しい人生への手掛かりをつかむのを一緒に手伝ってほしい。

七八年八月四日

盲目であることに順応するスピードがこんなに速いとは、自分でも驚きだ。おおかた一週間もすれば何もすることがなくて、飽き飽きしてくるだろうと思っていたが、どうもそうではないらしい。もちろん私は看護師たちに話しかけたりしているし、彼らも皆、私のことをよく気にかけてくれているので、それは私にとって大きな助けとなっていることは確かだ。でも、まだ私は人間であるのをやめたわけではない。今日午後三時に、私はシシリー・ソンダース先生とデイム・アルバーティーン・ウイナー先生と言葉を交わすというすばらしい機会を得ることができた。ソンダース先生とはほんの少し話しただけだったが、確かにあの人は驚くべき女性だ。ここセント・クリストファー・ホスピスにいるというだけで、学べることはとてもたくさんある。ただ、もう少し早くあの人たちに会えていればよかったのに、と思う。またあの人たちと話をしたいし、そうなるように努力してみよう。そして、彼女らが送ってきたという驚くべき人生から、私自身も学ばせてもらいたいものだ。身体的な面でもうこれ以上変化が起きないことを、切に望んでいる。そうしたら、自分の未来を本当はどうしたいのか、ということに集中することができるだろう。

七八年八月八日

もちろん何も見えない。さらに悪いことに、唯一見えるのは、私の頭の中にある、あの忌まわしい一五世紀の石造りの建物だけだ。それよりはるかに小さな問題としては、私は食べ過ぎている、それに飲み過ぎているということ。何という晩年だ。自分で望んでもいないものが、どんどん付け加えられていく…。

七八年八月一一日

二日間ジルと一緒に帰宅した。目が見えなくなってからは、最初の帰宅だった。私はジルに世話をされることを楽しんだし、盲目であるということがどういうことかについて一緒に話もした。さらに大切なことは、失明が不思議なことに私の人生を変えてしまったことについて、ジルがどのような思いでいるか、話してくれたことだった。彼女はそのことを力強く語ってくれた。私が自分自身で努力していくことを後押ししようと彼女はしてくれているのだろうと思う。たとえそれが苦痛を伴うものであったとしても。本当にジルは私のことを思ってくれている。私も彼女への愛をますます強く感じている。

今はもうセント・クリストファー・ホスピスに戻ってきていて、ジルとは四時間前、彼女が仕事に出掛けて行くときに別れた。セント・クリストファー・ホスピスは三日前とどこも変わってはいない。それは私にとって、とてもいいことだ。セント・クリストファー・ホスピスは、段々私にとって居心地のいい場所になってきているらしい。後は私の身体が、せめて数日の間だけでも何とか安定した状態でいてくれたら、と望むだけだ。

七八年八月一四日

日記に何も書かないまま三日が過ぎてしまった。自分がそんなに強くはないということは確からしい。こうやっている間も、段々自分が弱っていっているのがわかる。これからも自分自身に目を向け続けて、また先週のように強くなれるという希望をもち続けることだろうが、どうも気分は晴れない。自分がそう長くは生きないのだ、ということを、初めて強く感じるようになりつつある。

七八年八月一五日

明日からの数日をどのような日にするか、努力して整理しなければならない。まだまだ力もあるし、言葉もうまくしゃべることができる。しかし、これが長く続くとは思えないので、前もって考え始めておかなければならない。なぜなら、言葉がなかなか出てこなくなるときまでに（残念だがきっとそうなるだろう）、できる限り多くのことを書き終えておきたいからだ。私にはかつてほどの力はないということはわかっているし、それはむしろ自分にとっていいことだと思う。私にはそのことが手にとるようにわかる。また、私はそれなりにまともな状態にいるが、それでも、自分のしていることに以前ほど熱中できなくなっている。酒を飲んでいるときは頭もクリアで、気分もリラックスしている。でも、この文章を後で読み返したら、何のことだかさっぱりわからないかもしれない。酔っ払って口述するのははじめてだ。言葉遣いが段々おかしくなっていっているが、そんなことはたいして気にならない。実際、ほとんどお構いなくしゃべっている。自分が疲れていてこうなのか、段々のんきな性格に変わりつつあるのか、どちらかはわからない。最後までこの気楽な気分でいられるなら、悪くはないと思う。実際、それに勝ることはない。

七八年八月一六日

昼食まですこぶる気分が良くて、今その昼食を終えたところだ。ホスピスでこんなによく面倒をみてもらえて、私は実に運がいい。皆、実によくしてくれる。ジルは私の世話をできる時間は限られている。彼女は仕事で時間を多くとられるし、おまけに仕事場は遠いときている。ジルがアニーと知り合いだったということは、私にとってこれ以上ない幸運だった。

七八年八月二一日

日記を書こうとするのに五日もかかってしまった。先週ぐらいから、言葉が以前ほど滑らかに出てこなくなったということは、もちろん自分でもわかっている。日が経つにつれて自分がどのようになっていくかということは、考えていなかった。でも今、自分の知的能力が低くなっていることは明らかだし、今の自分について考えることは、内容も貧弱になってきている。面白いことに、私は自分が今、何を気にかけるべきか、ということを以前ほど気にかけなくなった。でも、少なくとも、私はまだここにいる。

ノビー・ハーディングという新しい男がここで暮らすように（少なくともそうしようとしている）なった。ノビーの肝臓には何か悪いものができたらしく、それはこれ以上良くなるとも悪くなるともわからないという。ただ一つ確かなことは、彼の年が七〇以上だということだ。でも、ノビーは私の思いどおり、愉快で得がたい性格の持ち主だ。というのも、私は「彼がすばらしい個性をもっている」ということを耳にしていたから。できることなら、彼と一緒に映画をつくってみたいものだと思う。

七八年八月二二日

このことは私の人生にまた一つ、新しいことを付け加えてくれる。ノビーは七〇歳だが、まだまだ意気盛んだ。毎日彼は私に話しかけてくれ、彼の話し方は私に対する共感にあふれている。どうやら、ノビーと私は間もなく遠く離ればなれになろうとしているようだ。でも、私は彼のことが大好きだし、彼について色々なことをしてみたい。たとえ、彼のこと以外にもう書くことが何もなくなったためという理由であったとしてもだ。

今日の大きな出来事は、今まで会ったこともなかった人や、長い間会っていなかった人に大勢会ったということだ。何年も会っていない人に再会して、その存在を感じるということは、とてもうれしいことだ。私の人生のほんのわずかな断片だけでも、彼らのために残しておけそうな、そんな気がし始めている。これはやってみるだけの値打ちがありそうだ。

七八年八月二五日

言葉を話すのが少しずつ難しくなってきているが、でもまだ何とか通じるだろう。今日は良い日だった。困難なことは何もなかったし、私を真剣な気持ちにさせたり、不安にさせたりするようなことは何も起こらなかった。明日からの数日は、生涯で最も大切で意義ある日としたい。でも、十分にそうすることができるかどうかわからない。とにかく、祈るだけだ。助けを借りながら、もちろん一緒に祈ってくれているマーチン先生の助けも借りながら、何かできるように。言葉を話すのが段々難しくなってきている。言葉を忘れてきているからだ。だから、思いがけない間違いをしてしまう。でも、私には助けてくれる人がいるし、私に起ころうとしている最も大切なことは、まわりにいる人たちに助けられて何とかなるだろう。

七八年八月二六日

驚いたことに、私は神を見出そうとしている。そのことがどうやって起こるのか私にはわからないが、イエスが私を見出してくれ、私を私自身にしてくれるという感覚が、そう遠く隔ったものではなくなった。それに、私がイエスを一番必要としているときに、彼が来てくれたということは驚くべきことだ。このような短い間に、しかも自己流の方法でそれを考えつくということは、これは恐らく、イエス・キリストが来てくれているということ、つまり、イエスが私を顧みてくださったということだ。これはとても重要なことだけど、でもそれが現実になろうとしている。

アニーがまた記録してくれている。ジルも書いてくれている。私のことをわかってくれる人、愛してくれる人がずっと私のそばにいてくれるということは、私にとって驚きだ。神が私の何を知っておられ、私のことをどれほど大切に思っていてくださるかを、たった今わかろうとしている。自分の未来のことを考え、イエスがとにかく私の人生を意義あるものにしてくれると考えると、ワクワクしてくる。もっと早くこのことができていれば良かったのに。私の気持ちをわき立たせるのは、自分自身の生をこの世にも、来たるべき世にも、いまや私にとって可能となったあらゆる方法で押し広げることができるということだ。

生を生きながら死を生きるということは、思うに奇妙なことだ。今でもそれは奇妙なことに思える。でも私は、生きていても死んでいても、それを他のすべての人と私が共にいる場所にしたいし、変わることのない場所にしたい。それがいったいどのようにして起きるのかはわからない。でも、それが起きるのだ。私が永遠に死んだままでいるのかどうかもわからない。でも、それはたいした問題じゃない。なぜなら、私は神に顧みられているんだし、神が私に対して望んでおられることは、私にできる限りのことをすることで、それだけが大切なのだから。まるで、私は神と共に人生の緒についたような気持ちだ。これは実に驚くべきことだ。

七八年八月二八日

午後、で、私はいつものように日記を眺めている。私が理解できる今のうちに、未来について見つめておきたい。でもそれがあまりにも長く続くようだと、ほとんどそれを理解できないかもしれない。つまり、私の記憶力が段々落ちてきているということだ。私が重要視したいと思っていることの一つは、マーチンとの関係だ。明日、彼は自分自身のことをもう少し私に話してくれるだろう。三日間、彼はずっと私と一緒にいてくれ、それは二日前のことだから、イエスは明日にも彼の心の中に入ってくれるだろう。物事を思い出すのが段々難しくなってきているが、二〜三日もすると、それも全くできなくなることだろう。でも、イエス・キリストのもとに行くこと、そして彼を自分の人生で最も重要なものにすることだけは、何とか私の手の届くところに残されそうだ。私には助けが必要になるだろう。そして、何らかの形で理解されていることが必要になるだろう。できるだけ早くそのようにしなければならない。主イエス・キリストによって、アーメン。

七八年九月二日

私は言葉をみつけ出さなければならない。それを人生の最も感動的なことと一緒につなぎ合わせよう。それらがつなぎ合わされ、言葉で言い表されると、言葉はとても単純で、直接的で、感動的なものになるだろう。こんなにもうまくいくなんて信じられない。

でも、事実はそうなのだ。

七八年九月三日

今日こそ自分の最期の日になるだろう、とずっと思ってきた。でも、思うに神はそのようにはお考えではないらしい。もちろん、そのことは変わらない事実だし、最期の来るべきときには来るし、泣いたり笑ったりとかいうこともすべて、然るべき起き方で起こることだろう。死について（それとも生きることについてか？）考えているので、全知全能なる神がどのような形であれ、全知全能であるということはわかる。順番を受け止めて、できる限り楽しむのだ。喜びと重要なことを私にもたらすために、それを私から取り上げるなんて、何とおかしな世界ではないか。それは確実に起きることで、止めようがない。私の生と死は私の知っていることでもあるし、わかろうと努めていることでもある。アーメン。

＊

「とうとう、このラムジーさんの日記に、私が自分の言葉を書き込むときがきました。でも、それよりも大切なことは、ラムジーさんと一緒にただ話をしたり、何も話さないでいられるときが、こうやってもてるということです。ラムジーさんは自分自身でも言っておられるように、死に臨む準備ができていますし、それを待ち望んでもいます。でも神様は、それがたった今だとはお考えではないようです。見舞い客の数も段々少なくなってきましたし、限られた人たちだけが訪れるようになりました。ラムジーさんは今日はとても涙もろくて、ジルには自分を生かすチャンスがたくさんあり、すべきことも多くあったにもかかわらず、彼女がいかにこれまで自分のために尽くしてくれたかということばかり考えていたようです。結局、彼が〈運の良い〉人だったのだという話になりましたが、そうするとさらに心を動かされたようでした。」

「ラムジーさんの精神状態には驚かされてしまいます。彼は依然として、明晰で理性を失っていませんが、それでいてとても穏やかです。彼は時々、自分自身に対して癇癪《かんしゃく》を起こしたり、腹を立てたりする以外は、ほかの人にそのようなことをすることはありません。彼は決して、彼のパーソナリティーの一部分をも失ってはいません。

私たちは毎日、今日が日記を書く最後になるかもしれないと思ってきました。そして毎日日記をつけるたびに、それが何とか意味（時にはナンセンスな）をなしているのに驚かされてしまいました。でも、それもいまや時間の問題でしょう。」

これ以後、彼らは日記をつけることはなかった。ラムジーはこの五日後に亡くなった。彼は生前、シシリーがこの日記を、彼女がふさわしいと思うところで使っても構わないということを言い残していた。

Chapter 14

泣きながら夜を過ごす人にも
喜びの歌と共に朝を迎えさせてくださる。

——『詩編』第三〇編六節

Chapter 14

マリアン――満ち足りた結婚

シシリーは時に自分の一生を、好んでハンス・アンデルセンの童話『みにくいアヒルの子』の話にたとえることがある。みにくいアヒルの子が白鳥になるのと同じように、平凡な少女は、魅力的で自己実現を果たした女性となった。また、みにくいアヒルの子が、春が来て白鳥に変身するまでには、長くて寒い冬を耐えなければならなかったという点でも、同様であった。そして、ついにシシリーにも春は来たのだった。人生の半ばにさしかかり、彼女は成し遂げた仕事に対して、多くの称賛や受賞という名誉を得た。そのクライマックスは、一九八〇年にデイム[*1]（男爵夫人）の称号を受け、一九八一年に

＊1　p.45参照。

宗教の発展に貢献したということで、九万ポンドの賞金とともにテンプルトン賞[*2]を受賞したということだった。しかし、シシリーのプライベートな人生を栄えあるものとしたのは、彼女がやがて結婚することになる一人の男性と出会ったことだった。そこから彼女の幸福は輝き出した。また、彼は長い年月を待つだけの価値のある男性であった。

ただ長い間待たなければならなかったというだけでなく、それは苦悩と寂しさに満ちた時でもあった。少女時代も、年頃になってからも、シシリーは容易に男性と交際するということができなかった。両親に対して相反する感情を抱いていた少女時代、自分の喜怒哀楽を表に出すことは容易ではなかった。しかし、それに加えてシシリーは、体格という問題があった。彼女はただ身体が大きいというだけでなく、あらゆる面で大きな人だった。「どうも私は大きすぎて、自分自身につまずくことに時間を費やしすぎたようです」と言って、シシリーは嘆く。父親は、シシリーが童話に登場するおんどり――長い首と大きなくちばしをもっていて、いつも大きな足を色々な物に突っ込む〈コック・ア・ルースター〉に似ていると言ったが、いかに愛情を込めてそう言われても、それはなぐさめにはならなかったし、欠けた自信を回復することは難しかった。

シシリーの能力や野心、完全主義は、どれも彼女を浮いた存在にしてしまうものだっ

*2 アメリカの投資家ジョン・テンプルトンによって創設された賞。宗教間の対話・交流に貢献のあった存命の宗教者・思想家・運動家等に贈られ、宗教分野のノーベル賞とも呼ばれる。

た。彼女の感情の深さも同じことだった。父親はよく、「お前の気持ちの困ったところは、とてもたくさんの救いが必要なことだね。お前の感情は、しつけの良い競走馬のようにはコントロールすることはできないよ」と、やさしく言ってくれたものだった。彼女の細身の身体の中には、非常に情熱的で女らしい部分が囚われていたのだった。

このような感情を自然に解放することができないので、シシリーは次第にぶっきらぼうな態度をとるようになった。シシリー自身が〈女らしい生き方〉と思っていた態度に屈しない、そのようなぞんざいな態度は、当時、社会的バックグラウンドをもった女性が皆、とるものだと思われていた。その結果、シシリーは男性を恐れさせることになり、彼らはシシリーのギスギスした外見からしか彼女を見ることができなかった。幼い頃のシシリーを知っているある男性は、「彼女は、草むらで一緒にかくれんぼをしたくなるような子ではなかった」と述べている。皮肉なことに、シシリーは内心ではそのような女の子に憧れていた。さらに悪いことは、傷つきやすい一〇代の頃に、母親の話し相手のリリアンと絶えず比較されたことであった。リリアンは輝くばかりの若い女性で、まわりにはいつも称賛が飛びかっていた。

身体的な不利や家族の中の緊張関係よりもさらに深い問題は、シシリーが赤ん坊の頃に受けた、消えることのない傷であった。満一歳になる前に、彼女は二回、母親から捨てられている。最初は彼女の世話を母親が伯母のデイジーに任せてしまったときであり、次は赤ん坊が伯母になついたことを嫉妬した母親が、デイジーを追い出してしまったときである。シシリーは、自分の行動を心理学的に説明することを好まない。しかし、このような初期の二重の喪失が彼女に何の影響も及ぼさなかったと考えることは不可能である。明確にされない拒否、捨てられてしまったという感じは、無意識的で根の深い怒りを生じさせ、孤独感や、「自分は生まれてきてはいけないのだ」という思いを引き起こしてきたに違いない。そのような喪失から立ち直るということは、果たして可能なことであろうか？

あるレベルでは可能であろう。傷はひとまず脇へ置かれ、抵抗しがたい成長への衝動がそれに取って代わられる。植物は、たとえその根が傷ついていても花を咲かせることはできるが、その花はそれほど豊かなものではないだろう。一〇代の頃からシシリーは男性を愛し、しかも情熱を込めて愛した。学校の最後の学期に、彼女はある若い空軍将校に向けた自分の気持ちを、友だちにこう書き送っている。「彼のことが好き。彼以外の人を愛することなど考えられない。私にはきっと、こういう人が現れると思っていたの。

私の心の中にはどこにも疑いなどないし、どんなに待たされても、私はどんな苦労も厭わないわ。彼もきっと私のことを好きだと思う。それはほんの少しかもしれないけど。でも、彼は若くて恥ずかしがり屋だから、初めて会って、しかもあれだけの時間でそんなにしゃべってくれるとは思っていなかったわ。もし、運悪く彼が私のことを好きになってくれなかったら、私はひどく傷つくと思うわ。でも、チャンスがあるなら私は構わない。それに賭けてみるわ。それでもダメで、何も彼に起こらなかったら、もうほかには誰もいないわ。」

このような強い愛情も、ついにかなえられることはなかった。何年もの間、彼女は自分で〈愛への憧れ〉と呼んでいるもののために苦しめられた。社会的にいっても、彼女は独身でいることを嫌った。独身でいることは、一生不利になると思っていた。医師の資格試験に合格して彼女が喜んだことは、もうこれで「ミス」と呼ばれなくて済む、ということだった。

しかし、シシリーは自己憐憫にふけることはしなかった。彼女の友人が一人また一人と婚約していったときも、彼女らと共に喜んだし、結婚式にも参加し、子どもの名づけ親にもなった。彼女は楽しむことに対する大きな度量があり、彼女の生活は、聖歌隊で歌ったり、コンサートに行ったり、バードウォッチングをしたり、人をもてなしたり、休日には独身の友人たちと出掛けたりと、色々な活動で満たされていた。彼女は、自分が必要なくなったときに友人を見捨てるという自覚を抱いていたが、友人たちは疎んじられたと感じたとしても、たいていはそれを認めようとはしなかった。実際、ベティ・リードは友人に対するシシリーの誠実さについて触れ、いかに彼女が辛抱強く友だちでいてくれたかということを話してくれたし、ロゼッタ・バーチは、シシリーがあのような多忙な生活を送っているにもかかわらず、いかに友人として支えになってくれたかを話してくれた。しかしながら、ベティ・ウエストは、セント・クリストファー・ホスピスこそがシシリーの人生であり、子どもであったと指摘し、「本当にむごい言葉だと思うけど、もはや自分の〈子ども〉の役に立たなくなった人を見捨てるような残酷さも彼女にはあったわ。けれども、それは多分やむをえなかったのでしょう。あまりに大きな組織を動かしていくためにはね。でも、それはつらいことでしょうね。傷ついた人たちもいたけれど、でも私は幸運な一人でした」と言っている。これは大きな愛情の伴った明晰な判断であろうし、おそらく真実であろう。しかし、人は成長して、友人の輪の中から出るものである。シシリーは誰よりも成長し、変化を遂げていたので、それぞれの時に応じて様々な友人を必要とした。大部分の友人関係にとって、こういった〈潮の満ち引き〉は自然なものであり、友人たちはいつの間にか疎遠になっていくのである。でも、そのうちの一人が有名になってしまうと、そこではじめてそれが非難の的となる。

いかにしてシシリーは長い冬を乗り切ったのであろうか。彼女は二組のメガネを通して自分の人生を振り返る。一つのメガネはバラ色にコーティングされ、もう一つはグレーにコーティングされている。

グレーのほうは、拒否や死別や寂しさを表している。この寂しさは、友人たちをしばしば心配させ当惑させるものだが、それは根深いもので、彼女があれほど嫌っていた独身生活そのものよりも深いものだったし、彼女が従うように運命づけられた道によって強いられた孤独よりも、さらに深いものだった。シシリーが父親から受け継いだ性質でもあったのだが、彼女が常に仲間を必要としていたということにも、それは表れている。また、意外なことに、それは彼女にとって祈りがとても大切であったということにも表れているのだ。そのために、彼女は心ならずも多くの時間を一人で過ごすことになってしまったのだから。おそらく、その根は彼女のごく幼少期にあり、子ども時代の彼女にとって、世界の中心であった母親と伯母の両方を失ったことに根ざしているのだと思うが、そのことはいまだに謎に包まれた部分である。

しかし、もう一つの楽観的なメガネを通して世界を見る場合、人からの拒否も取るに足りないこととなり、人との関係は悲しみとしてよりも、むしろ喜びとして表れてくる。活動し、物事を成し遂げ、仲間をつくることが寂しさを取り除いてしまう。

シシリーの対人関係は、それぞれが独自の在り方で完璧なものとなっている。デヴィッド・タスマと愛と真のコミュニケーションを共有した経験をする三〇歳まで待たなければならなかったが、少なくとも後から考えると、それにはそれなりの理由があったのだということを、彼女は認識している。「もがいたり叫んだりしながら、私は本来いるべきところに引きずっていかれたような気がします。もし結婚していたら、私がやってきたことも、きっとできなかったことでしょう。」このことの結果として、彼女は男女間の愛についていくつかのことを知ったし、自分の人生をいかに過ごすかということについても知った。結婚への憧れの中でフラストレーションを体験し、心を千々に乱しながら、彼女のエネルギーは長い医学のトレーニングを受けることや、ホスピスを建設するということに精力的に流れていった。人との関係をそれほど渇望しなくなり、部分的にもそれが満たされると、彼女は一所懸命働きながら、男性と女性の両方との付き合いを楽しめるようになった。

医学部でシシリーは、〈男とか女とかいうことをあまりこだわらない連中〉と一緒に動き回っていた。シシリーはそこで勉学に励み、熱心な信仰に基づいて様々な活動をしたが、そこで彼女は終生の友となるトム・ウエストに出会う。

何がトムとシシリーとを引き寄せたのかを言うのは難しい。二人は、職業や信仰、音楽の興味ということでは共通している。トムの繊細な知性はシシリーの知性とマッチしたし、彼の友情は彼女の孤独感を和らげてくれた。シシリーが死にゆく人々のために召命を受けたように、トムは海外宣教へと召されていった。彼は医師の資格をとると間もなくアフリカに行き、そこで一九六〇年代を過ごした。その間、シシリーはホスピスの計画を立て、建設へと取り掛かっていた。この地理的な距離と二人の年齢の差（彼はシシリーより一二歳年下だった）のおかげで、二人は深くかかわりすぎるという恐れもなく、互いに自由に友情を楽しむことができた。時にシシリーは二人の関係にそれ以上のものを求めたこともあったが、二人とも結婚する気はなかった。

そうして心ならずも独身であったことは、結果的に彼女に自由を残してくれた。それは独身でなければ不可能であった、トムや、G夫人、アリス、ルイー、ギル・フォード、マッジ・ドレイク、ベティ・ウエスト、ロゼッタ・バーチらとの友情を楽しみ、育てる自由でもあり、死にゆく人々のために働く自由であった。

アントーニはシシリーにとって突然の贈り物であった。彼に初めて会ったとき、彼女はもう二〇代のときのような関係を求めてはいなかった。しかし、彼は間接的にシシリーを導いて、結婚へと至らせたのである。

それは一九六三年一二月のことだった。アントーニが亡くなってから三年が経っていたものの、シシリーは彼を失った悲しみから立ち直っていなかった。悲しい気持ちで彼のことを考えながら、公立図書館からの帰り道、車を走らせて、上手な女性のドライバーなら誰でもするようにウィンドウショッピングをしていた。そのとき彼女の目は、ドリアン画廊のショーウィンドウの中にあった一枚の絵に吸い寄せられた。まるで磁石のようにそれに引きつけられた。それは、油彩で描かれた青い十字架像だった。シシリーは車を止めると、ちょうど閉めようとしていた画廊にたどりついた。その日は展示の最終日だった。彼女は一枚一枚絵を見て回り、うっとりとして、心動かされ、その絵をどうしても一枚ほしくなった。彼女はそれまで一度も絵を買ったことなどなかったが、彼女があまりに熱心なので、画廊の主人は、彼女が選んだ『波を静めるキリスト』という一枚を半額で売ってくれた。画家の名はポール・マリアン・ブフーズ＝ジスコといった。

次の日、シシリーは画家に手紙を書いた。

「ブフーズ教授

私はあなたの『波を静めるキリスト』という絵をドリアン画廊の個展で買いました。あの絵の背後にあるインスピレーションを与えてくださって、本当に感謝しています。あの画廊のショーウィンドウの中にあるものに魅せられて、画廊の中に入っていき、それをみつけたときの私の喜びを聞いていただきたかったのです。あの絵は、私にとって最も心をかき立てられ、鼓舞してくれる作品のように思えます。その伝えようとしているところはあまりにも大きくて、一つの次元を越えているように思えます。」

さらに書き進めて、それが末期がん患者のためのホスピスのチャペルに飾るためのものであるということを彼に告げた。

「あなたの絵が伝えようとしていることは、私たちがしようとしていることにとっても非常に根源的なものだと思います。そして、あなたの絵に引き寄せられて、個展の最終日の、しかも閉廊間際に駆け込んでいったということは、きっと単なる偶然ではないと思います。」

数日後、シシリーは返事を受け取った。

「ソンダース博士

あなたのお手紙を三日前に受け取りました。お返事をすぐに書けなかったのは、あなたの手紙にあまりに心動かされたため、少し考える時間がほしかったからです。

私の個展はある意味で〈成功〉でした。私の名声のためにも、経済的にも成功だったと思います。でも、あなたに知っていただきたいことは、私の芸術家としての人生の中でも、画家としての四〇年間の活動の中でも最も大切な瞬間は、あなたの手紙を読んだときでした。ソンダース先生、これは少しも誇張ではありません。なぜなら、芸術家にとって、自分の芸術によって同胞に必要とされ、役に立てる、と感じられることほど大切なものはないからです。特に、ほかの人々よりも助けを必要としている人のためであれば、なおさらです。

あなたに私の絵を買っていただき、その絵があなたの目的に適うものだと仰っていただいたことは、私にとって最高の名誉となりました。

ソンダース先生、一つお願いがあるのです。もしよろしかったら、私のアトリエを訪れてくださって、セント・クリストファー・ホスピスの新しいチャペルのためのプレゼントとして差し上げるのに、どの絵（大きな絵です）がふさわしいか、私の相談にのっていただけないでしょうか。それをプレゼントとして差し上げることができれば、これは私にとって最高の名誉となることでしょう。」

ちょうどクリスマスの前に二人は会った。ついにアントーニへの長い喪の期間が明けたのであった。

マリアン・ブフーズ=ジスコは、一九〇一年、ポーランドのウィルノー近くの裕福な貴族の家に生まれた。彼はポーランドの都市クラクフの美術学部で学んだが、既に傑出した画家であった。ポーランド・ソビエト戦争で一九三九年にドイツ軍がポーランドの村グディニャに侵攻すると、一兵士であったマリアンは、たちまちドイツ軍によって捕虜になってしまった。心の底から芸術家である彼は、捕虜になっても創作活動をやめることはなかった。仲間の捕虜を集めては絵の教室を開いたり、四〇〇枚もの油絵や紙の切れ端に描いた素描を残した。そのうちの何枚かは、キャンプからキャンプへと移動させられる間も持ち歩くことができた。彼はまた第一級の数学者でもあり、仲間の捕虜の幾人かに、大学レベルまでの数学を教えた。一九四五年に解放されたとき、彼はまず最初にローマに行き、その一年後にイギリスに渡った。そこで彼はポーランド美術学校の校長となり、以来ずっとその地位にいる。彼は国外にいる代表的なポーランド系の画家の一人に数えられており、個展も数多く開いている。

彼の絵は大部分が油彩で、構図とともに色彩をもって表現しているが、躍動感にあふれ、情熱的で、技巧的にも完成されたものである。あるフランスの美術評論家は、彼の絵の肌ざわりを評して「(絵の具が)厚く、量感をもった点描のように、ある種の制御された憤怒を伴ってカンヴァスの上に置かれている」と述べている。マリアンは並外れた視覚的な力をもった、本質的には宗教的な画家であり、彼の技巧は彼に仕えるべきであり、技巧に支配されるということはなかった。ある意味では、彼は印象派の画家の一人といえよう。しかし、情熱は絵のモチーフそれ自体の中にあるのではなく、絵の背後にあるアイデアの中にあった。

並外れた二人の人物のことを知れば知るほど、この二人が一緒になるのは当然だと思うことだろう。マリアンと出会うことによって、シシリーは自分とは違った意味で、自分と同じくらい偉大な人物と出会うことができた。彼の態度は実に自信に満ちていて、「レンブラントによって描かれたというだけで、良い作品であるとは限らない。これは駄作だね」という具合にきっぱりと判断を下すことのできる人である。彼の絵は実に大きなスケールで描かれており、彼は自由の身で、周囲から指図されることもなかった。シシリーには、自分に従っていつでも言うとおりにしてくれる人はたくさんいるが、自分が家に帰ったとき、やさしく、しかもしっかりと出迎えてくれる人がいるということは、どんなにか力づけられることだろう。

二人が結婚した直後、シシリーとトム・ウエストは受難日*3の三時間の礼拝のことをめぐって仲たがいしてしまった。それまでシシリーはアメリカに行っており、礼拝の数日前に帰ってくることになっていた。彼女には準備をする時間もないだろうし、いずれにしても疲れていることだろうと思って、トムとチャプレンとはシシリーを含めないで礼拝のプログラムを決めた。シシリーは激しく怒って、「今回、あなた方は出すぎています。

＊3　イエス・キリストの受難と死を記念する日。復活祭前週の金曜日で、聖金曜日ともいわれる。

私のホスピスで、私を礼拝のプログラムの中に入れないなんて」と言った。トムは、もし彼女さえよければ、自分が受け持つことになっていたところを彼女にやってもらいたい、と申し出たが、彼女をなだめることはできなかった。彼らが難渋しているところに、マリアンが入ってきた。「あなた、トムと私はとても愉快な喧嘩をしてるの（彼女はむしろそれを楽しんでいたのではないか？）」と言って、事情を彼に説明した。マリアンはこう言った。「ねえ君、バカなことを言っちゃいけない。結局、受難日は神様の日であって、君のための日じゃないのだから。」それ以来、トムはマリアンに対して最高の敬意を払うようになった。シシリーのマリアンに対する尊敬の気持ちが増し加わったということは、言うまでもないことである。

マリアンは、多くのイギリス人男性が知らない、女性を取り扱う術というものを知っていたし、彼女らの中にある女性性をどうやったら引き出すことができるかということを知っていた。このことは、それまであまりに男性的な注目ばかり向けられることに傷ついてきたシシリーにとって、心に触れるものであった。結果的に彼女は、雄々しさと男性的な自覚をもった、とても男らしい人物に出会うことになったのである。

しかし、そこに至るには長い時間がかかった。シシリーはいつでもこう言う準備ができていた。「彼に好意をもったのはすぐでした。でも、彼にたどり着くには何年もかかりました。」たとえそうであっても、彼女は即座に反応してみせたわけではなかった。彼は結婚しており、一九三九年以来会ってはいなかったが、妻がおり、イタリアとポーランドの都市クラクフにそれぞれ息子と娘がいた。シシリーとマリアンは、世間で言うところの〈スウィンギング・シックスティーズ〔Swinging Sixties〕〉*4に出会ったが、シシリーの人柄は、より窮屈だった四〇年代に培われたものだった。

長い間、じらされるような関係が続いた。マリアンの妻はポーランドにおり、彼は政治的な亡命者だったから、妻は国を出ようとはしなかった。結婚生活はかねてからうまくいっていなかった、と言ったほうが、より適切かもしれない。しかし、マリアンは熱心なローマ・カトリックの信者だったから、離婚などは考えられないことだった。いずれにしても、自由に再婚できないということは、むしろ彼にとって好都合なことだった。彼は自由を楽しんでいたし、何も急いで自由を失う必要もなかった。その上、ポーランド貴族としての誇りが、自分より裕福な女性と仲良くなろうとする惨めな芸術家の地位に自分をおとしめたくないと思わせていた。「今なら、君を愛していると言えるよ。もし、僕がもっと若くて、もっと自由だったら、君に一緒になってくれと言うんだが」と言え

＊4　一九六〇年代半ばにロンドンで一瞬のうちに花開き、散ったカルチャー・シーンを指す。若者発信の新しくモダンな音楽やファッションなどのヒッピーカルチャーは、その後の世界の若者文化に圧倒的な影響を残した。

るようになったのは、シシリーがさらに二枚の絵を彼から買った後だった。

騎士道的なマナーをもっているにもかかわらず、二人の友情の初期には、マリアンの行動はシシリーにとって十分配慮あるものとはいえなかった。彼の自由と独立を求める欲求が、シシリーを不愉快な状況に追い込むこともたくさんあった。例えば、二人が出会ってから三年経った頃、シシリーはアメリカからの帰りにパリに立ち寄った。マリアンに会うためと、彼の絵も出展されている宗教画の展覧会を見るためであった。シシリーは手紙を書いて、どこで待ち合わせればいいか教えてくれるように頼んだが、返事はなく、空港に着いたとき、マリアンの姿はなかった。ターミナルビルまで行ってみても、そこにもマリアンはいなかった。パリのホテルはどこも満室で、シシリーは展覧会が開かれている場所さえも知らなかった。全く偶然に、ドリアン画廊の主人に空港のターミナルで出会って、マリアンが二人の生徒と一緒に車でやってくるということを知った。シシリーはサクレクール寺院に大きなロウソクを献げ、彼の旅行の無事を祈った（彼の運転は非常に乱暴だったから）。その日、シシリーは絵の展示を手伝ったり、自分でペンションの部屋を探したりした。次の日、展覧会はオープンし、マリアンは大騒ぎで駆け込んできた。そうなると、すべては楽しいことになった。マリアンはシシリーを食事に連れ出したり、一緒にパリ見物をし、シシリーは満足し切ってロンドンに帰ってきた。

マリアンとの関係は切迫したものになったり、曖昧なものになったりしながら、こういった状態が六年間続いた。シシリーはじっと待っていた。ホスピスの計画の第二段階をいつ始めるべきか確信がもてなかったときに、じっと待ったように、彼女は待った。シシリーは待つことの得意な人である。マリアンと知り合って、シシリーの生活はずっと潤いのあるものになったし、見るからに幸せそうで、マリアンと一緒にいるときの彼女の顔はとても明るかった。トム・ウエストは、新しい友人と出会ったというシシリーからの手紙の返事を、アフリカから書き送っている。「君の教授はすごい人のようだね。話を聞いていると、とても良い人で愛すべき人のようだし、愛情深く、興味をそそられる人のようだ。〈おもしろい〉男だってことも、またいいことだ。」シシリーはきっと、マリアンのことをほめちぎった手紙を書いたのだろう。

シシリーは忍耐強かったが、マリアンの年齢を考えないわけにはいかなかった。結果的に彼と結婚できても、できなくても、シシリーは彼の世話をしたいと思っていた。一九六九年に（マリアンはそのとき六八歳だった）、シシリーは彼のポーランド人の友人であるウラデック・イエドゥロシュとその妻ハンカを説き伏せて、自分たちと一緒に住んでくれるように頼んだ。シシリーはホスピスのそばに一軒の家を買い、そこで四人の共同生活が始まった。料理はハンカが受け持った。やがて(予期されたとおり)、口論が巻き起こった。「私は、ハンカが干渉的で、独占欲が強すぎると思っていましたが、彼女は私のことを、感謝の気持ちが足りなくて、いばり散らしていると思っていました。それはどちらも正しいことでした。」結局、彼らは家を二つに分けて、イエドゥロシュ夫妻は二階に、シシリーとマリアンが一階に住むことになった。それ以来、彼らは楽しく暮らせるようになった。

一九七五年にマリアンの妻が亡くなったが、それでもまだ二人は結婚しなかった。「その頃には、私は誇り高いポーランド貴族と結婚するにはあまりにお金持ちになり、有名になりすぎていたんです。」もう一つの言い訳は、マリアンが彼のプライドや独立していたいという欲求を手放さなかったということではなかっただろうか。それは彼にとっては恰好の境遇だった。マリアンはいつでも好きなときにやってきて、去って行くことができたし、彼に対するシシリーの愛には絶対に確信をもっていた。しかし、マリアンは、彼が自由を必要としている以上に、シシリーは結婚することを必要としているということにようやく気づくようになった。マリアンはシシリーに、彼女の切望している正式な結婚というステイタスのない状態で、三度も愛する者を失うことに耐えろと言うことはできなかった。一九八〇年、二人が知り合ってから一七年後にしてようやく、そのことが成就したのだった。

ある晩、講演を終えたシシリーが遅くなって帰宅した。マリアンがあまりによく眠っていたので、シシリーは起こさなかった。しかし、夜中の一時になって彼はシシリーの部屋に入ってきて、「〈秘密にしておいてくれるなら〉結婚してほしい」と言った。彼女はこの機会を逃すまいと思った。二人は教会区に結婚許可を申請して、二週間後にひそかに結婚した。二人はそのことをそっとしておいてほしかった。マリアンは、ポーランドの友人から「金のために結婚したと思われるのではないか」という恐れを、自分の中から取り除くことができなかった。シシリーは、『サウス・ロンドン・プレス〔South London Press〕』に「デイム・シシリーのポーランド人〔Pole〕のオトコ」などと書き立てられたくなかった。[*5] やがてそのニュースがもれて、皆に喜んで迎えられてはじめて、その事実を認めても大丈夫だと思ったのだった。マリアンの子どもたちも友人も、シシリーを心から迎えてくれたし、シシリーの友人たちも言うまでもなく、マリアンをこの上なく喜んで迎え入れた。

*5　『サウス・ロンドン・プレス』は、南ロンドン地区を発行エリアとするタブロイド紙。「Pole」は俗語で男性器の意味があり、資産家の女性の結婚について揶揄するような見出しが新聞に掲載されるのを心配しているのであろうか。

シシリーはどうしてポーランド人に惹かれるのだろうか? この質問はいつも投げかけられるが、それに対する十分な答えはない。シシリー自身にもそれはわからないことだし、そのための説明を探してもいない。マリアンにしても同じで、「それはわかりません。ただとにかく、シシリーは我々を好きになったということだけです」と言っている。

しかし、ベティ・ウエストによれば、「ポーランド」という言葉をちょっと耳にはさんだだけでも、シシリーは気持ちを動かされるようだという。シシリーはそれとは知らず、いつのまにかポーランド人とポーランドの事物に心惹かれていることがある。例えば、マリアンの『青い十字架像』の絵に感動したときも、それがポーランド人の作品だということは知らなかったし、跪《ひざまず》いた女性の像(それは今、セント・クリストファー・ホスピスの玄関に置かれている)を即座に気に入って購入したときも、それがポーランドの芸術家、ヴィトルド・カワレックの作品だということは知らなかった。ポーランドは合理的な説明の及ばないところで、シシリーの中の何かを呼び覚ますようである。

シシリーはかつて、自分とポーランドとのつながりを、「最初からそこにあって、何度も何度も鍛えられた鎖の環のようなもの」と説明したことがある。アントーニやマリアンに向けられたシシリーの愛は、デヴィッド・タスマへの愛から発展したものだということは考えられないだろうか。この運命が、一人のポーランド人を愛したことを通じて、他のポーランド人に惹かれていく、というパターンを描いたのではないだろうか。初恋の及ぼす影響は、過小評価すべきではないだろう。しかし、少なくとも一つの理由において、この説明は完全ではない。つまり、デヴィッド・タスマは彼女の人生の中で最初に出会ったポーランド人ではなかったということである。シシリーの子どもの頃、彼女のお気に入りの人物は、父の友人であったポーランド系の医師ハーマン・ダイアマントであった。子どもの頃のシシリーをよく知っているダイアマント夫人は、彼女の夫はシシリーがやんちゃ娘であった頃、彼女と一緒に何でもすることを許された唯一の人物だった、と言っている。シシリーはその頃からポーランド人に親近感を感じていたのかもしれない。少なくとも、一人のポーランド人に対してはそうだったようである。

強烈な愛国心をもち、その存亡そのものが常に脅かされ続ける祖国のために誇りをもって苦しみを受ける人々に、非常にイギリス的なしつけによって抑圧されていたシシリーの情熱的でロマンティックな部分が共鳴した、とは考えられないだろうか。偉大なロマン派の詩人ユリウス・スウォヴァッキは、ポーランドのことを「国々の中のイエス・キリスト」と呼んでいる。受難や勇気に惹かれるのと同じように、シシリーは、多くの殉教者を育み、ヒロイズムのシンボルであるこの国に惹かれるのであろう。

このことは、広い普遍的なレベルで真実であるというだけでなく、もっと個人的なレベルでも、ポーランド人の気質の中にシシリーの心を引きつけるものがあるに違いない。それは、ポーランド人の女性に対する姿勢である。「私たちは女性をとても尊重しています。ポーランドでは、農夫でさえも、彼の妻が自分の子どもたちの母であることをよくわかっています。ポーランドでは、教会に入るとき一番最初に入るのはいつも女性です。その後が子どもたちであり、夫たちは最後です。ドイツでは男性が一番最初で、次に子ども、妻はその後です」とマリアンは言う。

男性性と女性性のバランスは、シシリーの人となりと人生において、微妙で重大な問題である。彼女の強い男性的な衝動に対して、彼女の女性性は隠されていて、認識されることがあまりに少なかった。ハーマン・ダイアマントは、シシリーのことをやがて女性となる娘として扱ってくれた。彼はよく妻に言ったものだった。「もしあの子が私の娘だったら、ロンドンで一番の仕立て屋に連れて行って、特別に誂えた洋服を着せてやるんだが。そうすれば、あの子はきっともっとかわいくなるのに。」シシリーはこの思いやりに気づいていたに違いない。
シシリーが出会ったときは死を前にしていたデヴィッドやアントーニの中にも、人々は女性に対する騎士道的な態度を感じ取った。マリアンの中にも、シシリーは女性を愛する男性の姿を見出した。彼は朝食のテーブルで妻のことを美しいとほめたし、彼女を夜中に起こしては、「芸術家のため世界に光が必要なように、人生には愛が必要だ」と言った。彼は八二歳にして、「人生で今ほど幸せだった時はない」と言えるのである。シシリーが満たされて見えるのは、何も不思議ではない。

彼らはとても仲の良い、幸せな夫婦である。マリアンの言葉によれば「とても居心地がよい」という。彼らは互いに自分の道を歩む自由を認め合っている。マリアンは、彼の小さな画学校や、愛する生徒たちや、ポーランド人の友人や、自分の絵に夢中になっている。そしてシシリーは、ホスピスとそこから派生するもろもろのことに没頭している。マリアンはもはや、気が向いたときに帰ってくるということはなくなったので、シシリーは夕食が冷めていく間、彼が事故にでもあったのではないかとあれこれ心配することもなくなった。シシリーの海外旅行も年々少なくなっている。今はもう以前ほど、外で夜を過ごすこともなくなった。結婚したとき、マリアンは七九歳、シシリーは六一歳で、それほど長く一緒にいることはできないということを彼らは知っている。マリアンは大事にされることを楽しんでいるし、同じようにシシリーは彼を大事にすることを楽しんでいる。「私たちは二人で一緒にいるだけで、とても幸せなんです。同じような気持ちで夜空の星を眺められれば、ほかには何も必要ないんです。これは、若いうちの結婚では体験できないことかもしれません。互いを見つめ合うよりも、一緒に世界を見つめなければなりません。私たちにはほんの少ししか時間が残されていないのですから。多分、これは言い訳かもしれませんね。でも、私たちにはそうすることが許されていると思うのです。」

彼らは互いの成功を喜び合う。シシリーは、彼に出会う前に彼の絵に出会ったことは、とてもふさわしいことだったと思っている。シシリーは、マリアンに実際的な援助をしている。彼の画集を出版することはもちろん、永久に彼の絵を展示できる画廊をも提供した。彼の絵はセント・クリストファー・ホスピスの至るところで光を放っているが、そのことに反対する者は誰であれ、災難を被ることになる。リチャード・ラマートンはシシリーに、それらの絵が「暴力的でホスピスにはふさわしくない。絵画というよりは、スクランブルエッグのように見えます」と言ったが、彼は少数派であるに違いない。マリアンの絵がセント・クリストファー・ホスピスにもたらす光とエネルギーは、ホスピスの雰囲気の一部分を、ホスピスの癒しと温かさの一部分をなしている。少なからず、マリアンの絵は真実に迫っているという点において、セント・クリストファー・ホスピスの理念を象徴的に表しているようである。どれほどの病院やホスピスが、その壁にこれほどふさわしいオリジナルの絵画を飾っていることだろうか。

マリアンとシシリーが修道院に送った絵に対するシスター・メアリー・エレノアの恍惚とした、やや支離滅裂な反応は、マリアンの絵が人々に及ぼす効果がどういうものかについて、一つの示唆を与えてくれるものである。「最初、私は目を覆って『絶対に嫌です』と言いました。でも、今ではどうしたらその絵なしでやっていけるでしょう。その絵は内なる目で見なければならないのです。形はすべて間違っていますが、形が告げるものは天の光そのものなのです。その絵としばらくの時間を過ごしたら、次の日、目を覚ましたときにその絵は私の頭の中で輝いていて、その絵のところに再びたどり着くのも待てなかったくらいです。その絵は神に向かって語りかけますが、神には会話は全く必要ないので、話しかけはしないのです。それは存在することで、神の愛を降り注ぎます。それは聖霊を表しているのでしょうか。そして、その絵はもちろん、神の人に対する愛も表しています。それにはすべてがあります。その中には全き苦悩を通して輝く喜びがあります。」

優れた画家なら誰でもするように、マリアンも彼の絵を通じて語る。シシリーは、死にゆく人々のための仕事を通じて語る。そして二人の互いのコミュニケーションは、言葉よりもむしろ、一緒にいることにある。マリアンの話す英語は流暢だが、正確ではない（英語は彼の四番目の言語である）し、シシリーも語学は得意ではない。彼女のポーランドに対する深い愛にもかかわらず、ポーランド語は彼女の手に負えず、わずか二通りの言葉を知っているだけである。それは「愛しています」と、「私は柔順な妻です」という言葉である。そして驚くことに、彼女は実際、柔順な妻なのである。ジャック・ウォレスの未亡人であるルーシー・ウォレスは、結婚したばかりのシシリーとマリアンがディナーにやってきた姿を見て、うっとりさせられたと言う。「シシリーはセント・クリストファー・ホスピスの威厳ある医療部長ではなく、完全にブフーズ夫人に変わっていました。その晩、彼女は全く支配的なところがなく、マリアンが『そろそろ行こうか』

と言うと、『そうですね。あなた、行きましょうか』って言ったのです。これは最近みつけたシシリーのもう一つの面です。」

シシリーはマリアンと一緒にいることがあまりに楽しいので、時々信仰生活がおろそかになるのではないかと後ろめたさを感じることがあるが、しかし、それでも喜びを押し隠すことはできない。彼女は今でも〈浴室でのちょっとみっともない聖書の朗読〉をしているし、チャペルには毎日通っているし、ベッドで主の祈りを唱えている。しかし、シシリーの祈りの生活は、あの暗い日々における輝きと比べると、光は弱まってきたようだ。彼女は満たされることによって、苦しみの中にあったときに支えてくれた神をおろそかにしているのだろうか。「マリアンが死んだときは、私は再び跪くだろうと思います。でも今は、そこまで自分の気持ちを暗くすることはできないのです。」

マリアンの意向で、二人は一緒に跪いて祈っている。そして、寝るときにシシリーは、「主よ、今夜も彼のことを見守ってください。そして、もう少し彼と一緒にいさせてください」と祈る。

後ろを振り返ってはいけない。
未来について夢見てもいけない。
それであなたの過去が戻ってくるわけでもないし、
他日の夢を満たしてくれるわけでもないのだから。
あなたの務め、報酬、目標は、「今、ここに」あるのだ。

――ダグ・ハマーショルド『道しるべ』

Chapter

15

語り継ぐべきこと——ホスピスの理念

シシリーは一つの〈運動〉を始めることを意図していたわけではなかった。彼女はなされる必要のあることを感じて、ただそれを実行に移したのだった。セント・クリストファー・ホスピスとその主張が一つの運動の先鞭となって、非常に短い間にそれが世界中に広がったことは、シシリーにとっても大きな驚きだった。「なぜ彼女は成功したのだろう? 一九六七年は何か特別な年だったのだろうか? そのときまかれた一粒のからし種が、今日のような大木に育っている。[*1] ほんのわずかな数のホスピスが何百ものホスピスへと成長し、世界中に広がって、さらに何百というホスピスが今も計画されてい

＊1　マタイによる福音書一三章三一〜三二節に似ている。「天の国はからし種に似ている。人がこれを取って畑にまけば、どんな種よりも小さいのに、成長するとどの野菜よりも大きくなり、空の鳥が来て枝に巣をつくるほどの木になる」という記述がある。

る」とリチャード・ヒラー博士（サザンプトン、マウントバッテン伯爵記念ホスピスの継続ケア棟医療主任）は言う。この問いに対するシシリーの答えは、「然るべき人が、然るべき場所に、然るべき時にいたということです」というものである。この一見単純そうに聞こえる説明以上に、うまく言い表すことは非常に難しい。

ターミナルケアに関するシシリーの考えが世界中に広がることになったのは、こういったことがたいがいそうであるように、ほんのちょっとしたきっかけからだった。それは一九六三年春のことだった。当時、シシリーはセント・ジョセフ・ホスピスで一所懸命働いていた。ローリー・パーク・ロードの敷地を購入する契約交渉は進んでいたが、まだサインはされていなかった。交渉は微妙な段階に入っており、関係者はシシリーがアメリカに行く機会をうまく生かすことができたので救われたのだった。彼女はセント・トーマス病院から旅費の援助を得て、弟のクリストファーからの紹介でエラ・ライマー・コボット財団の援助も得た。アメリカ滞在中、友人の医師の紹介で、イェール大学に招かれて、医学生の前で話すことになった。そこで、シシリーは聴衆に、セント・ジョセフ・ホスピスに入院したばかりの患者の写真を見せて、そこで行われている医学的な処置について、とりわけ麻薬の規則的な投与について話した。それから、この治療を受けて数日経ったときの、同じ患者の意識のしっかりした幸福そうな表情の写真を見せた。

学生たちはシシリーの話に魅せられてしまった。イェール大学の医学生と言えば、知的レベルの高いことに定評があり、そう簡単に感情を表現しないのだが、シシリーに対しては立ち上がって拍手を送った。それは、かつてそこで講演をした人のうち、誰も受けたことのないことだった。スローンケタリング記念病院[*2]のチャプレンであるカールトン・スウィーツァーも、シシリーの講演をその数週間後にニューヨークで聞いたが、「患者があんなにうれしそうで安らかな顔をしているのが信じられないくらいでした。我々は、彼女たちが実践していることの発表を聞いて、すっかり圧倒されてしまいました」と言っている。その講演の評判は、当時イェール大学の看護学部部長であったフローレンス・ウォールドの耳にも届いた。彼女はシシリーを説得して、もう一度、今度は看護師たちや急な告知を見て集まってくる人たちのために話をしてもらうことになった。ここでもシシリーは大成功を収めた。シシリーが与えたインパクトについて、フローレンスは、トーマス・ハーディの小説『キャスターブリッジの市長〔The Mayor of Casterbridge〕』に登場するスコットランド人になぞらえている。「彼らは金色の霧を通して彼を見るようになった。そこでは、彼の精神の色調が次第に彼のまわりで高揚してい

*2 アメリカ・ニューヨーク市内にあるがんの臨床・研究における世界最高レベルの病院。

くようだった。キャスターブリッジには感情があり、キャスターブリッジにはロマンスもあった。しかし、この見知らぬ男のもたらした感情は、質の異なるものだった。…人々にとって、彼は新しい派を興し、激情をもって同時代の人々を虜にする詩人のようであった。決して目新しいことはないが、聞く人がそれまで感じていながら、言葉にならなかったことを、彼がはじめて言葉にしたのだった。」

それまでもアメリカには、死にゆく人々のケアを改善しようと努力していた個人や団体はあったし、アメリカの精神科医ハーマン・ファイフェル博士の手になる重要な著作『死の意味するもの〔The Meaning of Death〕』もその四年前に出版されていたが、ターミナルケアというテーマを聞いて多くの人々が抱く感情は、一種の無力感を伴うものだった。世の中の無関心という荒野の中で、わずかな人々は、死にゆく人々に対して行われているケアが不適切なものだということに気づいてはいたが、「それではどうすればいいのか」ということは誰にもわからなかった。そしてここに、そのための鍵をもっている人物が現れたのだ。カールトン・スウィーツァーの言うように、「彼女は、待ち構えていた人たちのもとへ、希望のメッセージをもってきた」のである。

イエール大学でのこの二回の講演は、アメリカでの広範囲にわたる八週間の講演旅行の中でもハイライトであった。八週間の間にシシリーは一八の病院を訪れ、ターミナルケアについて、医師、精神科医、看護師、医療ソーシャルワーカー、チャプレンらと話し合った。彼女の第一の目的は学ぶことであったが、こういった体験を通じて、シシリーのセント・クリストファー・ホスピスについての構想はより確固たるものとなり、明らかになっていった。自分が提供できるものがこれほど多いとは、シシリーは予想もしていなかった。結果的には、シシリーは単に一つの成功例であるにとどまらず、全米やカナダの各地から集まってきた人々を互いに結びつけ、勇気づける一種の媒介の役割も果たすことになった。それらの人々は共通のことのために働いてきたのだが、互いを知らなかったのである。結局、それ以来シシリーは、毎年アメリカに招待されるようになった。シシリーがアメリカの医療現場（少なくともターミナルケアに関係のある）にもたらしたインパクトは、計り知れないものがある。

シシリーは当初、自分のメッセージの中では、信仰的な面を強調しなかった。サム・クラグスブラン博士はシシリーの講演を聞いた最初のアメリカ人の一人である。彼は、シシリーのことを「ほとんど恐ろしいくらいに、深い信仰で支えられた人」と感じたが、シシリーは最初は医師として迎えられることを望んでいた。フローレンス・ウォールドとは個人的にも親しい友人となったが、フローレンスはシシリーを個人的に知るようになるとすぐに、シシリーの仕事の信仰的な面が彼女にとっていかに大切なものかということがわかった、と言う。シシリーに最初に会った人が感銘を受けるのは、シシリーの痛みのコントロールに関する臨床的な知識であり、また「やさしく愛情に満ちたケアを、有効かつ愛情に満ちたケアに変えたい」という望みでもあった。

ミネソタ大学社会学部の教授であるロバート・フルトン博士は、最も意義あることは、シシリーの薬理学的な業績であると感じている。フルトン博士は、疼痛コントロールにおけるシシリーの革新を、ヴィクトリア女王によってもたらされたものとつなげて考えている。女王は六人の子どもの出産にあたり、麻酔を用いることを主張することで、キリスト教的な教えの根幹を揺るがすことになった。ヴィクトリア女王は事実上、「女性は、子どもを産むためには痛みに耐えなければならないという道徳的な義務はない」と言った。この見解は、保守的なクリスチャンにとっては、「お前は、苦しんで子を産む」という創世記の記述と簡単に折り合うものではなかった。フルトン博士は、「苦しみながら子どもを産む必要がないように、『人は痛みをもちながら死んでいく必要はない』という第二の革命は、第一の革命ほどは宗教的なコミュニティを揺るがすことはなかったが、医学的なコミュニティを大きく揺るがすことになった。特にアメリカではそうである」と述べている。

またフルトン博士は、死にゆく人々に関する仕事をした人に対して与えられる世界の主要な三つの賞が、どれも女性に与えられていることを指摘している。ノーベル賞はカルカッタのマザー・テレサに、ティヤール・ド・シャルダン賞はエリザベス・キューブラー゠ロスに、そして賞金九万ポンドのテンプルトン賞はシシリーに、である。フルトン博士は、この三人はいずれもフェミニスト的な主張をしていると感じている。「それは倫理における革命と関係のあることで、認知と生命に対する感性とを区別することとも関連している。より多くの感情、より多くの配慮、より大きな共感、これらはホスピスのもたらすメッセージの主要な部分である。」

シシリー自身は決してフェミニストでもないし、彼女の仕事の中でこの側面を強調してもいない。彼女が最も関心を寄せることは、自分の仕事を医学的に確たるものとすることであり、人々がホスピスの事業を安易な選択としてみるのではなく、強固な臨床的なチャレンジそのものとしてみなすようにすることである。しかし実際には、このシシリーの企ては、イギリスと同じようにアメリカでも医学の専門家からは抵抗にあうか、よくて無視された。痛みを軽減したり、死の苦しみを緩和することに対して、なぜこのように抵抗があるのだろうか？　こういった進歩というものは、二〇世紀では認められないものなのであろうか？　フルトン博士は、こうした抵抗の多くは、キリスト教文化の中で少なくとも潜在意識的に行き渡っているヴィクトリア朝的な態度によって説明できるとしている。キリスト教文化は人々に、キリストの受難と同一化することが栄誉であると教えてきた。つまり、痛みの経験を取り除くことを回避するという神の救済の計画を妨げるべきではなく、痛みこそ神へと至る道なのだということである。

もう一つの説明は、ファイフェル博士によってなされている。彼は「人が医者になるのは、自分自身の死の恐怖を克服するためである」と示唆している。治癒が既に不可能となった患者に、ケアのために薬を用いたいというシシリーの希望は、医師にとっては自らの職業的な限界をさらしてしまうことであり、医師の抱えている人並み以上に強い死への不安を呼び覚ますものとなる。「即ち、二つのことをしていることになる。一つは、医師という専門職の鎧の中から地獄を蹴って追い出すことで、もう一つは、さらに重要なことだが、医師らに対して『おい、君たちだっていつかは死ぬんだ。君たちだって弱いんだよ』と言うことになる。」この二つの組み合わせに対する反応は、彼らの専門的な技術や力量をどこか別のところにもっていく、ということになるのだ。

しかし、シシリーはそうはしなかった。シシリーは自らの基盤にとどまって、イギリスとアメリカの医療制度に正面から取り組んだ。これが意味するところをまさに理解した人たちは、シシリーの信念を貫く勇気と、困難や浮き沈みにあってもそれを主張し続けることと、闘士であることを称賛した。そして、セント・クリストファー・ホスピスが建設されてシシリーの考えが具体的に表現されることになってからは、彼らは彼女の業績を躊躇なく認めるようになった。モントリオールのロイヤル・ビクトリア病院で緩和ケアサービスを運営しており、この分野における最初の教授でもあるバルフォア・マウント博士は、次のように言っている。「シシリーが彼女の前を行った人たちと異なっていることは、まず彼女にはビジョンがあったということ、第二に、意志の強さとリーダーシップの能力があったということです。それだからこそ、ターミナルケアに学問的な焦点を当てたセンターをつくり出すことができたのでしょう。〈学問的〉と私が言う場合、それは患者のケアと研究と教育に同じくらいの比重を置いていることを意味しています。患者のケアに強い関心を抱いた人たちは、以前からいました。セント・クリストファー・ホスピスがユニークなところは、これら三つのすべてにわたっていることです。そのことが、セント・クリストファー・ホスピスを歴史上、重要な位置を占めるに至らしめたのです。シシリーの驚くべき業績は、学問的なモデルであり、ターミナルケアに適応するものです。」

アメリカ人たちはシシリーを受け入れた。彼らにとってシシリーは、古典的なイギリスの上流階級婦人――空想好きで、威厳があって、進取の精神に富み、ややエキセントリックな――と映ったらしい。それは、アメリカ人が予期していたイギリス上流階級の女性の振る舞いのとおりであったので、シシリーがやりがちな〈人を跪《ひざまず》かせる〉やり方を許すことも、彼らにとってそれほど難しいことではなかった。彼らは、シシリーを好きになっただけでなく、彼女を尊敬し、名誉を与えた。一九六九年頃にニューヘブン・ホスピスの建設が計画されており、シシリーはイエール大学から名誉科学博士号を授与された。それは、彼女が受けたそういった分野での栄誉の最初であり、最も意味の大きいものでもあった。シシリーはその表彰状の言葉を、今でも大切に心にとめている。

「死に直面している人々に対してなされた貴殿の業績は、患者とその家族をおおいに勇気づけるものです。貴殿は科学の知見と宗教的な洞察とを結びつけ、身体的な痛みと精神的な苦悩を緩和し、また、病気のあらゆる状態において、患者ケアの人間的な側面の認識を深めることに貢献されました。最初に看護師として、次にソーシャルワーカーとして、貴殿は死にゆく患者の特別なニーズに気づかれ、医師として、セント・クリストファー・ホスピスを設立されました。そこには世界中の様々な国から、医師や看護師、ソーシャルワーカー、聖職者が、貴殿と共に働き学ぶために訪れています。イェール大学は貴殿の科学と人間性に対する貢献を称え、ここに科学博士の学位を授与します。」

アメリカ人からのこのような愛情と称賛をシシリーがもし喜んでいなかったとしたら、彼女は人間的といえないだろう。シシリーはアメリカとその国の人たちが好きだし、実際、彼女はユダヤ系アメリカ人の中に、ポーランド人と同じような神秘的な何かを感じて、惹かれるものがあった。最初の訪米以来、シシリーはもう何度も大西洋を渡った。アメリカの代表的なホスピスの指導者たちは、セント・クリストファー・ホスピスに学びに訪れたし、セント・クリストファー・ホスピスのスタッフもアメリカを訪れている。まもなく第二の世代が独り立ちしようとしている。シシリーは、「何か新しいことを始めるとき、本当に大事なのは次の世代なのです」と言っている。

それでは、ホスピスの第二世代の人々は、彼らの受け継いだものにどのように対応するのであろうか。シシリーは、セント・クリストファー・ホスピスがモデルとなるとか、ほかの人が模倣するための原型となることを望んでいたわけではない。つまり、シシリーはホスピスが無差別に多くなることには、あまり積極的ではない。ホスピスを建設したいと思って、計画についてシシリーに相談をもちかけた人たちは、彼女の相反する態度に驚き、そしてがっかりしたに違いない。シシリーが本当に、切実に望んでいることは、その有効性が証明されたこれらのアイデアが、一般の医療の中に還元されていくことなのである。

〈ホスピス〉という言葉の背後には、長い歴史がある。この言葉は、主人と客との両方を意味するラテン語の語根に由来している。その言葉の含むところは、交流、ホスピタリティ、与えつつ受けること、などである。この概念はおよそ二千年前からある。聖ジエロームの使徒であったファビオラは、背教者ユリアヌス帝の時代に避難の場所を設けた。修道院を基盤とした中世のホスピスも同じように、巡礼者や旅行者が身を休める場所であった。そこではどんな人でも歓迎され、雨露をしのぐ場所が与えられ、人々はまた旅を続けられるようになるまでそこに滞在した。病気や傷ついた人にはケアが施され、そこで看取られて死にゆく者もあった。

ホスピスという言葉が人々のためのものとなったのは、一九世紀も終盤になってからだった。アイルランドの慈愛の姉妹会は、ダブリンに聖母ホスピスを開設した。そこには長期入院の患者も収容していたが、死にゆく人々に対する彼女らの特別な配慮は、ホスピスという言葉に特別な意味を付与させることになった。聖母ホスピスや、その一六年後のロンドンのセント・ジョセフ・ホスピスの設立にあたっては、ケアするという伝統は継承しつつも、その強調するところは変わってきている。一九五八年にシシリーがセント・ジョセフ・ホスピスに赴任してからは、疼痛緩和により大きな力点を置くようになったし、痛みや死別に対する親族の反応にいっそう大きな理解を示すようになった。

「近代ホスピス運動の焦点は、終末期の痛みとはどういうものか、それをよりよく理解して、より効果的な処置をするにはどうすればよいか、ということに関心を向けることから始まったのです。それとともに、このことは〈良き死〉という古い考え方を復活させることにもなりました。そして、身体的には弱っていく中でも、患者が依然として成し遂げることのできるものに注意を向けるようになりました。」

今日では、その運動は単にホスピスと呼ばれることのほうが多い。しかし、ホスピスという言葉は、無数の形で表されているもの全体をカバーする傘のような言葉である。

ホスピス運動の進展は、建物に依存するものでも、ましてや組織に依存するものでもなく、発想や取り組み方の伝達方法に拠るのである。セント・クリストファー・ホスピスが設立されてからわずか数年のうちに、シシリーが当初望んでいたとおり、運動は組織的な方法で進展するようになってきた。定義された理念が、いまや解釈されようとしている。大西洋の両側と世界中で、様々な方法で、様々なニーズに合うように解釈されている。痛みのコントロールと、症状の緩和、家族へのサポートはどこでも実践することができることで、必ずしも独立した環境が必要なのではない。ポイントは、常に地域社会のニーズと患者の希望に置かれなければならない。

七〇年代には四種類の異なったモデルが姿を現し始めた。四つとも、多かれ少なかれ、セント・クリストファー・ホスピスの影響を受けたものである。これらを区別する最も良い方法は、ケアチームの拠るべき基盤の中心をどこに置いているか、ということを見ればよい。

セント・クリストファー・ホスピスを最も直接的に継承しているのは、もちろん独立型のホスピスである。セント・クリストファー・ホスピスをモデルとし、国立がん救援協会から経済的援助を受けたものもあるが、少数の献身的な人たちからなるグループの労力とイニシアチブによって建てられたものもある。このカテゴリーに属する最初のものは、エリック・ウィルクス教授によって計画されたシェフィールドにあるセント・ルークスで、一九七〇年に建てられた。それに続くものが、マンチェスターのセント・アンズ・ホスピスやウォーズィングのセント・バルナバスなどである。目下のところ、イギリスとアイルランドだけでも、七〇ほどの独立型のホスピスがある。そして、さらに多くのものが計画の段階にある。

独立型のホスピスには、死にゆく患者のニーズにのみ応えるようにできる、という明確な利点がある。しかし、一つのホスピスを建設し認可を受けるためには、膨大な費用がかかる。ウィルクス教授は、一九八〇年に厚生省のターミナルケアに関する報告書作成委員会の議長も務めたが、彼はセント・ルークスの創設以来、この一〇年間でニーズの性質が変わってきているのではないか、と感じている。「目下のところ、これ以上ホスピスの数的増大を促進することには何の利点もないように思われる。今後なすべきことは、ターミナルケアの理念を医療・保健サービス全般に普及させ、プライマリーケアの部門と病院部門、それらとホスピス運動との間の協力に重点を置きながら、それらを統合したケアシステムを発達させていくことであろう。」シシリーはウィルクス教授の意見に賛同しているが、それでもなお、彼女は独立型のホスピスだけが提供できる特別なことがある、という考えも固持している。それは患者が切実に必要としている共同体的な雰囲気であり、その背景にある外的な権威に対する自由さであり、他の医学分野に左右されない、ターミナルケア専門の研究と教育のための施設である。最初の三か所の独立型のホスピスは、いずれもシシリーの勧めによって建設されたものであり、彼女はそれらすべての開所式において講演をしている。

　第二のモデルは、様々な形の緩和ケア病棟、あるいは継続ケア病棟として知られているものである。これは病院の敷地の中にある一つの部門であって、オックスフォードにあるサー・マイケル・ソーベルハウスのように総合病院の敷地の中にある特別な病棟として、病院自体の中に組み込まれている場合もある。いずれの場合も、病院に近接しているという点は、ウィルクス教授が提案しているような統合型のケアシステムとしての発展の一つの方法であろう。

　そのようなユニットの最初のものは、外科医であり腫瘍医でもあるバルフォア・マウント博士がセント・クリストファー・ホスピスを訪問した後に、カナダで創設したものである。彼は自分が〈シシリーの息子たち〉のうちの一人として知られていることを誇りにしており、シシリーとの最初の出会いを愛情のこもった称賛とともに思い出し、このことがシシリーについて多くを語ってくれると感じている。「ある日、シシリーの仕事に言及した文献を読んだ後で、私は衝動的に彼女に電話をかけてしまいした。私はいくらかの資金提供ができるということ、そしてシシリーのところに行って彼女の仕事を見たいということを言いました。」彼は妻を一緒に伴いたいということ、一日か二日をホスピスで過ごして、ロンドン見物をして、少し骨休みをしたいということを申し出た。このレジャー的な計画に対するシシリーの反応は次のようなものだった、「ええ、あなたのことは知っているわ。いらっしゃい。でも奥さんは置いてきて、一人で来なさい。たくさん働いてもらうことと、一週間は滞在してもらうということを覚悟しておいてね。あなたが学ぶ必要のあることを学ぶためには、最低そのくらいは必要だと思うわ。」マウント博士はその言葉に非常に感動した。彼はその後、長期間セント・クリストファー・ホスピスに滞在して、モントリオールのロイヤル・ビクトリア病院で緩和ケア病棟を実践するために必要なことを習得した。

最初の継続ケア病棟は、国立がん救援協会の資金によって、イギリス南部のリゾート地ボーンマスに一九七五年に開設された。その指導者は麻酔科医であるロナルド・フィッシャー博士であり、セント・クリストファー・ホスピスの看護師も一人、スタッフとして加わっている。この継続ケア病棟がマウント博士の緩和ケア病棟と異なっている点は、それが独立した建物の中にあって、病院から分離している点である。

緩和ケア病棟と継続ケア病棟のシステムは、施設を共有することによってコストを軽減することができるという実利的な面が強い。例えば、スタッフ用の施設やキッチンは親病院と共有することができる。また必要とあれば、いかなる医学的な検査も行うことができる。ロバート・トワイクロス博士はセント・クリストファー・ホスピスを経て、サー・マイケル・ソーベルハウスの医療部長となったが、それはこの国における最初の継続ケア病棟の一つに数えられている。彼は『王立医学協会誌』に、次のように書いている。「ホスピスや継続ケア病棟に入院している患者のうちで、最低一〇パーセントの人は適切な処置を行うためにさらに精密な検査が必要である。血液検査をはじめ、生化学的な検査や、X線撮影や細菌学的検査といったものはだいたいにおいて必要だが、場合によっては、さらに高度な検査も必要となる。ユニットがより大きな病院に属していて、そのような検査のための施設をいつでも利用することができれば、検査の手配をするのがずっと容易になる。同様に、統合型のユニットに入院している患者は、専門家の援助が必要な場合はいつでも、他の医師の診察を受けることができる。」

この点に関しては、シシリーには反論もある。独立型ホスピスの患者も、必要であればいかなる治療や検査も受けることができる。別の病院に移動させることも、病院の敷地内を移動させることと比べてたいして変わりはない、と指摘している。

第三のモデルは在宅ケアである。在宅ケアは、自宅に残ることのできる患者や、それを希望する患者にとっては常に必要なことである。この第三のモデルは、セント・クリストファー・ホスピスで一九六九年に始められ、その五年後にはアメリカでも開始となった。シルビア・ラック博士はセント・クリストファー・ホスピスとセント・ジョセフ・ホスピスで働いた経験のある医師だが、彼女はシシリーの勧めによってニューヘブンに渡り、〈ホスピス法人〉として知られている在宅ケアチームの医療主任になった。それはもともとフローレンス・ウォールドによって計画されたものであり、民家だった二階建の建物に本拠地を置き、自前のベッドを一床ももたない最初の在宅ケアチームとなった。それから間もなく、彼らの患者のうちの七〇パーセントが自宅で死を迎えるようになると、研究プロジェクトとして連邦政府から基金を受けることができた。このアイデアはいまや広く全米に行き渡っており、スカンジナビア半島の国やオーストラリア、その他の国でも採用されている。
シシリーが最も熱心に取り組んでいるモデルが、四番目の病院サポートチームである。この種のチームの最初のものは、カールトン・スウィーツァーの手によって、一九七五年にニューヨークのセント・ルークス病院でスタートした。彼は休暇の年をセント・クリストファー・ホスピスで過ごしたことのある人である。自らをサポートチームと呼ぶもう一つのグループは、その二年後にロンドンのセント・トーマス病院で活動を開始した。

このようなグループは、在宅ケアチームと同様、チーム独自のベッドをもたず、いわば相談サービスのような働きをしている。求めに応じて出向いていき、個々の患者を看るのである。ここでもターミナルケアの理念が、一般的な医療実践の中に組み込まれている。この種の協力関係は、持続的なケアを行うことができるという大きな利点がある。患者は、もはや回復の望みがないということが明らかになったときにでも、既になじみになっている環境から離れなくて済む。患者は、見捨てられたと感じる必要はなく、可能な限りあらゆる手立てが尽くされているということを知ることができる。「そこでは〈治療を続けるか否か〉という決断をするのではなく、あるべき方向へ治療方針の転換が行われたのだという共通の認識を、関係する人すべてがもつだけです。治療の姿勢は依然として積極的で、問題解決を志向しており、患者への心配りを重視します。患者には現実に根ざした希望が残されます。」

ターミナルケアの決定的な在り方というようなものは存在しないし、存在すべきでもないだろう。シシリーは、世界中で死のもつ表情を変貌させてしまった。リチャード・ラマートンは言う。「私は日本でも、ニュージーランド、オーストラリア、南アフリカ、ジンバブエ、バミューダ、アメリカやヨーロッパの至るところで、シシリーを師と

1. 独立型ホスピス

セント・クリストファー・ホスピスをモデルとする

2. 緩和ケア病棟・継続ケア病棟

病院内の部門の1つ。病院の敷地内や近接地にある

3. 在宅ケア

痛みのコントロールがなされ、住み慣れた自宅で死を迎えられるようにサポートする

4. 病院サポートチーム

患者のかかっている病院から相談を受け、協力してケアを行う

fig.1
ホスピスの４つのモデル（1970年代）

仰ぎ、彼女こそ自分たちの行っていることを始めた人だ、と考えている人たちに会いました。」シシリーはこの革命を、効果的な麻薬の使用と、生命体のもつ確実性とその偉大な神秘に対する態度を変えることによって成し遂げていった。彼女を通して、死はその棘のいくらかを失ったのである。

六五歳になって、もうこれだけの業績を成し遂げたのであるから、そろそろシシリーも現役を退いて、引退後の生活を楽しんでもよいのではないか、と思う人もあることだろう。しかし、実際はその正反対である。

シシリーは、ホスピス運動の第一人者の地位にいることについては、相反する気持ちをもっている。一つには、彼女は本当は引っ込み思案なほうで、自分が運動の楔《くさび》になるべきではないと思っているし、そもそもそのような〈運動〉があるべきかということについても、確信がもてないでいる。というのも、シシリーはそれが偶像崇拝的なものになってしまうことには抵抗があるし、彼女の本来の望みからすると、自分は仕事の中に埋没しながら、自分のアイデアが一般的な医療の中に組み込まれていくのを見守っていきたいと思っているからである。シシリーは、自分があまりに〈目立ちすぎる〉ことを警告してくれた例の夢[*3]を決して忘れたことがない。その一方で、シシリーにも、認められ、評価されたいという人間として自然な願望もある。彼女は自分の上に名誉が積み上げられていくのを喜ぶし、自分のスタッフがホスピスの仕事の中で地位を得ることをとても誇りに感じる。この分野の草分けが自分であり、たいていのことでは自分が最も経験がある、ということも自認している。

彼女は、公にも個人的にも自分には引退する意志はないことと、セント・クリストファー・ホスピスを誰かに譲る意志もないことを宣言している。セント・クリストファー・ホスピスとホスピス運動を愛し、その仕事に深くかかわっている人々は、彼女の将来を気遣っている。

シシリーはもうそろそろ退いて、ほかの人にその仕事を譲るべきだと考える人は、もう少し彼女の立場に立って考えてみてほしい。セント・クリストファー・ホスピスこそシシリーの人生そのものであり、子どもであり、つい最近までそこには彼女の夫も多くの役割を果たしていたところなのである。彼女は与えうる限りの相当のエネルギーと才能を、それにつぎ込んできたのだ。たとえそういった個人的な問題を関与させるべきでないとしても、彼女が提供しうるものは、今でも非常にたくさんあるということは疑い

*3 p.289参照。

を差し挟む余地はない。それは誰にとっても、下すことの困難な決定である。シシリーの気性を知る人には、それはさらに難しいものとなる。

今はもちろん、シシリーにはマリアンがいる。彼女は彼といることでとても幸せである。かつてなかったほどに幸福である。人生もこれほど遅くになって出会った幸福なのだから、それも許されるだろうと二人は考えている。二人はその幸福を日々噛みしめ、毎月新しい月が加えられると、それを宝物のように感じて暮らしている。最近、マリアンがますますシシリーを必要とするようになったということと、セント・クリストファー・ホスピスは彼女がいなくても十分に機能できるようになったので、いざというとき、彼女の重点がどこに向かうかは、ほとんど疑いのないところである。

引退はしないまでも、シシリーは少しずつ自分の役割を変える準備ができている。年月は彼女をより老練で忍耐力のある管理者に育て上げたし、ホスピスが彼女なしでも運営できるようになったのは、まさにシシリーの貢献によるものである。たとえ、シシリーがいつもそれを望んでいるわけではないにしてもである。サム・クラグスブランは、次のように言っている。「管理職の在りようとして、シシリーは傑出した模範です。スタッフはその長の意向をいつも心にとめてはいますが、必要とあれば、いつでも自分たちだけで船を動かすこともできるのです。」彼はまた、自分がいなくてもホスピスが運営できるところまでもっていったシシリーの業績を、あるアメリカのホスピスと比較している。そのホスピスは、創設者が死んでしまったら、わずか数か月のうちに急速に立ちいかなくなってしまった。その指導者は多くの力をもっていたかもしれない。しかし、彼はシシリーのように、スタッフが自分の足で立っていけるようにできる能力は備えていなかったようだ。

サムは、シシリーの立場が国際的にも重要であることをよく理解しているが、それでも一九八〇年代には世界中で彼女の姿を見る機会は減るだろうと考えている。彼が最近シシリーにあてた手紙には、「過去のあなたの旅は、あなた自身にもセント・クリストファー・ホスピスにも多くのものをもたらしました。あなたは多くの人々の心を勇気づけ、ホスピスケアの試みへと立ち上がらせましたし、あなたは彼らにとって主要なサポートの源でもありました。それは人々が自分を同一化する対象としてでもあり、また、人々の心には不可能と見えることを実現するという役割のモデルとしてでもありました。この運動は世界の様々なところにもしっかりと根を下ろしていますが、それはあなたが多くの国際会議に常に出席されたからです。あなたが出席されなくなったら、その結果は今よりも統一性は失われるかもしれませんが、それでも一貫したホスピスケアは保たれていくでしょうし、より広範な大陸や国々で、今よりもさらに個性的なスタイルが生まれてくることでしょう。それは人々に混乱を感じさせるかもしれませんが、きっと良い結果を生むことでしょう」と書かれている。

シシリーが考えている役割の変更とは、日常的な業務から遠ざかることであるが、ホスピスの運営全般にわたることには依然として関与している。シシリーは病棟の業務の大部分をトム・ウエストに委ね、一方で、経営や資金の調達に専心することによって、既に実行に移してきている。セント・クリストファー・ホスピスはいつも経済的には不安定でありながら、常に持続的な収入があり、患者のそばで働く者がこういった心配をせずに済んできたのも、ひとえにシシリーのイメージと個人的な名声によるところが大きい。マリアンのことがあるので、今は広く世界を飛び回り、世界的な指導者として期待される役割を果たすことはできないが、国内からの招きにはいつでも可能な限り応じるようにしている。

シシリーは、老政治家のような現在の役割にかなり満足を感じるようになってきている。ほかの人たちがアイデアを出して、それを実行に移していくのを見るのが楽しみになもなってきている。しかし、すべての（少なくとも大部分の）パイに指をつけてみることをしなくなるのは、彼女の性格とはあまりなじまないことだろう。シシリーの主たる仕事は成し遂げられたし、そのことは彼女にもわかっている。しかし、死にゆく人々のケアについて創造的に考えることをやめたわけではない。シシリーの目下の関心は、著作活動や講演を通じて、考えを世に広めることである。つまり、イギリスとアメリカにおいて、医療・保健システム全般の中にホスピスのアイデアを組み込んでいく新しい道をみつけることであり、そしてこういったケアを、さらなるセント・クリストファー・ホスピスの発展と新たな分野の研究成果によって補完するということである。例えば、呼吸困難や気管閉塞など苦痛を引き起こす臨床的に共通した症候を取り上げたいと思っているし、また、死別前と死別後の両方の家族のためのセンターをつくるプランもある。シシリーは、自らがターミナルケアに導入したホリスティックなアプローチを、他の致命的な病気や慢性疾患の領域に導入したいと考え、そういったすべての領域における看護師のトレーニングに関心を寄せている。

ホスピス運動の拡大は、既に死にゆく人々のケアだけにとどまらず、あらゆる種類のケアにまで広がっている。フルトン博士は「それは我々のうちの最も小さき者の尊厳を守ることである。それは、カルカッタのらい病患者の尊厳を守ることであり、老人を尊重することでもある。それは、我々が老人に対して次第に失ってきている配慮を補給する力でもある」と指摘している。

人間を全人的存在とみなし、医学的なニーズだけでなく、精神的、霊的《スピリチュアル》、社会的なニーズを汲み取っていくというシシリーの役目は、終わってはいない。彼女はそれをやめないし、これからもやめることはないだろう。

なぜ、シシリーは自らの人生を死にゆく人々に捧げたのであろうか。この問いに対するシシリーの答えは、「それはデヴィッドのおかげです。単純なことです。私が初めてクリスチャンになったとき、私は自分の人生をどう使うべきか、神に尋ねました。そして、その三年後に彼が私に言ってくれたのです。ボランティアとしてセント・ルークスに行ったとき、そこですぐに確信は与えられました。あの患者たちこそ、私に与えられた人々だということ、ここここそ私のいるべき場所だと思いました。」

シシリーは仕事に全身全霊打ち込んできた。心もエネルギーも、信仰も、苦しみもすべてである。シシリーの偉大な業績は、自らの人生の痛みと喪失とを、今世紀における最も偉大な企ての一つへと変容させたことである。幼いときの母と伯母からの分離、のろまで魅力がないと自らを思わなければならなかった一〇代の頃の痛み、両親の間の不和、満たされることのなかった恋への憧れ、デヴィッドやアントーニや友となった多くの患者の喪失、これらすべてのことは、彼女の勇気と、真剣な働きと、理想とによって、輝かしいものに変わったのである。

シシリーは自分自身の死についてはあまり考えない。理論的には、死と折り合いをつけるということは不可能だと思っているし、それよりも、それが起きてからどうにかするほうを取りたいと思っているからである。しかし、彼女が真剣に信じていることは、例えば「トップのBフラットの音がもう歌えなくなった」というような些細なことを、あるがままに受け入れていくことによって、やがて訪れる最後の究極的な死に対しても備えをなすことができる、ということである。

シシリーは、個人が一般的に体験する以上の数の死別を体験してきたので、「死別とは、死別の悲しみに抗うこと。そのために引きこもってもいいし、外に出て行っても構わない」ということがわかっている。シシリーの叫びは、苦しむ人々の叫びとともに共鳴する。「死とは不当なことです。互いに愛し合った人々や支え合ってきた人々が突然引き離されるというのは、とんでもないことです。私たちは生涯をかけて二人の人間が一つになるのに、そうなったと思ったら、その半分が取り去られるのです。若い母親が子どもを残して去っていかなければならないなんて、理不尽なことです。子どもたちは母親を亡くしたために、本当に苦労を背負わねばならないことでしょう。人々が痛みや困難をもたねばならないということは、不当なことなのです。この領域で働く人で、このことに疑問を抱かない人は、ここにいるべきではありません。そういうことなのです。」

死をもっと耐えうるものにしたい、人々が〈死ぬまで生きる〉ことに力を貸したい、というシシリーの望みは、生命というものに対する彼女の愛情の反映でもある。そしてその底流に流れているのは、「大丈夫よ（It's all right.）」という確信なのである。彼女は、死が終わりではないということを誰よりも信じている。

一九七六年、シシリーはエルサレムにおり、聖墓教会の聖墓の前で祈りを捧げていた。彼女が立ち上がったとき、案内の修道士がやって来て、彼女に話しかけてきた。シシリーは言った。「私は死にゆく人々のために働いてきました。ですから、私はいつも復活を見てきました。」すると、その修道士は聖墓から一本の花を取って、それを祝福し、彼女に手渡したのだった。

Chapter 16

お別れするときがきたら
私が執着しないように助けてほしい。
たとえそれが死を感じるときであったとしても。
――ジョン・V・テイラー

Chapter 16 手放すこと

一九八〇年代半ばまでに、セント・クリストファー・ホスピスは、死にゆく人々のケアに関与している人たちの巡礼地となっていた。その原点を学ぶために、つまりデイム・シシリー・ソンダースの〈全人的痛み〔total pain〕〉を治療するというホリスティックな考え方を実践する方法を学ぶために、世界中のあらゆるところから人々がやってきた。彼らは、次の合言葉で表現されているように、各患者とのかかわり方を学び、吸収した。「あなたがあなた自身であるが故に、あなたは大切であり、あなたの人生の最期の時まであなたは大切です。私たちは、あなたが穏やかに死を迎えるようお手伝いするだけでなく、あなたが死ぬ瞬間まで生きるようお手伝いするためにできる限りのことをします。」シシリーはこの文をいつでも覚えられるように、「あなたがあなた自身であるが故に、あなたを愛しています」という簡単な言葉に変え、ホスピスのスローガンにした。

しかし、セント・クリストファー・ホスピスはやさしさ以上のものを提供した。指導と研究で有名な〈効率のよい愛情のこもったケア〉は、感謝されて受容され、しばしば手本にされた。近代ホスピス運動は普及し、がん患者だけでなく、他の進行性疾患で、ホスピス、病院、ケアホーム、自宅で療養中の患者に対しても、ケアの在り方を確立した。シシリーは、ホスピスの諸原則がその運動自体を越えて応用されてほしいと常に願っていたし、それは実際に起きていることでもあった。医療専門家全体に態度の変化が浸透し始めたので、〈医療に人間性を復活させた〉のはシシリーだ、と言われた。

ホスピス運動の創始者としてのシシリーの役割は、十分に認識されていた。彼女は、国内外で名誉博士号を授与された。その中には、一九八六年の同年のうちに、オックスフォードとケンブリッジという〈やや驚くべき二つの大学からの授与〉があったことも含まれている。彼女は、二つの大学での学位授与式を楽しんだが、自身の母校への愛着があったにもかかわらず、ケンブリッジのほうがより良いと感じた。シシリーは、誰もが知っている人というわけではないけれども、伝記の出版やテレビ・ラジオ番組の出演を通して、医療分野以外の人にも知られるようになってきた。エスター・ランツェンが司会を務める人気テレビ番組『ザッツ・ライフ《人生そんなもの》〔That's Life!〕』からシシリーに「黄金の心〔Heart of Gold〕」*1 が届いたとき、BBC（イギリス放送協会）から思いがけない賛辞があった。それは、イギリス在郷軍人会女性部門の会員の一人がセント・クリストファー・ホスピスで受けたケアに対するものだった。シーラは、病気になる前、〈どちらかというと不幸な人で、悲しい人生〉を送っていた。しかし、彼女は〈最高にすばらしい手紙〉を友人たちに書いて、彼らを驚かせた。その中で彼女は、セント・クリストファー・ホスピスがいかにすばらしい場所であるか、またそこで自分が受けているケアと配慮について絶賛した。このことは友人たちを安心させ、彼らはBBCに自分たちの感謝の意を伝えた。「世間の注目が集まって不愉快になる人なんていません」とシシリーは答え、〈とてもめずらしいことだけれども、うれしい名誉〉であるとして彼らに感謝し、ホスピスのスタッフに伝えることを約束した。そして、「これらすべてがホスピス全体にとって、特にセント・クリストファー・ホスピスにとって良いことです」と付け加えた。

一九八九年に、シシリーはイギリスの最高名誉であるメリット勲章*2を授与された。そ

*1 『ザッツ・ライフ』は、時事問題、特に消費者保護に関する話題を、時に風刺をまじえて扱ったBBCのトーク番組。一九七〇年代から約二〇年間、放送された。番組の中に、社会に大きく貢献した人を称えて「黄金の心（Heart of Gold）」という記念品を贈るコーナーがあった。

*2 グレートブリテン及び北アイルランド連合王国（イギリス）の騎士団勲章の一つで、イギリスの君主によって授けられる。軍事での功績、文化の振興、公共の福祉に貢献があった人物に贈られる。現存する勲章の中で最も名誉なものだと言われている。

れは、称号が授与されず、ガウンもないが、すべての勲章の中で最も名高いものであった。というのは、それは女王からの個人的な贈り物だったからである。受賞者の定員は二四名に限定されていて、最初の女性受勲者がフローレンス・ナイチンゲールであったため、シシリーにとっては特に喜ばしかった。女王によって五年ごとに開催されるバッキンガム宮殿かウィンザー城での昼食会を、シシリーは十分楽しんだ。そこで彼女は、エディンバラ公爵、イェフディ・メヌーヒン、*3 後にデイムの称号を受けたジョーン・サザランド*4といったとても興味深く気品のある人たちと共に過ごした。ポーランドの芸術作品がマリアンのために特別に展示されていたことにシシリーは特に感動して、彼女とマリアンはウィンザー城で忘れられない週末を過ごした。彼女はマリアンに注目が集まることを好み、彼の芸術的な偉業に誇りをもっていた。また、安楽死に反対するキャンペーンに非常に役立つ武器と考え、メリット勲位の肩書きに価値を見出していた。

シシリーの資金調達の努力は、ホスピスの存続にはいまだに不可欠であったため、多くの賞がもたらす利益の収入は、いつも十分ではないセント・クリストファー・ホスピスの金庫へと直接入った。すばらしい仕事を成し遂げ、ホスピスへのサポートも高まってきたにもかかわらず、セント・クリストファー・ホスピスの経営は不安定な状況であ

*3　アメリカ出身のユダヤ系ヴァイオリン・ヴィオラ奏者、指揮者。イギリスに帰化し、長年の多方面にわたる国際的な音楽活動に対して、サーの勲位および貴族の称号であるロードを授与された。

*4　オーストラリア・シドニー郊外出身のソプラノ歌手で、その超絶技巧は伝説となっている。

った。シシリーは相変わらず、「心にホスピスをもっている人たちだけが、資金を調達する人たちである」と主が任命した、と確信していた。しかし、彼女の周囲の人の多くは、もっと慣例に従った財務経営を求め、セント・クリストファー・ホスピスは発展の初期段階を終えて、大きくなり始めていると感じていた。

一九八五年にシシリーは六七歳になった。医学校時代からの古い友人であるトム・ウエストは、一二年間セント・クリストファー・ホスピスの副医療部長として勤務しており、彼がシシリーの後を引き継ぐ時期がきた、という雰囲気があった。しかしながら、これはシシリー自身が共有していた心情ではなかった。セント・クリストファー・ホスピスは二〇年以上も彼女の人生の中心となっていた。それは彼女の夢でもあり、彼女の情熱的な決意がそれを実現させた。彼女は実際には自分が担っていた活動のいくつかをトムに委譲していたが、まだ自分の地位を手放す準備ができていなかった。

しかしながら、開拓の時代は終わり、変化のときを迎えているということは徐々に明白になってきた。ドレイパー棟は危機にさらされていた。新たな法律はより厳重な要件を課し、経営は困難になってきた。セント・クリストファー・ホスピスに調達された資金は末期患者のためのものであり、スタッフの高齢の親戚や彼らの子どもたちのためのものではなかった。したがって、保育室も同様に不安定な状況であった。コミュニティという初期の展望が再検討される必要があった。

トムとシシリーは一緒に効率的に仕事を始めようとしたけれども、彼らは自分たちに寄せられている期待感に十分気づいていた。そして、彼らの間の緊張はすぐに察せられた。当時、聖職授任候補者は、将来の聖職に非常に貴重な経験になるとして、セント・クリストファー・ホスピスで一年間、ボランティアとして働いていた。その中の一人であるマシュー・ベインズは、「高齢の首相ウィンストン・チャーチルから役目を引き継ごうとしていたアンソニー・イーデンの例を思い出した」と語った。セント・クリストファー・ホスピスの創立者として、シシリーはいまだに元の場所にいて、あらゆる段階で積極的に関与していた。いまやシシリーは、医療の世界舞台で偉大な人物となっていた。彼女なくして、こうしたことは成し遂げられなかったであろう。「次の段階に進むときがきた」と彼女に伝えるのは、誰なのか?彼女はもちろん、自発的に去ろうとはしていなかった。

やがてデイム・アルバーティーン・ウイナーがこの状況を察知して、評議会の会長を辞職した。彼女は実際に健康を害しており、一九八四年に亡くなったアミュルリー卿の跡を継いで施設長に昇進されることを喜んで受け入れた。その〈デイム〉がよくわかっていたように、これによりシシリーだけが就任できる空位が残された。一七年が経ち、医療部長としての地位をシシリーが放棄する時期が、ついにやってきた。彼女は会長として関与し続け、フルタイムで働き続けるが、それは異なる立場からであった。彼女は、病棟を毎日ではなく、週に一度のみ回診し、月に一度のみ週末の勤務をした。トムがセント・クリストファー・ホスピスを運営することになっていた。シシリーも、上級スタッフがこれを期待していること、またその移行が驚きというよりは、むしろ安堵して行われたことを認識していた。クロイドン近郊で公式な引き継ぎ会議が行われ、そこでシシリーは、新たな上級スタッフの経営チームに、彼女の展望について発表するよう招待された。そしてそこでは、彼女はその職を手放すということが同意されていた。これは皆にとって忘れられないものだった。トムは、シシリーがタクシーに乗るのを手伝い、彼女は雪が降っている中、タクシーで去って行った。

サム・クラグスブラン博士は、公式な発表前に始まっていた変化の基盤への準備を支援した。彼は、上級スタッフの顧問として、毎年セント・クリストファー・ホスピスに少なくとも一週間滞在した。彼らはサムを信頼し、サムは必要があれば、いかなる争議の調停役も演じた。サムは、移行をスムーズにするために追加訪問できるよう、色々な情報に通じていた。シシリーは彼に、次のような手紙を書いた。「私が干渉し、トムが地位を濫用し、私たち双方ともイライラして、あなたにSOSの電話をかけなければならないときが、きっとあるでしょう。」そのような極端な状況は避けることができたが、サムの訪問間隔は短くなり、トムとシシリーの話を傾聴する機会は増えていった。

　トムは後年、自分が医療部長になったのがいつかを覚えていないのは、それはおそらく実際には起きなかったからだ、と感じていた。ビジネスにおいて権力移行が成功するには、古いCEO（最高経営責任者）が去ることが必要であった。教区牧師は退職に伴い、新たな現職にさっぱりと道を残して教区から去る。しかしながら、シシリーがセント・クリストファー・ホスピスを去ることは絶対にありえなかった。シシリーは、自らが職にとどまることによって困難が伴うことをよく知っていたが、職にとどまり続ける決心をしていた。

　しかしながら、彼女は当初の再調整については、自分がいないほうがやりやすいということに気づいていた。「私たちが役割を変えた後、休暇という意味ではなく、しばらくの間、私がいないほうがいいという考えは、別の好ましくない方法で生じたのでした。」

マリアンはシシリーを必要としていた。というのは、彼は鼻血が続き、やがて病気になったからである。マリアンはセント・トーマス病院に数週間入院した後、セント・クリストファー・ホスピスに移り、そこで回復した。シシリーはサムに、「病院にいたとき、マリアンは私が口にしていないものはすべて、食べるのを拒否しました。だから私はいつも駆けずり回っていて、彼がここにたどり着くまでに本当に疲弊してしまいました」と言った。それはきわどい状態だった。シシリーは、マリアンを失うことを怖れていたが、マリアン自身は「私は全然怖れていない。もう八四歳だ。私はすばらしい人生を送ってきたし、死ぬ準備がきちんとできている」と言って、かなり楽天的であった。シシリーは次のように書いている。「妻がそれを聞くのは心穏やかではありませんが、私はそれでも、彼を誇りに思っています。」

病いと奮闘していたマリアンがセント・クリストファー・ホスピスに戻るとすぐに、シシリーは日々のスケジュールを再開することができた。彼女は、チャペルで短い礼拝と共に一日を始めるのを楽しみにしていた。そして彼女はホスピスの活動の中心であり続け、自分のオフィスのドアを開けっ放しにして、そこでゆっくりくつろいだ。トムは回診後の昼前に、シシリーとシェリーを一杯飲みながら、患者やスタッフの近況を伝えた。役割の変更があったにもかかわらず、シシリーはホスピスのすべてを把握していた。彼女は良かれと思ってしていたのだが、関与しないでいることができず、彼女の同意なくして主要な決定はなされなかったということを、彼女の良き友人でさえ認識していた。シシリーは、何がなされるべきかについて確固たる考え方をもっていて、ダイニングルーム全体、あるいは隣のオフィスにいるトムに聞こえるように、時々それらについて大きな声で公言した。

シシリーは、患者とは愛情のこもった関係を申し分なく構築したひときわ優れた医師であったが、患者以外の人との関係は決して容易ではなかった。彼女は、最も忠実で思いやりのある友人であるかもしれないが、言葉遣いはきつかった。シシリーのことを思いやりのある人だと思っていたある友人は、「ユーライア・ヒープ*5のようにならないでほしい」と言われて、驚き、むしろ傷ついた。役割を変更する前に深刻なひずみに陥っていたトムとの友情は、その後、改善しなかった。シシリーは、セント・クリストファー・ホスピスがいまだに「彼女の場所で、彼の場所ではない」ということをトムに明確に認識させようとして、管理しようとしていた。晩年、彼らの長年の友情から平和が再構築されたが、傷痕は残った。

＊5　チャールズ・ディケンズの小説『デイヴィッド・コパーフィールド』に出てくる偽善的な悪人の名前。

セント・クリストファー・ホスピスを日々運営していくということがもはやシシリーの公務上、重要なことでなくなると、彼女はすぐに視野を広くもつことができた。シシリーは、評議会の会長として「評議会が、外の世界との真の良い懸け橋となるよう、そして、内部の人々の意見箱となるよう支援する」というとても興味深い役割を担うということを、すぐに理解したからである。彼女は、資金調達のために、戦略を総括し、文章にし、講演をし、自分が注目を浴びているのを最大限活用した。新たな役割は名親のようなもので、必要とあれば批判もしながら、提案されたホスピス事業を促進し、世界中でその運動が展開するのを見守った。一九八〇年以降、シシリーのために仕事をし、特別に親しい関係を保ってきた彼女の個人秘書クリスティン・カーニーが、絶え間ない支援をしながら、シシリーのこうした活動を助けた。

サム・クラグスブランは、常にシシリーのことをカリスマ性のある話者であると思っており、特に彼女が自身の患者について話す方法がそうだと感じていた。彼は、可能な限り広範囲にホスピスを宣伝するために、彼女のこうした才能と、最近手に入れた自由を活用するよう促した。シシリーの活動は、マリアンの健康状況によって制限されていたが、彼女はメッセージを広めるために一所懸命頑張った。

この時期に生じたその他の役割の変化は、サム自身にもあった。彼は〈ビジター〉に任命された。〈ビジター〉の前任者は、ステップニー補佐主教のエヴァレッド・ラント師をはじめとして、全員イギリス人のイングランド国教会信者であった。シシリーは、セント・クリストファー・ホスピスにキリスト教の強い土台を必ずもってこようと決めていた。しかし一九八〇年代半ばまでには、これは達成され、いまやスタッフに必要なのは、彼らの仕事をきちんと理解する人、また死にゆく人々のために働く人たちの間で強まっている重圧を和らげることができる人からの支援だと感じていた。彼女自身は敬虔なキリスト教信者であったが、彼女の最初の患者はユダヤ人であるという事実、またその患者が、彼の教父の信仰をもち、最終的に安らぎを見出したという事実に、常に誇りをもっていた。いまやホスピスでは、ユダヤ人が施設長であるだけでなく、上級スタッフを主に支援する人たちもユダヤ人であった。サムは、新たな任命によって物事を変えることなく、単に彼の職位を承認しただけで、頻繁にホスピスを訪問していた。彼は、セント・クリストファー・ホスピスを愛し、理解しただけでなく、シシリーを笑顔にさせた。かつて、シシリーがキリスト教的愛について行った長い講演を聞いた後、サムは手を挙げ、「ソンダース博士、私は融合の提案《プロポーズ》をしたい」と言って、一瞬発言を止めた。

会場全体は静かになり、その後、彼は付け加えてこう言った。「キリスト教的愛とユダヤ教的不快感との間の」。それは、ホスピスにまさに必要な簡潔なまとめ方であった。

サムは、これまで自分が教えてきたこと以上に、セント・クリストファー・ホスピスの献身的なスタッフから多くのことを学んできたと感じ、訪問を楽しんだ。引き続き生じる喪失や悲しみに直面しながらも、セント・クリストファー・ホスピスの陽気な雰囲気に感謝した。サムが特に好んだ慣習は、シシリーのオフィスで昼前にシェリーを飲むことであった。ある訪問の後、彼はボトル一本を購入し、自身が執行医療部長を務めるニューヨークのフォー・ウィンズ病院にその慣習を導入した。

シシリーも、スタッフへの気遣いを続け、彼らをおしゃべりに招き入れるよう、セント・クリストファー・ホスピスにやってきた記念日に〈訪問日〉カードを送り続けた。彼女にとって家族であるような高齢の患者たちがいるドレイパー棟にも、しばしば赴いた。月に一度、〈創立グループ〔Foundation Group〕〉は、夜にシシリーの自宅で会合した。親しい友人たちや同僚たちとのこの会合は、ホスピス創立が計画されたとても早い段階に始まった。古き仲間は去り、新たな人たちが加わることとなったが、どうにかしてこの慣習は続いた。議論のネタとして、彼らの仕事にかかわる何かをもってくるため、それはむしろ読書会のようであった。彼らの大半がキリスト教信者であったため、宗教的な本が多かった。もちろん彼らは、患者から最新のホスピスの噂話まですべて含めて、セント・クリストファー・ホスピスについて話をした。ある意味で、これはコミュニティ内のコミュニティとしてあり続けた。それは、シシリーが心から大事にし、彼女の人生の最期まで続いたグループであった。彼女は、知的な課題や仲間を好んだ。しかし、それはまた、彼女が排除されていると感じた際、つまり中心的地位から外されたとしばしば感じた際に、心の支えの源にもなった。彼女はいまだにセント・クリストファー・ホスピスで雰囲気をつくっており、主要な決定については相談されていたが、彼女がすべての責任をもっていた初期の頃と比べると色々と変わっていた。この会合に加わっていない人たちは、その会合をやめさせようという気はなかったが、彼らは排除されていたため、受け入れがたいと感じていた。

創立グループの在り方は、シシリーのリーダーシップの下、最初から物事が決められているという非公式な方法の典型であった。彼女は、自分が知っていて信頼している人たちをセント・クリストファー・ホスピスの要職に任命して、自らの展望を達成するために、彼らに好きなようにさせていた。このようにして、バーバラ・マクナルティはメアリー・ベインズの支援を得て、最初の在宅ケアチームを立ち上げる権限を与えられたのだ。当時、彼女らはかなり新たな試みをしており、結果として成功したのは、彼女らの経験と慎重なアプローチのおかげであった。コリン・M・パークスは、セント・クリストファー・ホスピスの開所以来の精神科医であった。シシリーは、死別と悲嘆に関する彼の研究を読み、彼を見出した。彼とシシリーは、補完的分野で共に革新者であり、医師と患者との間のコミュニケーションを増やしたほうがよいという展望を共有した。早い段階で、彼らはホスピス業界の全員を知っていた。もう一人の開拓者であるロバート・トワイクロスは、一九七一年にセント・クリストファー・ホスピスの研究員になった。彼は、シシリーが望んでいることを知っていたし、モルヒネとジアモルヒネについての極めて重大な研究を自分のやり方で行うための完全なる自由を与えられた。トム・ウエストも、ナイジェリアから帰国後、デイム・アルバーティーン・ウイナーが会長になったとき、シシリーの副医療部長としてセント・クリストファー・ホスピスに来るよう促された。

一九八五年に、リーヴァヒューム基金の支援を受けて、ギル・フォードは、自身が医療局副局長であった厚生省からセント・クリストファー・ホスピスを後援した。彼女は、シシリーから明確な指示を受けなかったが、シシリーが彼女を研究部長として期待していることを知っていた。三年間の任期付きの職に任命され、彼女は臨床研修の中にホスピスの諸原則についてを組み入れることに取り組む機会を得た。彼女はまた、国民保健サービス（NHS）であっても任意の寄付貢献で成り立つ機関であっても、ホスピスや緩和ケアに従事する医療スタッフの認定の研修要件とこの臨床研修とを関連づけた。その分野を専門とする人の数が増加するのを見込んで、一九八七年に王立医師会は、「進行性疾患で、終末期で予後が限定されており、ケアの中心が生活の質である患者についての研究と管理」という専門領域として、緩和医療を認可した。これによりこの分野が多くの人に知られるようになり、ニュージーランドやオーストラリアの医学校が先例にならった。セント・クリストファー・ホスピスでは、緩和ケアに携わっている多様な専門家たちのための会議が開かれ、教育プログラムのコースが実施され、発展していた。オープン・ユニヴァーシティ（通信制大学）もまた、死、死にゆくこと、死別というコースを設置した。これは、ギルが行った別の活動の一つであった。

シシリーは、人の潜在性を見極め、その人の最も良いところを引き出すことができる能力を備えていた。つまり、「あの人は何かができる」とシシリーが思ったら、その人はその期待に応えなければならなかった。セント・クリストファー・ホスピスの創立当初は、こうしたやり方はうまく機能した。しかし、ホスピスが拡大するにつれて、職種や肩書をきちんと振り分け、現代的な運営手法をとる必要性が、特に財務的な面について、徐々に出てきた。一九八六年にトム・ウエストは、セント・クリストファー・ホスピスの危機的状況に対処するために、以前NHSと仕事をしたことのあるクリス・クラークを雇った。クリスは、当初から〈信仰と当座貸越〉を信念に運営することに満足していたシシリーの反対に直面したが、信託基金に関する仕事をし、将来に向けた計画を導入した。トムが、専門的な資金調達者が必要であることをシシリーに説得するには時間がかかった。シシリーは、資金調達は「会長から掃除担当まで、ホスピスで働く全員の役割である」という信念を決して曲げなかった。もちろん、彼女自身が主要な資金調達役であり続け、彼女のおかげでセント・クリストファー・ホスピスは、女王の訪問を迎えてゴールドスミス・ホールで資金調達イベントを行い、創立二一周年を祝うことができた。

徐々にセント・クリストファー・ホスピスの状況が変わり始め、新たなチームが、ペッカムやデットフォードという社会的に排除されてきた街も含めたコミュニティへと拡大し始めた。在宅ケアチームは、一人の医師と五〇人の患者からなる一つのチームであったが、毎日五〇〇名の患者を看る五つのチームへと拡大した。二〇〇七年までには、〈セント・クリストファー・ホスピスの在宅サービス〉と名称が変更され、ブロムリー、クロイドン、ランベス、ルイシャム、サザークの地域までを対象とし、年間二千人の患者に対応した。必要な追加資金の一部は、ホスピスショップの開設により充当された。これらのショップは、セント・クリストファー・ホスピスでお世話になった人たちに人気があった。そして、これは彼らがホスピスに恩返しができる方法の一つであった。ホスピス内では、慈善団体の支援により、一つずつ病棟が新しくなった。

クリス・クラークは、シシリーと良好な関係をもつことは決してなかったが、互いに尊敬していた。クリスは、セント・クリストファー・ホスピスの創立者としてシシリーを尊敬し、彼女のホスピスを他の者に譲り渡すのには困難が伴うことを理解していた。彼女は案件をよく議論し、好ましくない決定に対しては確認し、異議を唱えるが、ホスピスのためになるのであれば最終的にその決定に従っていたため、彼はシシリーを公明正大な会長であると感じていた。シシリーにとって、自分が設立したホスピスが、予測していなかった方向に発展する必要があるということを受け入れるのは、決して容易ではなかったし、それを見たくはなかった。クリスは、セント・クリストファー・ホスピスで提供されている価値観を決して過小評価しなかった。彼はセント・クリフトファー・ホスピスを近代化しようとしていたが、セント・クリストファー・ホスピスが他と比べて目立っていた特徴のすべてを維持しようと決心していた。彼はNHSに幻滅していたので、スタッフをサポートし、患者に対して可能な限り最善のケアを提供するという環境をみつけて感動しており、当初は一八か月のみその職にとどまる予定であったが、結局一四年間も在職した。

トム・ウエストトは、一九九三年一月まで医療部長として働き、ニュージーランドからやってきたロバート・ダンロップ博士が彼の跡を継いだ。トムは辞めるときまでに十分な成果を出した。ホスピスは合意の上に運営されるようになってきた。トムはスタッフの間で人気があり、すばらしい話者であり、特に会議では、彼のイギリス風ユーモアが外国からの代表者に受けていた。医療部長在任中に、トムは多くの重要な職位任命をした。シシリーに適したチャプレンを探し、一九八七年にレナード（レン）・ラン師が着任して、一六年間在職した。シシリーとレンは、最初から馬が合った。レンは、シシリーの偉業が彼女自身の弱さに由来し、それに患者に対して独特な感情移入をすることの原点があると認識していた。彼は、創立時の患者がカメラに向かって微笑んでいる姿を、患者らがシシリーに対してどのように感じているかという証拠として引き合いに出した。在職中、レンは一人のチャプレンという役割から、ホスピスで提供される複数の専門教育に貢献できる部署の長へと、役割を拡大した。彼は、死にゆく人々の霊的《スピリチュアル》なニーズだけでなく、彼らを世話するスタッフの霊的なニーズにも取り組んだ。ホスピスは過酷で、感情を消耗する環境であり、患者たちに非常に多くの配慮が必要であるので、時には自分たちは虚無感を抱くこともあったからである。レン・ランはホスピスが支払わなければならない犠牲についてよく認識しており、必要なスピリチュアルなサポートを提供した。

一九八〇年代は拡大の時期であった。シシリーは、研修センターとメインホスピスの間に位置する家と庭に、以前から関心をもっていた。それらは愛情込めて〈ナボトのブドウ畑〉[*6]として知られていた私有地だった。辛抱強く何十年も待ち続け、ついに彼女はそれを購入することができた。その家とメインホスピス棟の間にあった空地を埋めて、セント・クリストファー・ホスピスはさらに大きな建物となり、拡張した在宅ケアチームをそこに配置した。トムは、巨大なデイケアセンターとなるよう、このチームと入院

＊6　サマリアの王は、宮殿のそばにあるブドウ畑に長年羨望の目を向けており、所有者のナボトに「譲ってほしい」と頼んだが、ナボトは「先祖から伝わる嗣業の土地を譲ることはできない」と言って断り、王を怒らせた、という話が旧約聖書の列王記・上の二一章にある。

患者部門との間の強いつながりを常に求めていた。一九九一年にアレクサンドラ王女によってデイケアセンターが公式に開設されると、新たな棟はすぐに創造的な活動の場所となった。患者は、音楽やアートセラピーを楽しむことができるようになり、そこには美容院もできた。後に、クリエイティブ・リヴィング・センターと名称変更され、無料で幅広い創造的なセラピーが提供されるほど拡大した。そしてやがてそこは、自宅療養や介護ホームの患者も利用でき、家庭医無料相談が行われる場所になった。後に、庭の区域は、患者、家族、スタッフのための静かな至福の場所へと修景された。

新たな施設は、創造的な探究のための機会という、異なるケアの観点を提供した。死にゆく人々の最後の数週間や数か月の間には、多くのことが起こりえた。元気づけられた患者は、時には驚くほどの新たな方法で自身の考えを述べることができ、多くは家族に宝物として思い出を残した。「ジムは巡回の煉瓦職人で、身体は刺青で覆われていた。進行性のがんを患っていて、はっきりものが言えなかった。彼は、人生で初めて絵を描くよう勧められ、彼自身が（彼の家族も）驚いたことに、一連の繊細な水彩画を制作したのだった。それらの作品には、彼がこれまで誰からも探究するように奨励されたことのないような自分自身の別の一面が現れていた。」

トムもまた、ホスピスでソーシャルワークを拡大することに熱心であった。彼の在職中に、この部門のスタッフは、パートタイム一人から、有資格者五人へと増加した。一九八九年に、エリザベス・アーンショー=スミスの後をバーバラ・モンローが引き継いで、死別ケアサービスおよびソーシャルワーク部の部門長となった。ロバート・ダンロップは、セント・クリストファー・ホスピスが相当な財務危機を迎えている二〇〇〇年に職を辞した。当時、時代と逆行していた経営環境はうまくいかず、組織の大きな変化が必要であった。医療部長と最高経営責任者の職位は分けられた。ナイジェル・サイクス博士が医療部長となり、バーバラ・モンローがその年の終わりまでには実質的な職位に就くと想定して、臨時代理の最高経営責任者になった。シシリーは、初めてホスピスの施策に積極的に関与しない創立施設長という職に就いた。

痛みを伴う決定をすべき状況となった。スタッフの多くは辞めなければならなかった。二〇〇五年まで保育室は継続したが、ドレイパー棟は閉鎖された。それは大変動の時で、コミュニティというシシリーの展望の終わりを意味したため、シシリーにとって、それを見るのは容易ではなかった。彼女はいくつかの施策を受け入れがたいと感じていたが、ホスピスが存続していくにはその必要性があるということを理解し、その進展の邪魔はしなかった。目的が手段を正当化するようにみえた。最終的に、セント・クリストファー・ホスピスは財務的な安定性を達成した。ホスピスは、一人の開拓者によってカリスマ的に導かれていた時代から、現代的な経営と堅調な財務方針へと移行した。

セント・クリストファー・ホスピスは、先導的な役割を維持していた。二〇〇七年になってもまだそこは緩和医療のメッカとみなされ、訪問客の流れは衰えなかった。月例の特別な〈金曜訪問〔Friday Visits〕〉が、世界中から専門職やボランティアの人たちを受け入れるために組織された。訪問者は、ホスピスがどのように運営されているか洞察を深めながら、上級スタッフと会い、施設を見学することができた。教育センターは急速に発展し、多様な学問分野や国籍の人たちがコースや会議に興味をもつようになり、いまやプログラムには特別に外国語のコースも含まれていた。この様々な専門教育はギル・フォードの時代に始められたものだが、シシリーにとっては特に重要であった。なぜなら、シシリー自身が本来、彼女一人での多職種専門チームといえるような立場だったからだ。

デヴィッド・オリヴィエが教育・研修部長になった二〇〇六年までに、約五〇か国出身の五万人以上の学生が、セント・クリストファー・ホスピスの教育から恩恵を受けていた。彼らは、ホスピスの諸原則を吸収していった。それは、医療ケアの最新の進歩、そしてかけがえのない個人としてのそれぞれの患者に対する敬意、という組み合わせの原則であった。このアプローチは、裕福であろうが貧困であろうが、非常に多様な国々が緩和ケアの諸原則を享受したため、異文化間で成功した。あまり裕福でない諸国の状況を聞くことは、ヨーロッパやアメリカの者にとって、時に啓発的なものとなった。シシリーは次のように語った。「私たちが発展途上国から学ぶべきことは多いのです。つまり、家族がどうやってケアをしているか、また、いかにしてわずかなお金で彼らがそうしているのかを知る、ということです。例えば、インドのケララには、一千名の店主と農家が出資している在宅ケアチームがあります。地元の医師に影響を受けた各参加者は、そのチームを支援するために、一日一ルピーを寄付しています。」シシリーは、セント・クリストファー・ホスピスはひな形ではなく、諸原則は人々の必要に応じてコミュニティ内で吸収され、適用されるべきだと常に確信していた。「何が行われているか、よく見て回りなさい。そして、あなた自身の状況に合うにはどうすればよいか、ほかのやり方を考えなさい。この分野には多様性が必要です。」

シシリーが取り組んでいた〈全人的痛み〉という仕事に影響を受けて、世界保健機関

（WHO）は、一九八六年に新たな専門性の定義を公表した。「緩和ケアとは、治癒を目指した治療が有効でなくなった患者に対する積極的な全人的ケアである。痛みやその他の症状のコントロール、精神的、社会的、そして霊的問題の解決が最も重要な課題となる。緩和ケアの目標は、患者とその家族にとってできる限り可能な最高のQOLを実現することである。」ヤン・スターンスワードとロバート・トワイクロスは、広範囲に影響力をもつWHOのがんの痛みからの解放のためのグローバルプログラムの発足に関与した。これは、世界中の政府の政策や教育に影響を及ぼし、国際的に大きな衝撃を与えた。治療のガイドラインとして、三段階除痛ラダーが示され、緩和ケアを立ち上げるのに奮闘している発展途上国に支援が示された。世界の様々な場所で、世界保健機関協働センターが設置された。ロバート・トワイクロスが顧問医であったオックスフォードのサー・マイケル・ソーベルハウスは、一九八八年にその一つとなった。

一九七七年に、もう一人のポーランド人がシシリーの人生とホスピス運動に関係をもった。ヴィクター・ゾルザは、二五歳の娘ジェーンを亡くした。彼女の死は、驚くべきことに広範囲にわたる影響を及ぼした。ジェーンは亡くなる八日前に入院を認められたが、彼女と家族は、ホスピスでの対応の仕方と以前のいくつかの病院での経験との相違に驚いていた。「ジェーンは、尊厳を傷つける病院のケアを嫌っていました。極めて多くの検査、意味のないコミュニケーション、そしてあたりまえの礼儀の欠如のためです。そしてこれらすべてが痛みを増加させるのに関連していました。」ホスピスでは、すべてがこれまでと異なっていた。「この環境でジェーンの精神は高められました。痛みが和らぐと、彼女は自分の命の糸を拾い上げ、最後の人生のタペストリーを完成させるために織り始めました。それは、〈外的人格と自我の一致した瞬間〉でした。友人たちは思い出話を楽しみ、お別れの挨拶をするために招かれました。ジェーンはモーツァルトを聞き、精神が高められ、心穏やかで、最期の時は髪に花をつけ、幸せに安らかに亡くなりました。」ジェーンの両親は、後に『最期の迎え方[*7]〔A Way to Die〕』という本を執筆し、その中で、これらの出来事について詳細に語った。この本は、大きな反響を呼んだ。「読者の中には、たじろいでしまう人たちもいれば、感銘を受ける人たちもいた。そして、多くは希望を見出した。様々な反応があったが、これが世界中のホスピスに対する起動力となったことは確かである。」

シシリーは、一九八〇年に『最期の迎え方』を読み、この本を〈すばらしい真実の記録〉と感じ、ヴィクターに賞賛の手紙を送った。ここに彼女の人生と接点をもつ、もう

*7 邦題は『ホスピス—末期ガン患者への宣告』一九八一刊。

一人のポーランド人が登場した。彼女がヴィクターに会ったとき、今回は恋に落ちなかったが、彼らは馬が合った。そしてシシリーは愛情込めて、彼を「いい奴」と言っていた。

ヴィクターの本は、人々の関心をおおいに集めた。彼は、ホスピス主義を広めながら、アメリカを周遊した。ジェーンの死はさらに大きな影響をもたらし、最終的にロシアにホスピスが設立されるきっかけとなった。ヴィクターはイギリスに定住する前、第二次世界大戦中にロシアに住んでいた。イギリスでは、彼は旧ソ連政府に関する著名な専門家で、一九六八年のチェコスロバキアへのソ連の侵攻を予測したことで、その年のジャーナリスト・オブ・ザ・イヤーを受賞していた。ヴィクターは娘の死後、喫緊の必要性のあるホスピスケアをロシアに導入する決心をしていた。ほとんど克服不可能な政治的・官僚的・財政的な障害があったにもかかわらず、何年にもわたる挫折の後、彼は、一九九〇年にサンクトペテルブルクにラクタ・ホスピスを設立することに成功した。そして一年後に、それはWHOのデモンストレーション・プロジェクトに指定された。最初の一歩が踏み出されるとすぐに、他のホスピスや在宅ケアチームもこれに続いた。ある個人の粘り強いホスピスへの献身が、他の国にも恩恵をもたらした。

ホスピス運動は拡大し続け、一九八五年までにはイギリスだけでも一〇〇以上の新たなホスピスが設立された。在宅ケアチームはイギリスの至るところで激増し、全部で三〇〇以上のホスピスプロジェクトが進行中であった。この運動を一つの声として発信するには調整の必要があったため、統括組織が提案された。シシリーは、当初は保留していたが、ノーフォーク公爵夫人のアンが一九八四年に設立した〈ヘルプ・ザ・ホスピス〔Help the Hospices〕〉*8を支援した。シシリーは、〈ホスピス〉という語が「自宅、病院、あらゆる種類の機関において、ホスピスの業務を担っているチーム、コミュニティ、あるいは少数の人々」を意味するか案じており、その組織の名称について懸念していたのである。翌年、ロバート・トワイクロス、デレック・ドイル、リチャード・ヒラーがホスピス医師会を立ち上げ、すぐに緩和医療協会となった。一九九一年に全国ホスピス・緩和ケアサービス協議会が形成され、二〇〇六年までに一八の協議会ができた。これらの協議会はそれぞれ平均して二〇〇名の会員から構成されており、ホスピスや緩和ケアに関する多種多様なグループの代表を、会長からボランティアまで様々な人が行っていた。

今日、〈ヘルプ・ザ・ホスピス〉はグループ間のコミュニケーションを促進し、収入

*8　ホスピスとホスピスケアの支援・擁護を行うイギリスの慈善団体。

を増やすだけでなく、メディアや政治過程において、ホスピスを促進する圧力団体としても機能している。その組織は、イギリスにおいてはじめて、ホスピス研究の〈ヘルプ・ザ・ホスピス〉という名称をもつ大学教授職に五年間の資金を提供し、緩和ケアのアカデミックな基盤も支援している。シーラ・ペイン教授は、二〇〇六年一〇月にランカスター大学エンド・オブ・ライフケア国際研究所で、この職に就いた。彼女は、自らを〈ホスピスに対して批評眼のある友人〉と表現し、ホスピスサービスを一般の人々にまでより広く拡大することを目的とした研究を指導した。〈ヘルプ・ザ・ホスピス〉は、国立がん研究所の支援を受け、サザンプトン大学、ランカスター大学、ノッティンガム大学、リヴァプール大学、マンチェスター大学の共同研究事業である〈がん経験に関する共同研究〉にも関与した。

長らくイギリスでは、医学専門雑誌が必要とされており、また今回もシシリーと多くの議論の末、一九八七年に『パリアティブ・メディスン〔Palliative Medicine〕』誌が発刊した。シシリーは、緩和「ケア」よりも「メディスン」のほうが、雑誌のタイトルとしてより良い選択だと思っていた。そして、対象となる読者層がホスピス従事者だけでなく、より広範囲になるよう考えていた。シシリーは創刊号に包括的で感動的な論文を寄稿した。

シシリーは専門的業務に非常に忙しくしている一方で、家庭でも忙しかった。彼女は結婚することを求めていた。シシリーは、ついに自分を女性らしく感じさせ、また率直に意見交換することのできる男性をみつけた。彼らの関係は荒っぽいものであり、マリアンにイライラさせられることもあった、とシシリーは認めていた。「私は、彼がポーランド語を話そうとするとき、また補聴器を外そうとするとき、時々叩くこともありました。」しかし、彼らは一緒に過ごす毎日を大切にし、シシリーは夫の世話をするのを好んだ。彼のために料理をするのは楽しみであった。彼女はパンをこねて焼いたり、彼の大好きなマッシュルームの前菜用レシピを、〈すばらしい絶品〔Super Suppers〕〉と名づけ、クルーズ[*9]の本に寄稿した。彼女は、彼を幸せにすることで幸せだった。

ロゼッタ・バーチの娘でシシリーの名づけ娘、家族の中では〈つぼみ〔Bud〕〉と呼ばれているローズマリーが、ハンガリー出身のトマス・ケレンと結婚したとき、シシリーはとても興奮し、結婚式で自分の感情をあらわにするスピーチを行った。「東ヨーロッパ出身の人と結婚することはどういうものか、私はよく知っています。とてもすばらしいです。私の夫は、ここに参列するほど具合がよくないため、残念がっています。お二

*9　イギリスの慈善団体。死別の精神的打撃を克服するための援助を行っている。

人にポーランド流の祝福を伝えてほしいと言っていました。彼は、新たなビジョンをもって絵を描いています。もうすぐ八五歳になりますが、本当に幸せだと言っています。私たちが結婚したとき、完全さがさらに完全になり、完璧さがさらに改善されています。そして、それが至福をもたらします。」

マリアンは、シシリーの生活にポーランドの家族ももたらした。シシリーは、彼の子どものアンドルーとダニエラに対しての継母としての役割、そして彼の孫のアラ、イーサ、マックスの継祖母としての役割を十分楽しんだ。マリアンは深刻な健康状態にもかかわらず、九〇代まで生活と仕事を楽しみ続けた。彼の仕事場は、セント・クリストファー・ホスピスの最上階のラグビー棟の端に設置された。彼は〈居住アーティスト〉としてそこで日々を過ごし、新たな考えや技術を探究し続けた。一方、シシリーは階下の彼女のオフィスで働いていた。マリアンは、シシリーからの愛情によって元気づけられており、彼の晩年の結婚時代が、彼の人生の中で最高に幸せな時だったと語った。しかし、彼はますますもろくなってきて、やがてシシリーは出張に出掛けるのをやめて、一晩たりとも彼を一人にしない、という決心をした。シシリーがマリアンの身支度をするのには長い時間がかかり、そこまで彼を導くのはさらに困難であったが、彼らはホスピスで日々の大半を過ごすことができた。

やがて、シシリーだけでは自宅で対応できなくなり、マリアンはホスピスに移動した。「そこで彼は、ラグビー棟の看護師や二人の献身的なケア補助員たちからすばらしいお世話を受けました。そのうちの一人は、約四年間も彼に付き添ってくれました。」マリアンはクリスマス時期に二度パニックを起こした後、もちこたえ、死の三日前にはケア補助員の素敵なスケッチを描くことさえできた。しかしシシリーにとっては、愛する人を看護し、その人を失うことが、自身の人生の中で三回目となることは明らかであった。今回は、ケアを受けるのは患者だけでなく、その妻も含まれるという、自らのつくった環境にあったのだが。

マリアンはセント・クリストファー・ホスピスに六週間滞在した後、一九九五年一月二八日に亡くなった。「彼は、静かに幸せな生活を送った後、穏やかに、そして最後はむしろ突然、こっそり去りました。この最後の数か月の間、彼は私に『私は十分に幸せだった。私は人生でやるべきことをやってきた。今、私は去っていく準備ができている』とよく言いました。…私たちは地元のカトリック教会ですばらしい追悼ミサを行いました。…教会の一方ではローマ・カトリックの聖餐が行われ、もう片方ではイングランド国教会式の聖餐が行われ、そしてほとんどすべての会衆が皆、参加できるのはうれしく思います。彼の素敵なヴァイオリニストの友人であるダミアン・ファルコウスキが、最初と最後に〈揚げヒバリ[*10]〔Lark Ascending〕〉のソロの部分を弾きました。」この曲は、シシリーのとてもお気に入りだった。セント・クリストファー・ホスピスの管理者として、彼女は聖歌隊で歌うのを好み、時折ヴォーン・ウィリアムズ自身が指揮をした。

マリアンをよく知っているレン・ランは、〈満ちていること〉について、次のように語った。「素敵な妻、あるいは愛しい人のおかげという狭い意味ではありません。…ラグビー棟での妻と患者としての互いへの愛情というものが、私たち全員にとって啓示となりました。」マリアンの遺灰はセント・クリストファー・ホスピスの庭にまかれ、そこには小さな十字架と、「マリアン」という名前が刻まれた質素な灰色の石碑が置かれた。

＊10　イギリスの作曲家レイフ・ヴォーン・ウィリアムズが書いたヴァイオリンとオーケストラのための作品。

Chapter 17

心に緑の枝を持てば、鳥が来て歌を歌うでしょう。

——中国のことわざ

Chapter 17 広がる地平

シシリーは再び、一人になった。しかし今回はデヴィッドやアントーニのときとは違い、悲しみに物語があった。マリアンと過ごした年月に紡がれたすばらしい思い出と、共に過ごした充実した結婚生活に慰められていた。マリアンは長寿を全うし、シシリーのホスピスで死を迎えた。だからといって別れの痛みが減るわけでなく、マリアンの不在を深く悲しんだ。

そんなときシシリーは、自身が編纂した『地平を越えて――痛みの意味を求めて〔Beyond the Horizon: A Search for Meaning in Suffering〕』という薄い書物の中に収められているお気に入りの詩や聖書の詩編を読み返した。それは、アントーニの死後に心のなぐさめとなった文章や、患者の声を集めたもので、テーマの選び方には、シシリーの考えや感情の軌跡がみられた。怒りに始まり、罪の意識、赦《ゆる》し、痛み、死と復活へと続く。特に最後の章では、〈立ち上がっていく〉ことへの挑戦が記されている。彼女は「詩歌に記される二〜三の言葉の中に、喪失がもたらす計り知れないものへの気づきが得られる。それは、中国のことわざの鳴く鳥であり、静けさへの入口でもあった」と述べている。

　夫の介護から解放され、七七歳のシシリーはまた旅を楽しむようになる。はじめは、葬儀に立ち会うことのできなかった義理の娘、ダニエラ・ファッジオリに会いに、サンフランシスコに行った。遠く離れた二人だったが、ダニエラの誕生日がシシリーとたった一日違いという偶然もあり、近しく感じていた。父の友人としてシシリーがダニエラに紹介された頃からの知り合いで、一九六九年にはダニエラはセント・クリストファー・ホスピスでボランティアとして三週間活動し、より深いつながりができた。決して良い関係ではなかった父娘の断絶は、ゆっくりと年月をかけて癒されていった。ダニエラは、シシリーの愛が父を驚くほど長生きさせただけでなく、より良く変化させたと確信していた。父がシシリーの愛するやさしい人間へと変身していったようにみえたのだ。マリアンの死の数か月前、ダニエラは別れの挨拶に来ており、その後も最期まで連絡をとり続けた。この旅は、シシリーが何より望んでいたマリアンとの思い出を語り合うことを目的としていた。それ以外にも、義理の孫娘マックスと時間を過ごし、アメリカ在住の旧友との再会を楽しむ時にもなった。この旅でシシリーは元気を取り戻した。七月になると、自分の人生にもホスピスの仕事にも取り組むエネルギーがあふれ、やるべきことがたくさんあった。

一九九六年には、マリアンが生まれた土地、当時はロシア統治下のポーランドで、今はベラルーシとなった土地を訪ねた。大使はマリアン生誕の地であるトロケニキで、彼の作品の常設展を開催したいと考えていた。シシリー一行は地元の人々の歓迎を受け、パンと塩と手編みの絨毯で迎えられた。美しいポーランドの民族衣装に身を包んだ女性たちが歌う中、文化大臣は「人は自分が何者であるかを語ったものそのものであり、マリアン・ブフーズ=ジスコは自分がポーランド人であると言った。彼は、私たちにとってもポーランド人なのである」と語った。マリアンがかつて洗礼を受けた教会で、マリアンとマリアンの両親、シシリーの両親を追悼して、レクイエム（死者のためのミサ）が捧げられた。シシリーは教会の墓場に白い石を置いていったが、そこで二つの御影石を贈られた。二つのうち一つはマリアンの写真の脇に、もう一つはセント・クリストファー・ホスピスに眠る彼の遺灰のそばに置いた。

その後数年間、シシリーは世界中から招待を受け、様々な賞を受賞し、多くの会合に出席し、新しいホスピスの試みにアドバイスをしに出掛けた。シシリーはカリスマ性があり、彼女のスピーチには人を奮い立たせる力があった。ホスピスについての研究にも取り組み、自身の仕事に歴史的な意味づけをした。シシリーは、ホスピスという言葉には特別な共感性があると感じており、一八四二年にジーン・ガルニエがリヨンにある自身のホスピス〈カルバリー〉ではじめて、〈ホスピス〉という言葉を、巡教者一般ではなく、死にゆく人々に特化した意味で使ったことを説明した。また、一八七九年にシスター・メアリー・エイキンヘッドと仲間たちが、アイルランドのダブリンでも同様の言葉を選んだことに言及した。このシスターらが一九〇五年にロンドン北部のハックニーに設立したのがセント・ジョセフ・ホスピスである。シシリーは、ここで仕事していたときのこと、またそれ以前に働いていたセント・ルークスでのことを話し、そして、いかに医学を学ぶようになり、セント・クリストファー・ホスピスを設立するようになったかを語った。しかし、何よりシシリーの講演を印象深いものにしたのは、患者たちへの情熱であった。患者たちの写真を交えながら、ホスピスがもたらす変化について、そして適切なケアをすることでいかに最後の日々が充実したものになるかを示した。初期の患者であるデヴィッド・タスマ、アントーニ、G夫人（バーバラ・ガルトン）、そしてルイーは、世界中の緩和ケアにかかわる人たちを突き動かした原動力として有名になった。

一九九八年にはシシリーの八〇歳の誕生日が祝われ、彼女の人生の多様な面が映し出された。ポール・ホガース[*1]によるウィンザー城の水彩画が描かれたカードには、「八〇歳のお誕生日、誠におめでとうございます。エリザベスR[*2]」と書かれていた。シシリーはクリスマスの手紙で、その日のことを説明している。「ホスピスのチャペルで行われた感謝礼拝は、スタッフや家族、友人で満席で、すばらしい時でした。」翌日には「緩和ケアの発展に向けて――デイム・シシリー・ソンダースの八〇歳の誕生日を祝う科学的集会」という国際会議が王立医師会で開催され、二〇〇名の代表が集まった。アレクサンドラ王女が会議の開会挨拶をされたことは、シシリーにとって〈うれしいサプライズ〉だった。これはシシリーには全く知らされていなかった。「前の週に、王女のリッチモンドの邸宅に招かれ、昼食を共にする光栄にあずかりましたが、そのときにも一切、

＊1　イギリスの叙情的グラフィック・アーティスト。一九八九年、大英帝国四等勲士受賞。

＊2　RはRegina（今、王座にいる）という意味。つまり、エリザベス女王本人からのカードということ。

会議への出席については触れられませんでした。」この会議は、この分野の創立者であるシシリーの栄誉を称える機会でもあり、閉会時にはシシリーの友人であり同僚でもあるギル・フォードが、個人的な、そして専門家としての敬意を表した。デヴィッド・クラークの記録によると、次のようなことになる。「近代のホスピスと緩和ケアによって成し遂げられたことを祝うとともに、これからの課題に焦点を当てたものであった。」

その年の九月、モントリオールで開催された終末期医療の国際会議の席上において、〈シシリーの息子たち〉の一人、ロイヤル・ビクトリア病院のバルフォア(バル)・マウントが編纂したアルバム本がシシリーに贈呈された。シシリーは出席することができなかったが、会議の中心には彼女の存在があり、このアルバム本は彼女への感謝の印だった。美しい花や風景、終末期ケアの場面の写真が収められ、参加者たちからのメッセージが散りばめられていた。例えば、「シシリーさん、私はあなたに直接お会いしたことはありませんが、あなたの仕事とインパクトは、私の人生の道筋になっています。私は一九七一年に看護学生として、若き情熱家であったバル・マウントがあなたとセント・クリストファー・ホスピスについて語るのを聞いていました。そのとき私は、卵巣がんで亡くなろうとしていた一〇代の若者のケアに携わっていました。あなたはバルの心を動かし、そのキャリアに影響を与え、その彼が私を突き動かし、私は今、小児科医として緩和ケアにかかわっています。ありがとう。」

ホスピスは世界に猛烈な速さで広がっていった。シシリーが初期の頃に記した四ページの鎮痛麻酔薬についてのパンフレットは、一九九三年には多数の著者によって編纂された一二四四ページの『オックスフォード・テキストブック・オブ・パリアティブ・メディスン〔Oxford Textbook of Palliative Medicine〕』となった。一〇年後に第三版となったこの包括的な大著は、一〇〇か国、八千の緩和ケア機関に活用されており、目次をみるだけで、この分野がいかに発展しているかを知ることができる。最新版はより国際的な内容となっており、高齢者へのケアや非悪性呼吸障害、神経系疾患、緩和ケアにおける補完・代替療法、そして教育や訓練における新しいアイデアや技法が網羅されている。シシリーは前文で、このような発展を心から歓迎していると記している。

シシリーは専門書に限らず、一般書を含む様々な書籍に文章や前文を寄せた。また、多くのインタビューにも応じた。二〇〇一年の九・一一[*3]の悲劇の直後、アメリカ・ユナイテッド航空の機内誌は、九三便と一七五便で亡くなった乗客乗員を悼む内容だった。その中に、セント・クリストファー・ホスピスがコンラッド・N・ヒルトン人道支援賞[*4]

*3　二〇〇一年九月一一日にアメリカ合衆国内で同時多発的に発生した四つのテロ事件。航空機が使用された史上最大規模のテロ事件で、全世界に衝撃を与えた。

*4　コンラッド・N・ヒルトン財団は、ヒルトン・ホテル・グループの創設者コンラッド・N・ヒルトンが一九四四年に設立した家族財団。コンラッド・N・ヒルトン人道支援賞は一九九六年に設立され、世界の人道支援活動で傑出した成果を上げた慈善団体や非政府組織に送られる。

を受賞したため渡米していたシシリーのインタビューも掲載された。

当時、一〇〇万ドル（二〇一五年現在は一五〇万ドル）の賞金が授与されたこの賞は、世界で最も高額の人道支援賞で、ノーベル平和賞に匹敵する価値があった。ニューヨークのワルドルフ・アストリアホテルでの授賞式典で、コフィ・アナン国連事務総長（当時）が基調講演を行った。コンラッド・N・ヒルトンは遺言の中で、「自然の法は我々を突き動かし、痛みを負う者、嘆く者や見放された者の救済をせずにはいられなくなる」「この賞はただ、受賞団体への認識を広め、活動を支援するだけではなく、世界中に人道的支援の必要性を訴え、他の活動も広がっていくように励ますものである」と規定している。これはシシリーの働きに対する絶大な支持であり、ホスピスは感謝とともに受け取った。

機内誌のインタビューの中で、シシリーは自分の人生を振り返り、ホスピスの働きについて次のように語った。「私たちは、新しいことに挑戦し、基準をつくり出そうとしているのです。…とても疲れる仕事ですが、落ち込むことは決してありません。自分の働きによって、人々がより良い死を迎えることができたと感じられるからです。悲しみにくれることは何度もありましたが、私は喪失を通じて成長してきました。逝ってしまった人を忘れることはありません。そして、私は共に運動を起こしたことを思い起こすのです。」

マリアンの介護に尽くした年月の間、シシリー自身も本調子ではなかった。関節炎を患い、その結果、一九九六年と一九九九年には膝関節置換術を行った。二〇〇二年には乳がんと診断され、乳房切除手術を受けたが、六週間後には仕事に戻った。二〇〇四年に、長く彼女を煩わせていた背中の痛みが悪化した。その後、骨がんと診断され、再発して腰部に転移した。人工股関節置換術をすることになったが、シシリーの場合は再置換手術が必要であり、困難な手術となった。シシリーの名づけ娘ローズマリーは、ガイ病院とセント・トーマス病院で乳がんを専門とする看護師であり、シシリーが最善の治療を受けられるように援助していた。ローズマリーは、この高名な患者の治療に当たった外科医たちの、好意ある敬意と緊張を感じていた。医療チームはこの手術に見事に成功し、シシリーはセント・クリストファー・ホスピスでの療養を経て、歩くことができるようになり、帰宅した。

シシリーの治療のほとんどは、かつて彼女が看護師として、そして医師として訓練を積んだセント・トーマス病院で行われた。そこは、デヴィッド・タスマに出会った場所でもあった。現在は、病院の中央ホールにシシリーの記念碑が置かれている。シェンダ・アメリー[*5]によって制作されたシシリー・ソンダースの銅製胸像は、フローレンス・ナイチンゲール像と並んで設置された。二〇〇二年三月一四日の除幕式には、ローズマリーもシシリーに同伴した。セント・トーマス病院が名誉あるメリット勲章の受章者を二名も排出したこと、しかも二人とも女性であることを祝って、盛大な会が開かれた。

シシリーが入院するのは、いつもセント・クリストファー・ホスピスだった。そこではもちろん彼女は特別な存在であり、在宅であれ、ホスピスであれ、スタッフはベストを尽くした。医師はえてして悪い患者であるが、シシリーはいつでも感謝してケアを受けていた。

入院していなければ、仕事をしていた。ホスピス関連の仕事で海外に行くこともあったが、晩年は一人で出掛けることはほとんどなかった。身体が不自由になるにつれて、特に空港では車イスが必要となった。シシリーは、空港では「援助がある」とされているものの、忘れられてしまうのではないかという恐れを抱いてしまう自分の弱さがわかっており、シシリーの個人秘書クリスティン・カーニーが、世界中で開催される死生学関連の国際会議にいつも同行してくれた。そのような会議での出来事であるが、シシリ

*5　イギリス人の彫刻家、画家。王室や首相などの彫像や肖像画を多数手掛けている。

ーが転んで倒れたところを、後ろを歩いていた年長の医師が助け起こし、すぐに医学的処置をしてくれた。その医師は処置の間、シシリーの症状について話をしたが、シシリー自身とは向き合って話をしなかった。まだまだ、伝えなければならないことは多い。

帰国後、シシリーはセント・クリストファー・ホスピスのあらゆる面にかかわり、毎日オフィスに出ては、何が足りないのかを考えていた。既にセント・クリストファー・ホスピスでは運動神経疾患の患者を受け入れていたが、一九八〇年代にはエイズ患者を受け入れてほしいという声が増えていた。シシリーは、エイズ患者にかかわるスタッフの教育については受け入れることもあったが、患者自身を受け入れることはしなかった。どのホスピスも同様だろうが、セント・クリストファー・ホスピスはがん患者でさえ受け入れ切れないのに、他の様々なニーズのある数々の疾患をもった患者の受け入れまで対応し切れない、という思いが強かった。やがて、がんでエイズも罹っていた患者が道を開いたが、それでも、入院をする必要のない在宅ケアが最良の解決策を示す、とシシリーは考えていた。

がん患者がホスピスにやってきて、死を迎えるまで過ごしていた初期の時代とは、状況が変化していた。数日間の特別な治療や、家族の休息のための入院など、入退院を繰り返す患者が増加し、在宅ケアサービスに支えられながら、家族が世話をすることが多くなった。このことは、死の迎え方とその支援の仕方に変化をもたらした。ホスピスの働きは、〈死を迎えるまで生きる〉ことに加えて、〈その先も生き続ける家族〉を含んでいった。セント・クリストファー・ホスピスは初期の頃から、コリン・M・パークスのもとで、亡くなった患者の家族や友人の悲嘆を支えてきたが、今はさらにその必要性が高まっていた。

家族には子どもたちも含まれるが、子どもは大人以上に、悲嘆への助けを必要とすることが多い。セント・クリストファー・ホスピスでは、子どもたちのためのキャンドル・プロジェクトを立ち上げた。大人は、子どもにどれだけ正直に親が死にゆく事実を伝えていいのか、死後に葬儀などに立ち会わせていいのか、確信をもつことができない。このプロジェクトでは、子どもたち自身にかかわるだけでなく、教員やロンドン警視庁などの専門家たちへの教育も行っている。

セント・クリストファー・ホスピスは、宗教的にも社会の変化を反映している。今でもチャペルは中心的な存在だが、初期に比べるとキリスト教色は薄れている。個室が増えるにつれ、伝統的な礼拝はなくなり、チャペルで行われる毎朝の短い祈りだけになっていった。後年、この宗教的姿勢の変化についての懸念を、シシリーはセイクリッド・クロス修道院の院長に相談した。「看護師の中で信仰心のある人がここ数年減っていて、この仕事を一つのキャリアと考えるようになってきています。中には、宗教に恐れをもっている人もいることでしょう。これに加えて、宗教そのものに対する嫌悪感のようなものも一般化してきています。」そもそもホスピスを信仰的な動機によって立ち上げていただけに、シシリーにとってこのことは受け入れがたかった。

シシリーは、対象となる人たちをいつでも受け入れる姿勢をもっていた。「人生の最後のときは、負け戦ではなく、人生の充実期です。……不可知論者、無神論者、何も考えてこなかった人、もちろん、敬虔なキリスト教徒も、それぞれにふさわしい形で死を受け入れられるように援助されなければなりません。」彼女はキリスト教信仰に基づく信念をもっていたが、それでも単純な答えがないことを知っており、ホスピスではケアする人とされる人が一緒に向き合っていく環境をつくっていた。そこに現れる経験に、両者共に立ち向かっていくのだ。何年も前に、彼女はこの姿勢を「我と共に目を覚ましおれ」[*6]というフレーズに集約し、この言葉はやがて二〇〇二年に刊行された著書のタイトルにもなった。その中に次のような文章がある。「自分の人生の意味を探る道筋において、

＊6 p.302 参照。

私たちは、患者や家族がやがて訪れる別離という危機と向き合う力を獲得するための土壌をつくり出すことができる。しかし、私たちが身体的な痛みへの対応に追われてしまい、霊的《スピリチュアル》なニーズへの気づきがおろそかになってしまうと、それは困難になる。この繊細な分野で要求されるのは、答えではなく、聴くことである。そして、何より忘れてはならないのは、言葉よりもケアの方法こそ、隠された場所に触れることができるということだ。」

　言葉を超えるもの、それは愛である。シシリーはホスピスの仕事が本質的に非常に大変なものであることを自覚しており、スタッフには、ビジターや宗教家やグループディスカッションを通じて、サポートが与えられるべきであると考えた。やがてシシリーは非宗教的なスタッフを受け入れるようになったが、それでも信仰に代わる何かしらの哲学をもつことが、緩和ケアで出会う困難を乗り越える力になると感じていた。彼女は、時代の変化を受け入れていた。今では、宗教的背景のない団体がホスピスを運営するようになっていた。シシリーは、多様な考えの人たちが助け合う姿として、アルベール・カミュ[*7]が著書『ペスト〔The Plague〕』の中で描いた、無神論者の医師と宗教家が隣り合って、神への冒涜《ぼうとく》も祈りも超越して、人間を結びつけるものに向かって助け合っている、

＊7　二〇世紀のフランスの小説家、劇作家、哲学者。代表作として『異邦人』などがある。カミュの著作は「不条理」という概念によって特徴づけられている。一九五七年、ノーベル文学賞を受賞。

という描写を好んだ。

シシリー自身の信仰は、年月をかけて、福音派的な狭い考え方から、より包括的なものへと広がっていった。毎朝『日々の光』を読み、祈りから一日を始めることは継続したが、その場所は時々で変化していった。本もたくさん読んでいた。ことにノリッチのジュリアン[*8]による著作を好み、チャプレンたちとのディスカッションも楽しんでいた。彼らは、死にゆく人たちにかかわる仕事を通じて、どのような信仰に導かれたのかを語り合った。シシリーは、シスター・ジュリアンが信じていた「苦悩があっても、最後はすべてが〈よし〉とされる」という信念に共感していた。セント・クリストファー・ホスピスのチャプレン、レナード・ランは、「ホスピスでの仕事を通じて、知っていることは減ったが、信仰は強められた」と言っていた。シシリーもこれに共鳴し、のちにデヴィッド・クラークに「今まではど多くのことに確信をもてなくなったけど、私の信仰は確かに深められている」と語っている。

二〇〇六年、メソジスト派の牧師アンドリュー・グッドヘッドは、セント・クリストファー・ホスピスではもはやチャプレンではなく、〈スピリチュアルケア指導者〉と呼ばれていた。彼は宗教的な言葉ではなく、それぞれの患者に沿った形、例えば「今、ど

＊8　中世イギリスの神学者。キリスト教神秘主義の系統に属し、幻視に基づいて書かれた『神の愛の十六の啓示』で知られる。

のような心境なのか」といったことで会話をしながら、さりげなく、祈りや礼拝の機会もあることを伝えた。患者や家族、友人は、通常の日曜礼拝に出席することもできるし、簡単な祝福の礼拝を選ぶこともできた。あるいは、チャペルでロウソクの灯りのもと、静かに黙想することを好む人もいたかもしれない。〈命の木（Tree of Life）〉が設置され、そこに人々は想いを記した〈葉〉を吊るすことができた。また、セント・クリストファー・ホスピスへの寄付金として、銅製の命の木の葉を購入することができた。愛する者の死の一年後には家族や友人のための記念礼拝がもたれ、愛する者の不在から新しい一歩を踏み出すための節目とした。

この変化は全国でみられた。多くのホスピスは、チャペルではなく、特定の宗教に縛られない聖なる空間をもつようになった。セント・リチャード・ホスピスの元・チャプレン、ジョイス・ウィルキンソンは、「スピリチュアル（霊的）」とは「すべての考え、感情、関係性である」と定義づける看護師たちの言葉にはじめは驚愕したが、聖職者の服装の着用をしなくなった。患者は、聖職服を見ることで、特定の宗教が押しつけられるのではないかと誤解する恐れがあり、それが患者と人間関係を築くときの障害になると感じたからだ。特定の宗教の代表者としてではなく、一人の人間として受け入れられたときのほうが、患者に寄り添うことができる、とジョイスは実感した。〈静かな時間〉をホスピスでリードしているときも、患者に困っていることや、逆にとても幸福だった機会について語るように促した。それは共感の時間であり、静けさの時間でもあった。ジョイスは、聖書に限らず、様々な文章を読み上げ、心からわいてくる祈りと、おなじみの形式的な祈りを捧げた。シシリーは、「内容は常に新しくされていました。私たちが望んでいるのは、一人ひとりがそれぞれの方法でより深く考えることです」と表現している。

このような死を迎える準備の時間が、積極的安楽死法によって失われてしまう、という懸念をシシリーはもっていた。きちんとした終末期ケアがなされれば、人生を早く終わりにする必要はなくなるはずだという考えを、彼女は初期の頃から揺らぐことなく抱いていた。シシリーは一九五九年の『ナーシング・タイムズ』誌に次のように記している。「この国において、患者たちが本当に苦しんでいることを否定しているのではありませんが、しかし大多数の患者は苦しむ必要はないと述べているのです。安楽死が間違っていると考える者たちは、その苦しみが癒されるための支援を用意する責任があります。」彼女のこの考えこそが、ホスピスの働きに向かう原点である。

シシリーは、このような法案は、自死を望む人たちにとって利益よりも代償のほうが大きいと考えていた。「安楽死や自殺ほう助を願う数少ない人たちは、弱い立場であるが故の世間の無意識のプレッシャーによって、『ここから逃げ出したい』という思いにかられるのです。」末期患者は、愛する者たちの物理的、感情的、経済的負担になることへの一つの選択肢として、安楽死を考える。また、この選択肢があることで、「医師が自分にどのような決断をするのか」という恐怖心も引き起こす。シシリーは、どのような形であれ、自死は遺された者たちに大きな損害を与えることがわかっていた。特に〈積極的〉安楽死は、いつか自発的ではなくなる危険性がある、という懸念も常に抱いていた。積極的安楽死の先進国であるオランダでも、自殺ほう助が自然死と報告されるような虐待的事例もあることを、シシリーは知っていた。

この繊細な領域での定義づけは難しく、境界線は曖昧である。例えば、痛みのコントロールが命を縮めるのであれば、どこからが死の援助になってしまうのだろうか？「過剰な治療を望まない」という事前の意思表明を尊重する取り組みも進んでいる。しかし、多くの治療は延命だけでなく、苦しみを取り除くこともできる。人生の最後の数か月、数週、数日の間に、患者と家族が得られるものの価値は非常に大きいというのが、シシリーの強い持論であった。きちんとしたケアによって充実した貴重な時間を得ることができ、それが死にゆく患者を癒すだけでなく、家族の悲嘆の過程を和らげることができるのである。

安楽死法案は貴族院・庶民院両院で何度も議論されてきたが、そのたびに否決されていた。シシリーは、特に、ロード・ウォルトン教授が議長を務める医療倫理の貴族院特別調査委員会とかかわりをもった。その委員会は一九九四年初頭に報告書を公表し、「医療行為を拒否する権利は、死にゆくことへの援助を求める権利とは全く異なる」という結論を出した。委員会は、実際の苦痛や予期的苦痛について多くのエビデンスがあることを聞いていたが、それでも「このような議論は、意図的な殺人を禁止するべきという社会の声を弱める正当な理由にはならないと、我々は考える。拒否する権利は法と秩序の基礎であり、一人ひとりが平等であるという信念に基づいて、私たちを守っている。…安楽死問題は、個人の利益が社会全体の利益と切り離せないという性質をもっていると、我々は考える」と記している。さらに委員会は、ホスピス、病院、地域の中での緩和ケアの発展と成長を強く勧め、この分野での研究と研鑽がさらに必要であるとした。

シシリーは実際に、安楽死を望む議論に対抗する者として委員会で存在感を示しただけでなく、緩和医療においての長年の功績を通じて、より大きな説得力をもった。彼女はこの結論にとても喜んでおり、バル・マウントあての手紙に「今は、長い戦いを終えて、ようやくリラックスできる兵士のような気持ちだけど、何やらまだ安心するのは早い感じもします」と書いている。実際には、次の大きな議論は、この一〇年以上先のことであった。

シシリーは安楽死についての議論を、説得力のある事例と統計を使って継続して行っていた。種々の研究やセント・クリストファー・ホスピスでの経験から、どうしても取り除けない痛みをもつ末期患者は全体の五％以下であることがわかった。また、その痛みの多くは〈心理社会的問題〉によって増しており、適切な鎮静剤の使用によって、患者たちは平安な死を迎えることができるということもわかっていた。シシリーは、このような患者は安楽死を望んではいない、とも感じていた。彼女は、緩和ケアが安楽死問題に対抗する答えであり、ケアが広がっていくことが社会にとってよいことだという信念を崩さなかった。

シシリーは、常に国民保健サービス〈NHS〉の範囲外での働きを試みながらも、より多くの人が利用できるよう、結果としてNHSとうまく融合していくことを想定していた。寄付金に頼っているホスピスにとって、NHSの支援が増えることは経済的負担の軽減になる。しかし国の補助金を得ることで、必然的に制限も出てくる。経済的自立によって、ホスピスのコンセプトである身体的、精神的、社会的、そして霊《スピリチュアル》的な包括的ケアを行い、患者を個人として尊重し、守ることが可能になる。政府のかかわりが増えることは、このホリスティックで豊かな援助が危険にさらされるということである。

一方、一般の患者は、医療は〈ゆりかごから墓場まで〉保障されるものという考えから、ホスピスもNHSの範囲だと考えている。しかし、ホスピスの経費の何割がNHSで賄われるかはまちまちである。セント・クリストファー・ホスピスの場合は約三分の一で、収支を成り立たせるための資金獲得の活動に多くの努力がなされている。目標は、一年分の資金を留保できることである。それでも、改善や発展にはさらなる資金獲得の活動が必要になる。全国のホスピスは、売店の売上や様々なイベント――バザー、昼食会、舞踏会、朝食会、三時のお茶会などのイベントを催し、また、奇抜な衣装で走るチャリティマラソンや、皆が心惹かれる困難な挑戦への支援などを通じて資金集めをしている。ホスピス運動には大きな支援が集まるが、特にその基盤をつくっているのはボランティアたちである。彼らは、医療スタッフと共に、それぞれの能力に応じて何でもしている。チャプレン、セラピスト、美容師、清掃員、園芸係、そして何よりも必要とされているのは、もはや自分では動けない患者たちの移動を助けるドライバーである。このような活動は地元でのホスピスへの理解を深め、そこが死の家ではなく、患者とその家族が明るく過ごすことのできる場所であるということが伝わっていく。ホスピスの働きをますます多くの人が感謝するようになっているのである。

臨床的なケアのほか、研修と調査研究を行うことは、シシリーがホスピスのあるべき姿として描いてきたビジョンである。緩和医療に関する研究は、セント・クリストファー・ホスピスだけでなく、ロンドン大学キングス・カレッジや他の施設でも行われていたが、この分野の成長に見合うものではなかった。シシリーは、「世界基準をつくるためにも、専門の研究機関が必要である。また、ホスピスの対象は主にがん患者だが、心筋梗塞や運動ニューロン疾患の患者も視野に入れ、一〇年後には今よりずっと良い働きができるように学び続けなければならない」と考えていた。この目標は、二〇〇二年、八〇代になっていたシシリーが設立役員・代表となり、『シシリー・ソンダース基金（現在のシシリー・ソンダース・インターナショナル)』という形で実現した。そのミッションは、「進行性疾患のすべての患者が、ホスピス、病院、在宅のいずれにおいても、質の高い緩和ケアを受けられるよう、治療やケアを向上させる研究を行うセンターを設立すること」であった。シシリーは月例の企画会議に出席し、以前にも増して冴えており、欠席した会議での議論にも触れるほどであった。彼女の健康状態が悪くなっても、電話で、あるいは基金の役員や職員が自宅にやってきて、センター設立に向けての話し合いを継続した。彼女のエネルギーと情熱は冷めることなく、シシリーの〈二人目の子ども〉が誕生した。

シシリー・ソンダース・インターナショナルは、終末期医療のケア、倫理問題だけでなく、臨床的な課題についての発信も既に行っている。研究成果は、国内外の緩和ケアに関する政策に重要な貢献をしている。シシリーは長年、末期患者を苦しめるものとして、痛みの次の課題として息切れを挙げていた。これが、基金の最初の研究課題の一つとなった。もう一つは、人々が自分の選択した場所で治療を受け、死にゆくことを可能にするための研究であった。私たちの誰もが家で死ぬことを望むが、ほとんどの人はそれがかなわない。研究は、どのような医療行為と政策があればそれが実現するのかを課題とした。また、高齢化社会にあっては、がんではなく他の疾患についてや、老人ホームで過ごす人たちの緩和ケアについての研究も重要であった。

現在、シシリー・ソンダース緩和ケア協会〔The Cicely Saunders Institute of Palliative Care〕の設立計画が進んでいる。緩和ケアの研究者、教師、臨床家が一同に集まり、ケアの実践も行われる世界初の専門機関である。小児保健や精神科医療で既に存在している目的型機関の、緩和ケア版といえる。関係者が集まることのできる施設の設立は、より良い治療やケアを発見するためにも必須である。現在、一千万ポンドの資金が集まり、セント・クリストファー・ホスピスの設立から四〇年となる二〇〇七年に着工予定である。[*9]

ロンドン大学キングス・カレッジはアイリーン・ヒギンソン博士を長とする研究部門を設け、セント・クリストファー・ホスピスと最初の五年間、連携していた。アイリーンは現在、シシリー・ソンダース・インターナショナルの科学ディレクターとなっているが、シシリー本人とその働きに直接学ぶことができた一人である。シシリー・ソンダース緩和ケア協会は、キングス・カレッジとこれからも連携していくことだろう。ここには情報センターが設置され、研究から得られた最良の実践について発信する。また、自分たちにとってより良い建物のデザインや必要なサービスを模索している患者やケア

＊9　二〇一〇年五月、ロンドン大学キングス・カレッジ内に開設された。

担当者が立ち寄り、アドバイスを受けることができる場も設けられる。

緩和ケアの精神は、今では看護や医学の教育に取り入れられている。特に、腫瘍学、神経内科、腎臓や心肺の疾病を学ぶ医学生たちには、緩和医療の基礎が教えられる。ヨーロッパ最大の保健医療教育機関であり、毎年四五〇名の医学生が在籍するロンドン大学キングス・カレッジと共に、シシリー・ソンダース緩和ケア協会は、世界中の専門家に大学院レベルのトレーニングの機会を提供する。ここでの学びは、この分野の将来のリーダーの育成を担う。シシリー・ソンダース緩和ケア協会は、この分野を継承していくはじめての場としてふさわしいもの、世界に開かれた〈家〉の窓となるのである。

Chapter 18

私たちはシシリーの面倒をよくみて、
彼女も私たちが彼女の面倒をよくみた、
と言ってくれました。

——バーバラ・モンロー

Chapter 18

患者としての癒し

メリット勲章の受章者が、ウィンザー城のクィーン・ロイヤル・コレクションに展示するために肖像画を描いてもらうのは慣例であり、著名な肖像画家のジョージ・ブルースが一九九一年にシシリーの肖像画を描いた。しかし、このコレクションは滅多に公開されることはなかったので、二〇〇四年にナショナル・ポートレート・ギャラリー[*1]がシシリーの肖像画を依頼した。シシリーが自身で画家を選ぶことができたので、自らの肖像画に温かみを表現できるだろうという理由で、キャサリン・グッドマン[*2]を選んだ。この委託は、二人にとって新たな、一風変わった友情を生んだ。

*1　ロンドンにある肖像画専門の美術館。一八五六年設立。イギリスの歴史上の人物から近年活躍している俳優まで年代ごとに展示されている。
*2　現代のイギリスの肖像画家。二〇〇二年イギリスBP肖像画賞受賞。

二人が出会った頃、シシリーは第二のがんを患っていることがわかり、長時間のセッションには対応できないことを最初に打ち明けていた。マリアンは絵を描くのが速い画家であったし、シシリーは辛抱強さをもち合わせていなかった。毎週モデルになる作業は、シシリーの治療による中断もあり、一年以上も続いた。ローマ・カトリックの信者であるキャサリンも、シシリーが抱いていた傷つきやすい人々に対する関心を共有していた。キャサリンの母と妹は身体障害をもち、彼女自身はルルドでいつもボランティアをしていた。彼女はセント・ジョセフ・ホスピスの手伝いをしたこともあった。二人は波長が合ったので、肖像画を書き終えた後も連絡をとり続けた。

モデルの作業は、クラシック音楽が流れる中、静寂さを導くために静かにおしゃべりをしながら、一時間半続いた。シシリーは、家族や自分の人生、もちろんセント・クリストファー・ホスピスの創立に至るまで、あらゆることについて話した。特にマリアンについて、つまり一緒にいて幸せだったときについて話すのが好きだった。しかしシシリーは慎重で、キャサリンの生活については質問しなかった。

肖像画は共同作業であった。キャサリンは、「シシリーはこの肖像画の完成に向けて、私と同じように一所懸命頑張ってくれました。作業中は、ある意味、お互い共に集中し合っているような状態で、それは誰かを描くときには非常にめずらしい経験でした。多くの場合、モデルは画家が直接熟視することに対して不快感をもちますが、シシリーは全過程において本当によく集中してやってくれました」と語った。シシリーは、「もっと自分に集中しなければならない、と自分に言い聞かせるつもりでした。しかし、実際は全く違っていました。今まで行ってきた興味のあることに集中しなければなりませんでした。つまり、おそらくそれが顔の表情に影響を及ぼすことになったのです」と言っていた。委託条件として、シシリーは肖像画が完成するまでそれを見てはいけない、という指示があった。絵は完成されるまでシシリーの自宅に保管されていたが、キャサリンはシシリーがその同意に従ったと確信していた。

二人は本について議論するのが好きだった。二人ともマーガレット・スパッフォード[*3]の『祝賀〔Celebration〕』を読んだことがあった。それは、痛みと苦しみの中で聖餐の中になぐさめを見出したという自叙伝であった。その本は、当時のシシリー自身の経験と重なり合っていた。二〇〇四年までに、シシリーは他人の死よりも、自身の死と折り合いをつけるようになっていた。最愛のマリアンとの再会を想像しながら、それを受け入れるようになったときもあったが、いつもではなかった。徐々に、彼女は信仰と感情は

*3　一九三五〜二〇一四。イギリスの歴史研究者。

異なるということに気づき始めた。彼女の信仰は、〈頑強〉であったし、非常に深いところまで守られていると感じていた。しかし、彼女の感情は異なった。彼女は、その皮肉をしぶしぶ認めながらも、不快に感じ、イライラし、機嫌が悪く、死にゆく過程を難しいと感じていた。健康状態が悪化しても、しばらくの間は支援を得ながら自宅で生活することができたが、二月にはセント・クリストファー・ホスピスに、彼女が言うには〈闘いが終わるまで〉移ってきた。

肖像画はシシリーがセント・クリストファー・ホスピスに移った後に完成し、二〇〇五年四月二五日の初公開の際には車イスで出掛けた。ナショナル・ポートレート・ギャラリーのドアマンの一人は、その日、シシリーがいかに快活で元気に見えたかをよく覚えており、その後しばらくしてシシリーの死去を知って驚いた、と話した。初公開の場は懇意の者たちだけの集まりであり、シシリーはそれをとても楽しんだ。アレクサンドラ王女の来場を喜び、美術館の館長サンディ・ネアンによる心温まるスピーチもうれしく思った。キャサリンの友人の一人は、その肖像画が〈愛と堅忍不抜[*4]〉を表現していると言った。シシリーは、「ホスピスで働いている者は誰でも、その両方をたくさん持ち合わせている」と言って、気に入った。バルフォア・マウントは、「穏やかな力強さの

＊4　どんなことがあっても心を動かさず、じっとがまんして堪え忍ぶこと。

中に、存在感とやさしさが紛れもなく伝わってくる」として、その絵の複製を大事にした。シシリーの友人たちの中には、シシリーのことをより活気のある女性として覚えていたため、その肖像画を気に入らない者もいたが、本人は、自分とキャサリンが自らの人生の終盤に表現したものに満足していた。二〇〇六年、シシリーの肖像画は、ナショナル・ポートレート・ギャラリーの一五〇周年を祝う第一種郵便切手セット用に選ばれた一〇名の重要人物の一つとなった。

シシリーは、あまり迎え入れたくない人生の新たな段階を受け入れるようになった。キリストの〈受難〉を受動性とする見解をとるW・H・ヴァンストーン*5の著書『待つことの偉大さ〔The Stature of Waiting〕』を読み返した。その本を初めて読んだのは一九八二年のことだった。「自分自身が進行したステージのがんを経験しているので、私は緩和ケアの業務がどういうものなのか、また私の人生についてどう言うべきなのかを理解しています。この本の主なメッセージは、私の思考が統合された内容です。つまり、人生において受容し受動的になることは、活動的になることと同じくらい重要であるということです。私たちは、弱者、すなわち失業者、身体障害者、病人などが活動的でないことを理由に、彼らに価値がないとみなすことがあります。私自身、病気のために、痛み

*5 一九二三～二〇〇一。チェスター大聖堂参事で、本や詩を多く遺している。

だけでなく、ベッド上での生活や車イスの使用を余儀なくされるような身体的な障害に直面しているので、これについて考えさせられました。ヴァンストーンは、そのような弱い状況にある者にも意味を見出してくれます。」

シシリーは、自らの人生において与えてきたもの、つまり緩和ケアを、今度は自身が受け入れるときがきた。セント・クリストファー・ホスピスは、患者が可能な限り人生を十分に生きることができるようにするためにつくられた環境であり、そのほとんどを成し遂げたのはシシリーであった。バース大学は、セント・クリストファー・ホスピスでシシリーに名誉博士号を授与した。赤と金のガウンを着た彼女は、すばらしく見えた。

最期の日々の時でさえ、彼女はホスピスがどのようにして運営されているかを見守っていた。春にメアリー・ベインズがシシリーの車イスを押していたとき、シシリーは「エレベーターの絵は季節ごとに変えるべきなのに、適切な絵になっていない」と文句を言った。それはまさにシシリーらしかったが、このときがシシリーが自分の部屋に戻る最後となったので、そのような状態のときにそのようなことに気づいていたのは驚きであった。シシリーとメアリーは二人でシシリーの洋服ダンスを整理したが、メアリーは、シシリーの冬用の洋服を保管しておくべきか、つらい判断をしなければならなかったことを覚えている。

数十年前のワークショップで、参加者が「どのようにして死を迎えたいか」と尋ねられたとき、シシリーはがんを選んだ。彼女は、患者が死を迎え入れる時間、今までの人生を振り返る時間、謝り、感謝し、お別れをする時間をもつことは重要だと常に考えていた。シシリー自身がいまや、そのときを迎えていた。彼女はたくさんの人にお別れの挨拶をしたかった。看護師の一人は、最後にシシリーに一目会おうと世界中から訪問者が訪れたので、〈ソンダース医師の社交日記〉をつけていた。シシリーの記憶はしっかりしていたし、思考力も鋭かった。シシリーは友人たちとの昔話を楽しんだが、興味をもつのはいつも、彼らとその家族、彼らの将来についてだった。シシリーは世界中の友人に電話をした。もちろん、義理の娘ダニエラとその娘マックスにも。

看護師の中には、シシリーと二〇年以上も一緒に仕事をしている者もいた。多くは、シシリーの前回の入院時に彼女の世話をしていた。シシリーは気品のある患者で、看護師の努力に感謝しており、看護師の動揺に敏感であった。シシリーは世話をされることを嫌がっていたことは明らかで、顧問医師でさえ神経質になっていた。というのは、シシリー自身が世界的に有名な医師であっただけでなく、セント・クリストファー・ホスピスのみならずこの分野全体の創立者である人に緩和ケアを行うということは、神経をすり減らすような経験だったからである。しかしながら、シシリーは彼ら全員にとってやりやすいように可能な限り配慮し、誰もが彼女のケアにかかわることは偉大な特権と感じていた。

シシリーは、ナフィールド棟の中央部にある一人部屋に入院していた。毎日、たくさんの人がシシリーや友人たち、家族に会うためにそこを訪れたが、特に看護師が多く立ち寄った。シシリーはいつも看護師に好感を抱いており、最期の日まで、看護師自身と彼女らの生活に興味を抱いていた。看護師は逆に、シシリーが最も快適な状態でいられるようにすることに大きなプライドをもっていた。夕方になると、看護師はシシリーに、適切なグラスに適切な量の氷を入れた適切な量のウィスキーを差し入れた。

シシリーは、偉業を成し遂げた自分の人生を振り返ることができた。彼女の当初の目標は、がん患者の痛みを緩和することにあったが、世界中の死にゆく患者をも包摂していった。彼女はまた、医療の様相を永久に変えたことに気づいていた。しかし、それ以上の成果があったのだ。シシリーが経験した愛と死別が、ホスピスの創立へと導いた。人生の中で楽しんできたことすべて――弟ジョンとのダンス、歌、士気を高める精神的な作品や詩集だけでなく、『指輪物語』（シシリーはローズマリーの子どもたちと、この本について語るのが好きだった）や『ハリー・ポッター』といった広範囲に及ぶ読書、野鳥観察、親しい友人たちと一緒に行く遠出の旅行、そして五人の名づけ子との楽しみ。そしてとりわけ、マリアンとの結婚と一緒に過ごした日々、彼らのポーランド人の家族と友人たち――によって、シシリーの人生は非常に充実したものであったし、取り組もうとしていた当初よりもはるかに多くのことを達成してきた。

シシリーは、行ったことすべてに対して、いつも自分の能力の最善を尽くしてやってきた。最期の時期を迎えている今、シシリーにとって、死にゆくことは特に重要な試練であった。シシリーは「私は完璧主義者です。それを適切にやらなければなりません」と言っており、おそらくさらなるプレッシャーを感じていたであろう。シシリーのこのような性質を敏感に感じ取っていたレン・ランは、かつてシシリーに「自分はセント・クリストファー・ホスピスのチャプレンだけれども、自分の死の順番が来たときに、皆に立派だったと思ってもらえるような良い舞台を演出できるかどうかわからない」と言った。シシリーはレンの意図したことを理解した。レンと彼の後継者であるアンドリュー・グッドヘッドは、「死を怖れることは自然であり、未知のものを怖がるのは普通のことである」と患者全員に常に伝えていた。

シシリーは突然の死を迎えたくはなかったが、死にゆくことはとても時間がかかることだと思っていたし、予想していたよりも難しいことだと感じていた。彼女は、がん、老齢、そして最後に肺炎を患い、これらの複合的な要因により亡くなった。したがって、死は早くは訪れなかった。シシリーは、モルヒネを患者に定期的に投与できるようにあらゆることをしたにもかかわらず、自分自身はそれに耐えることができない数少ない患者の一人となったのは皮肉なことだった。痛みを緩和するために他の医療手段を用いなければならなかったが、自らが先駆者となった定期的な投与法の恩恵を受けることができた。

シシリーの容体は、六月になるとさらに悪化した。その晩、ローズマリーはシシリーと一緒にいたが、翌朝には、悄然としながらも、自分の子どもたちを学校へ送るために出掛けなければならなかった。彼女の息子マックスは、早い時期から医学を学びたいと決心していた。そのことについてシシリーと話していたときに、シシリーが自分の意見を表明するのではなく、マックスの考えをさらに探究しようとしていたことを、ローズマリーは覚えている。ローズマリーは、最悪のことを怖れながら病室に戻ってきたのだが、シシリーがベッドに座ってお粥を食べているのを見て、驚き、うれしさを感じた。二人は後にこのときのことを「リハーサル」と呼んだ。

シシリーは胸部の感染症を患い、息苦しさや喘鳴《ぜんめい》（呼吸時に出るゼイゼイ、ヒュウヒュウという音）を緩和するために抗生物質を投与された。その後、回復し、自分の誕生日を楽しむことができた。多くの患者と同じように、シシリーは、医師と自分の治療について話し合ったが、最終的には彼らに決断を任せた。当時シシリーの治療を担当していたナイジェル・サイクス博士は、「緩和ケアは、医療的に介入すべきか、自然の経過をたどらせるべきか、決定しなければならない」と言っていた。抗生物質の投与によってシシリーの容態は回復し、少し多くの猶予期間を得ることができた。死までの時間が数週間延び、シシリーは、自分にとって非常に大切な多くの人たちにお別れを言う機会を得た。ローズマリーの母親ロゼッタ・バーチは、友人であるシシリーのもとを訪れて、お別れを言うことができた。シシリーは家族に会うために時間を使い、電話で古い友人たちと話をした。孫娘のマックスは毎日アメリカから電話をしてきた。しかし段々シシリーは疲れるようになってきて、おそらく少しせっかちにもなってきた。この時期に訪問したギル・フォードは、シシリーが大好きな讃美歌を読み上げたことを覚えている。「そして、天国で私は迎えられる」という言葉の後、「今となってはあるがままに」と、シシリーが大きな声で読んだ。

訪問者は徐々に、シシリーが深く眠りにつく中、彼女のベッドの脇で寝ずの番をするシシリーの最愛の友人たち、という小さなグループに限定されていった。ローズマリーは夜通し、クリスティンは日中シシリーを見守り、時々メアリー・ベインズもそこにいた。二〇〇五年七月十四日は、セント・クリストファー・ホスピスに最初の患者がやって来た三八周年記念の日であった。その日、ホスピスでは年次総会が開催されていた。シシリーの弟クリストファーは、シシリーの最も親しい同僚たちの多くと同様、セント・クリストファー・ホスピスにいた。彼らはクリスティンにシシリーを見守ってもらい、会合に出席する前に、シシリーと静かに時を過ごすことができた。

その日の正午にチャペルの鐘が鳴った。これはめずらしいことであった。セント・ジョセフ・ホスピスの鐘は、修道女が日々の業務として鳴らしており、看護師は仕事を中断して、静かにお祈りをしていた。シシリーはそれを気に入って、セント・クリストファー・ホスピスにも鐘が設置されていたのだが、最近は鐘が鳴ることはそれほど頻繁ではなかったのだ。その日の正午、二分間の黙禱の開始を告げるために鐘が鳴った。ロンドンで五四名の命が失われた七月七日のロンドン同時爆破テロ[*6]からちょうど一週間後だった。鐘は、黙禱の終わりに再び鳴った。そのとき、シシリーが亡くなった。

七月二九日の朝、少数の直近の家族だけが、セント・クリストファー・ホスピスで行われたシシリーの葬式に参列した。シシリーの遺体と共に葬列がセント・クリストファー・ホスピスから車でゆっくり出てくると、スタッフたちは建物の外に列をつくり、シシリーの大好きな讃美歌の一つ「兄弟、姉妹、あなたに私を仕えさせてください」を突然歌い始めた。午後に全員がチャペルで催された感謝の祈りの礼拝に参列した。

レン・ランはシシリーについて、非常に多くのことを成し遂げた彼女の性格の並外れた強さ、そして、うまく物事を運べなかった彼女の普通の部分など、その際立った特徴について語った。そのとき、彼がシシリーの魂を部屋に招き入れた、と人々は言った。シシリーの洞察力やリーダーシップの才能が医療の側面を変え、友愛の精神という賜物が、セント・クリストファー・ホスピスで重要な任命を行い、プロジェクトを軌道に乗せることを可能にさせた。彼女は一意専心する典型的な高度到達者であったが、愚かな者に対しては寛容ではなかった。シシリーはホスピスに非常に多くを費やしたので、ほ

＊6　二〇〇五年七月七日の朝のラッシュ時に、ロンドン地下鉄の三か所と二階建てバスが同時に爆破され、自爆犯四人を含めた五六人の死者と、約七〇〇人の負傷者を出した爆弾テロ事件。

かのことをする余地はあまり残っていなかった。彼女は批判的で、時には他人に苦痛を与えた。しかし、彼女はそういう自身の欠点によく気づいてもいた。アメリカ周遊の際にもてはやされた経験をした後、彼女は自分がお世辞を好むことを認め、謙虚でいるのは難しい、と時々もらしていた。それはとてもよく理解できる人間の反応であった。この〈普通の人〉という側面が、彼女を愛らしくさせた。そして、彼女は愛された。同僚の中には、シシリーに好意をもつのに時間がかかったと認める者たちもいたが。バーバラ・モンロー、メアリー・ベインズ、ジュリー・オニール、ナフィールド棟のスタッフ看護師による弔辞とともに、礼拝は続いた。ヴァイオリン奏者のダミアン・ファルコウスキが、〈揚げヒバリ〉を弾いた。

シシリーが、自らが設立したホスピスの恩恵を受けることができたことはよかった。最後の数週間や数日間に訪れた訪問者は、シシリーは生きるべくして最期の時を生きていた、と証言している。「私たちはシシリーの面倒をよくみて、彼女も私たちが彼女の面倒をよくみた、と言ってくれました。私たちは、シシリーが望む方法で、またそうすることを考案されていたように、支援しました」とバーバラ・モンローは述べた。シシリーの死を悲しむ気持ちとともに、すばらしい仕事をやった、という感覚があった。

シシリーとその仕事から影響を受けたあらゆる人たちから、家族や友人、セント・クリストファー・ホスピスに手紙が殺到した。手紙の送り主は、世界のリーダーから、感謝に満ちている患者の親戚まで、幅広かった。世界中のあらゆるところから人々は追悼の意を表明し、シシリーが成し遂げたことに感謝の意を示した。シシリーの死亡記事は世界中の新聞や雑誌に掲載され、WEB上でも配信された。

二〇〇六年三月八日、記念礼拝がウエストミンスター・アビーで催され、シシリーがかかわった一八〇〇名の人たちが彼女に敬意を表しに参列した。非常に多様な背景をもつ人たちが集まった。カンタベリー大主教ローワン・ウィリアムズ師は個人の立場で参列し、アレクサンドラ王女は女王とエディンバラ公爵の代理として参列した。シシリーを学校時代から知る人もいれば、世界中からホスピスや諸機関の代表として参加している人もいた。しかし多くの人は、「愛していた人をホスピスが助けてくれた」という理由で参列したのだった。W・H・ヴァンストーンの『待つことの偉大さ』の引用も含めて、いくつかの文章が読まれた。ロバート・トワイクロスは弔辞で「『私がホスピスを創立したのではなく、ホスピスが私を見出したのです』とシシリーは語っていました。しかし、彼女が何と言おうと、死亡記事は『シシリー・ソンダースは近代ホスピス運動の、そして緩和ケアの創始者だった』で一致しています」と述べ、シシリーのことを「イギリスや他の国の数十万人もの看護師、医師、その他の医療にかかわる専門家にとって、まさにインスピレーションとなった、傷ついた医師」と語った。

サム・クラグスブランはこう語った。「重要なのは個人なのです！聖書は、個々人の力の事例で満ちあふれています。モーセ、エレミヤ、ヨブ、イエス、彼らが生きていた世界、またその後の計り知れない多くの世代に与えた影響を見てごらんなさい。」彼は、後世に影響を与える個々人の性格と教えの力について言及し、続けてこう語った。「デイム・シシリーについて考えるとき、彼女は傑出したリーダーであり、最高の師であったということは、まさにそのとおりで、誇張ではないのです！」

サムは、シシリーの回診についていった三五年前のセント・クリストファー・ホスピスでの最初の日について、「シシリーが、立って患者を見下ろすことをしないで、イスを引いて座って、患者と同じ目線になっていたことを覚えています。私は、彼女が患者の気持ちや症状について聞くときや、家族の訪問について尋ねるときに、微笑みながら患者の手をとっていたのを見ていました。…時間をかけ、時には何も言わずに、そばに静かに座っていました。私は診察をしてきた長年の間、それぞれの患者に時間をかけてこのように接する人を見たことがありませんでした。…重要なのは個人なのです。必要なのは、一人ひとりのニーズ、症状、怖れや痛みに注意を向けることです」と話し、「患者に教えてもらう」というシシリーの独特な話し方について語った。そして次のように締めくくった。「今、私たちが覚えているデイム・シシリーは、すべての患者・家族と、医療のすべての分野が非常に多くの恩恵を受けられるように、患者全体、すべての人を、どのようにしてセンターステージに連れ戻すかを私たちに教え、示しました。私たちはこれを大変ありがたく思い、感謝しています。彼女の名声に祝福がありますように。」ダミアン・ファルコウスキが弾いたソロ・ヴァイオリンは見事なもので、寂しさを誘いながら、高い丸天井に鳴り響いた。そしてそれは、ロバート・クイニーのすばらしいオルガンによって膨れあがった。それは、偉大な運動の開拓者に対するすばらしい賛辞であった。

デイム・シシリー・ソンダースは、適切な時に、適切な場所にいた、適切な人であった。彼女はそれを知っていたが、彼女の偉業は、その単純な説明では不十分という印象を与える。シシリーは、私たちの大半が行きたがらないところ、つまり、死にゆく世界の中に行く勇気があった。ある意味、彼女は、生きている人々よりも死にゆく人々と良いかかわりをもったのかもしれない。彼女は、健康を害して自立できなくなった人、愛する人を亡くした人、痛み、恐怖、そして人生の最期に直面している人のニーズを明らかに認識していた。彼女は、トレーニング期間の何十年もの間、奮闘し、医療体制の構築に取り組み、人生の最後の日々を耐えられるものにするだけでなく、価値あるものにする環境をつくった。シシリーは、死にゆく人々を無視する社会には不完全な哲学しかないこと、そして自分の目的はそれを変えることだと、常に信じていた。彼女は、一つの場所だけでなく、一つの国だけでもなく、世界中で成功した。彼女のアイデアの衝撃は、主流医学における姿勢に影響を与え続けている。彼女はかつて、「もしインドで人が痛みのない死を迎えられるようになるのであれば、それは時間と労力をかけるだけの値打ちがあることだ」と語っていた。彼女が達成したものは、はるかにそれ以上のものとなっていた。

＊日本語版の脚注・図・コラムは編集部で作成した。

謝辞

はじめに、オックスフォードでたびたび気さくなランチに応じてくれたシャーリー・ドゥブレイの協力に感謝したい。

セント・クリストファー・ホスピスのスタッフには、根気強く私の質問に答えていただいた。最大の協力者バーバラ・モンロー、ナイジェル・サイクス、ライブラリアンのデンシー・ブラディ、ジャン・ストーン、クレア・バラクリフ、リサ・ルイス、アン・ハーバート、レイ・キーリー、そして看護師のペニー・ハンスフォード、ジュリー・オニール、リン・ヒル。クリスティン・カーニーは個人的な思い出を分かち合ってくださった。同様に、ギル・フォード、メアリー・ベインズ、バーバラ・マクナルティ、ロゼッタ・バーチと娘のローズマリー。初期の貴重な洞察を与えてくださったトム・ウエスト、クリス・クラーク、サム・クラグスブラン、デヴィッド・オリヴィエ、ロバート・トワイクロス、コリン・M・パークス、バル・マウント、シエラ・カシディ、アンドリュー・ホイには特に感謝申し上げたい。キャサリン・グッドマンはシシリーの最晩年について語ってくださり、チャプレンのレン・ランとアンドリュー・グッドヘッドはシシリーのスピリチュアリティについて明らかにしてくださった。

アイリーン・ヒギンソンとブレンダ・ファーンズはシシリー・ソンダース基金とシシリー・ソンダース緩和ケア協会について、ランカスター大学のシーラ・ペインには未来について語っていただき、デヴィッド・クラークにはシシリーの記事や写真をみつける手助けをしていただいた。

シシリーの家族はそれぞれに熱心に支援してくださった。ダニエラ・ファッジオリは父親のマリアンと継母について語ってくださった。また、シシリーの弟クリストファー、ジョンとバーバラ夫人は思い出を分かち合い、家族写真の使用を許可してくださった。他の写真は、セント・クリストファー・ホスピスのご好意により、掲載している。

身近なところでは、ウォーチェスター・セント・リチャード・ホスピスのジニー・ヤングとジョイス・

ウィルキンソン、マシュー・ベインズに感謝したい。クリス・クラプハムは、亡き妻リズの物語を分かち合うことを許してくれた。感謝申し上げる。追加の章に取り掛かるにあたり、多くの人たちが、いかにシシリーに感化されたかを語ってくださった。多くは、たった一回の講演を聞いたことで、人生を変えられていた。私自身、一度も聞いたことがないのに、同様である。

最後に、何よりも夫のジョンの変わらない愛と励ましに、ありがとうと言いたい。

マリアン・ランキン　二〇〇七年

*

この本の作成に協力してくださった次の人たちに感謝を申し上げたい。

サー・ダグラス・アレン、セント・ジョセフ・ホスピスのシスター・アントニア、セント・クリストファー・ホスピス顧問医師のメアリー・ベインズ、王立医師会・前代表のサー・ダグラス・ブラック、セント・クリストファー・ホスピス研究部長のケリー・ブルグラス、地域医療専門家のA・G・ブラウン、ロゼッタ・バーチ、リリアン・ブス、ヒラリー・チャプマン、キティ・コール、デヴィッド・クーパー、ケープタウンのセント・リュークス・ホスピスのクリス・デア、メアリー・デンプスター、D・ダイアマント、マッジ・ドレイク、セント・クリストファー・ホスピスのソーシャルワーカー長、エリザベス・アーンショー＝スミス、ニューヨークのコーネル医科大学のヘンリー・R・アール、ダグラス・ファークアーソン、カリフォルニア医科大学のハーマン・ファイフェル、イギリス厚生・社会保障省医療担当次官のギリアン・フォード、フィラデルフィアのテンプル大学健康サービスセンターのジョン・E・フライヤー、ミネソタ大学のロバート・フルトン、ジャック・ガルトン、ブリジット・ギッブ、セント・クリストファー・ホスピスのボランティア・オーガナイザー、シーラ・ハンナ、セント・クリストファー・ホスピスの記録係、ジョアン・ハラム、セント・クリストファー・ホスピスの会計係、フランク・ヒル、ソンダース医師の個人秘書クリスティン・カーニー、ニューヨークのフォー・ウィンズ病院のサム・C・クラグスブラン、アヴリル・ナイト、コネチカット州ニューヘブンのホスピスのシルビア・ラック、アルバータのカルガリー・ホスピス院長のウィリアム・M・ラマーズ・ジュニア、『死にゆく者へのケア』著者のリチャード・ラマートン、セント・クリストファー・ホスピスのチャプレン、ポール・ルイス、メリーランド州健康サービスのジャネット・L・ランスフォード、コロネル中尉とH・E・マッジ夫人、バーバラ・マクナルティ、モントリオールのロイヤル・ビクトリア病院のバルフォア・マウント、『ナーシング・タイムズ』の元・編集者、ペギー・ナッタール、ロンドン病院医科大学のコリン・M・パークス、ベティ・リード、メアリー・ラオス、クリストファー・ソンダース夫妻、ジョン・ソンダース夫妻、フレダ・ソンダース、ステファン・S・スモーリー参事司祭夫妻、〈ピーター〉S・W・ジャスティン・スミス、ジョーン・スティール、ロンドン大学名誉教授のハロルド・ステュワート、セント・クリストファー・ホスピス研究所長のドロシー・サマーズ、ニューヨークのセント・ルークス病院センターのチャプレン、カールトン・J・スウィーツアー、ウィンチェスター教区主教のジョン・テイラー、サー・マイケル・ソーベルハウスのロバート・トワイクロス、セント・クリストファー・ホスピスの顧問医師、テレザ・ヴァニア、イエール大学看護学部臨床准教授のフローレンス・ウォールド、ジャック・ウォレス夫人、セント・クリストファー・ホスピスの研究部門フェロー、トマス・D・ウォルシュ、E・S・ウエスト夫人、セント・クリストファー・ホスピス副院長のT・S・ウエスト、シェフィールド大学地域医療部のエリック・ウィルクス、セント・クリストファー・ホスピスの元・総看護師長、ヘレン・ウィランズ、DBE勲章を受章したデイム・アルバーティーン・ウイナー、デヴィッド・ウィンター、セント・クリストファー・ホスピスの研究助手、パディ・ヨークソトーン。

そして、明るく忍耐強くこの文章をタイプしてくれたデボラ・クロウ、絶えることない励ましで支えてくれた夫のジョンと、何よりもシシリー自身の協力と隠し立てのない正直さに感謝申し上げたい。

シャーリー・ドゥブレイ　一九九四年

シシリーは講演のたびに彼女の患者について語り、「近代ホスピスは患者の声に耳を傾けることから始まりましたので、一人の患者の言葉で終わりにしたいと思います」と言っていた。リズは、シシリー・ソンダースが自分自身と家族にとても得がたいものを与えてくれたことへの感謝として、この近代ホスピス運動の創設に関する書籍のために特別に話をしてくれた。

リズは、すべてのものに恵まれていた。良い夫、愛する子どもたちと、間もなく生まれてくる孫。しかし、彼女自身はがんで死にゆく身だった。この事実と向き合いながらも、少なくとも在宅で家族と一緒に過ごしたいと願っていた。でも、次第に痛みが耐えがたいものになり、ついにウォーウィックのマイトン・ハムレット・ホスピスに入院することになった。彼女はその瞬間が恐ろしくて仕方がなかった。それは、片道切符の旅のようで、どうしようもなく受け入れがたかった。

入院してみるとわずか数時間のうちに、痛みは完全にコントロールされた。彼女は驚きのあまり、「ホスピスにいれば、私は大丈夫」と家族に言った。いつ目覚めることができなくなるかわからない毎朝を、感謝とともに始めるようになった。彼女は、一日一日をチェーンの目に、そして訪れる客人をチェーンにつける異なる宝石にたとえ、まばゆく色とりどりの首飾りをつくるかのように楽しんでいた。ホスピスがこのような休息を与えてくれたことに感謝し、自分は幸運だと感じていた。彼女の父親は病院で悲惨な亡くなり方をしていた。しかし、彼女の人生の最後の数週間は、彼女にとってても家族にとってもすばらしい経験であり、互いを受け入れ合い、別れるための時間となった。

彼女の部屋には花と写真やカードがあふれており、いつでも家族や友人がそばにいることができた。フランス窓の外に大きな庭があり、緑豊かな杉の巨木が日陰をつくっていた。鳥がえさ台の周囲を飛び回り、部屋のすぐ外には華やかな花かごが釣り下げられていた。彼女はとても弱っていて、口腔にも転移があったためしゃべることが難しかったが、それでも、彼女は次のように語った。

情報が告げられ、固いレンガの壁に突き飛ばされる。壁にぶつかり、よろめいている。それでも、壁の上から滝のようにあふれているのは愛である。それは想像もしないようなあらゆる方向から。私にとって、ここから得られたポジティブなものは、それまでのネガティブなものをはるかに上回っている。

ホスピスは両腕を広げてやさしく私を受け入れて、私と家族がこの困難な（次の瞬間には何が起きるかわからないような）川をそっと旅することができるように整え、緩やかにしてくれた。ここの人たちは、清掃人から医師に至るまで、皆、とても良くしてくれて、無条件に私を受け入れ、耳を傾け、導いてくれた。彼らによって、すべてが緩やかにされ、痛みがなく、すばらしい環境が整った。本当に完璧である。

リズは帰宅できるほどに回復し、そこで安らかな死を迎えることができた。彼女の望んだとおり、家族に囲まれて。

これこそが、デイム・シシリー・ソンダースが私たちすべてに与えてくれたものなのである。

マリアン・ランキン

監訳者あとがき

シシリー・ソンダース先生にはじめてお目にかかったのは、今からちょうど一〇年ほど前になる。当時日本ではまだ名前すら知っている人の少なかったホスピスについて知りたくて、世界一周の航空券を手に、アメリカの西海岸からニューヨーク、イギリスを回って、主だったホスピスを訪ね、スタッフや患者、家族たちに話を聞いて歩いた。

圧倒されるような大柄な身体に、落ち着いた風情を漂わせた女性がシシリーだった。儀礼的なつもりで「写真を撮ってもよろしいでしょうか」と尋ねると、それまでと少しも変わらぬ口調で、「いいえ」という答えが返ってきた。こちらはまさか顔写真を撮られることを断わられるなどとは思ってもいなかったので、一瞬、聞き間違いかと思ったほどである。

その後、シシリーが非常に恥ずかしがり屋で、写真を撮られるのを極端に嫌う人であるということを知った。またそれは同時に、彼女自身の存在が偶像のように崇《あが》められるようなことがないためであるということも。我が国ではいまや、ホスピスを知らない人は少なくなってきているが、近代ホスピス運動の創始者であるシシリーの名を知る人は少ないことだろう。しかし、アメリカや本国のイギリスでは、彼女は一種のカリスマ的存在であるし、特にターミナルケアにかかわる人たちの間では、その名が出ただけで場の雰囲気が引き締まり、私が「会ったことがある」と言うと、それだけで羨望のまなざしで見られたりする。そういった人たちにはよくありがちなことだが、本人の意思とは無関係に、シシリーの存在そのものが神聖化されてしまうことが多々あるのだ。

シシリーが自らの言葉として語っているように、「生まれるべくして生まれたホスピス運動は、特別な指導者のもとでのみ継承されるべきものではなく、その理念は、ホスピスという名のもとにおいてのみ、実現可能というわけではありません。むしろ、一般の医療の中にその思想の芽が根づくことが大切なのです」という信念をもっている。

ホスピスに対して内外から高い評価がなされ、ホスピスを理解する人が増えていったにもかかわらず、シシリーその人の〈人となり〉はベールに被われたままであった。シシリー自身の性格もあり、なかなか実像に迫ることが難しかったのだが、本書では彼女の人となりがあますことなく表現されつくしている。不幸な親子関係に苦しんだ少女時代、天職と思って選んだ看護師の仕事を、持病がもとであきらめざるをえなくなった挫折の時代、医療ソーシャルワーカーとしてかかわった末期患者との初恋をきっかけにして、末期患者の生を支える医療をめざす決意の時、医学部への入学、そしてホスピス設立に至る二〇年にわたる困難な時代。

彼女自身の歩んだ足跡が、ある時代から近代ホスピスの歩みと重なり合い、彼女の思想的変遷がホスピスの理念と符合していくのは、何としても興味深い。そして、本書を読み進むうちに、類まれな生き方を選択した女性の一生に触れる興味が広がっていくだけでなく、自分自身が同じ人間として存在することのすばらしさ、深い愛を信頼することのできる喜びに浸っていることに気づく。死について、死にゆくことについて、死にゆく人について書かれた本をとおして、今、生きていることの至福感に包まれる。

最近、日本の医療界でも、〈全人的医療〉〈インフォームド・コンセント〉といった概念が大切にされるようになってきている。そういった背景には、今までは誰もが顧みようとはせず、医療の埒外《らちがい》に置かれていた末期患者の声に耳を傾けることによって、明らかにされてきた部分が参考になっている。もちろん、ホスピスやターミナルケアのみが医療の理念を担っているわけではないが、従来の医療で見落とされがちだった部分に人々の関心を引きつける大きなきっかけとなった。シシリーは、一九八一年、宗教界のノーベル賞といわれるテンプルトン賞を、インドのマザー・テレサに次いで受賞しているが、その理由は、まさに末期患者のもつ問題に人々の関心を広く向けさせたという点であった。

一九六七年、ロンドン郊外にセント・クリストファー・ホスピスが誕生し、以来二〇年が過ぎ、イギリスで約八〇〇、北米で約二〇〇〇のホスピスがつくられた。このすべてが、ある意味ではシシリー・ソンダースの生き方を学び、セント・クリストファー・ホスピスの心を保ちながら生まれてきたものである。ホスピスは死にゆく人と家族にとって最善のケアを提供する。しかし決して、唯一最良のものでもない。一〇〇人の人がいれば一〇〇の顔があるように、ホスピスもターミナルケアの選択肢の一つとして存在すべきものであろう。我が国では、ホスピスというと建物を指す名称のような誤解をしている人が多いが、ホスピスはケアの理念や思想を指す言葉であり、欧米では実際に、独立した建物をもつホスピス（free standing hospice）は少なく、在宅ケアが主たる活動である。ホスピスでは、延命のためのみで、患者の苦痛を増すだけにしかならない医療は行わないが、痛みや不快な症状を取り去るために、あらゆる医療技術や人知を結集する。

ホスピスの核は、疼痛と症状の緩和（pain and symptom control）ということだが、WH

O（世界保健機関）などで大きな課題として〈がん終末期の痛みの克服〉がテーマとして掲げられるようになった背景には、シシリーらの功績が大きい。

シシリーは偉大な女性である。公私などと本来的には区別することなどできないのだが、彼女は、自分の心、感性を素直に受け止め、認めながら、それを公的な職業人としての部分にまで昇華させていった。愛する人に対してはいつも全身全霊でかかわる真摯さが、職業人としての彼女への信頼にもつながるというのは、すばらしいことだ。六年ほど前、セント・クリストファー・ホスピスで「国際ホスピス会議」が開かれた。その後に続けて行われたＩＷＧ（死生学の国際学会）の会合のゲストスピーカーとしてシシリーがスウェーデンに来たのだが、講演が終ると仲間たちと話もせずにそそくさとロンドンに戻ってしまった。そのとき、彼女の夫マリアンの体調がおもわしくないということを聞いた。それまでは世界各国にスピーカーとして飛び歩いていただけに、ほとんど旅をしなくなってしまったのは残念な思いがする。しかし逆に、愛する人のために自分を託せる彼女の生き方が輝いてみえたのを覚えている。

シシリーがまいた種が、いまや世界各国に根を下ろし始めている。我が国でも、一〇年ほど前から〈ホスピス〉という名前が定着しつつあるが、建物や形につけられたものではないだけに、誤解や笑えないような間違いもあるような気もする。日本にホスピスが紹介された頃は、今まではあまり表面化することのなかった医療への不満や不安が、患者や家族の口から出始めた時期であった。〈心温まる医療〉の運動などというものも出始めていた。「検査づけになり、器械でベッドにつながれたまま、残り少ない人生を痛みに苦しみながら過ごすのは嫌だ」という声も聞こえた。時間的な延命ではなく、質的なものに重点を置いてほしいという考えをベースに、医療辞退連盟、リビングウィル等々が登場した。

医学の進歩によって確保されたメリットが、本当に患者や家族の側に立ったものになるための要求が、患者の側から一つのうねりのように出始め、何かそれらすべての解決案であるかのようにホスピスが紹介されたりもしたのである。そのため、〈ホスピスベッド〉などというものが試作され、何のことかと思うと、「寝たまま髪が洗え、排泄もできるといった、患者にとって楽なベッド」だと、妙な紹介をされたりした。ホスピスがやさしさの象徴であったり、寄付金集めの名目に使われたりしたこともあった。

ホスピスの思想は確かに、従来の医療に対する革命である。そして、ホスピスは形ではなく、心なのである。本書を通して、その心の神髄が、理屈ではなく読む者の心に伝わってくる。シシリーが大切にしている言葉〈Be there〉——〈共にある〉ことを、ぜひ実感していただきたい。

シシリーの心の軌跡、宗教的な邂逅、既存の医療への挑戦と、本書の内容は多岐にわたっています。翻訳にかかわってくださった方たちも、それぞれ人と人との交わりの中で、専門家としての仕事に豊かにかかわっているエキスパートたちです。仕事を終えた後で、翻訳という労多い仕事をなし終えた充足感以上に、シシリーその人に出会えた喜びを、誰もが噛みしめているところです。

シシリーが誇りと思い、天職と選んだ看護師という職業が、これからの高齢化社会の中でますます期待され、必要とされてゆくことと思いますが、日本ではまだ知名度の高くない外国人の伝記の出版に英断を下された日本看護協会出版会に感謝申し上げます。ホスピスという名ばかりが先行してしまったと感じられる日本の現状の中で、本書を通して一人でも多くの方たちが、本来のホスピスの心に触れていただくことを願っています。

企画の段階から出版まで、全体の流れをつくってくださった松本香代子さん、またお手伝いしてくださったヒサカ・平岡・バンティングさん、金井さおりさん、神戸恵子さんへの感謝の気持ちも記しておきたいと思います。

最終的な責任は若林にあるので、お気づきの点などはご教示いただければ幸いです。

若林一美

一九八九年　初秋

増補新装版刊行にあたって──監訳者あとがき

シシリー・ソンダース（一九一八年六月二二日〜二〇〇五年七月一四日）の八七年の生涯の記録ともいえる本書は、いうまでもなく近代ホスピス運動の歴史そのものである。

原著初版の刊行は一九八四年、セント・クリストファー・ホスピスがスタートした一七年後のことである。その本を私がロンドンから持ち帰り、一九八九年に日本語版が出版された。当時、日本ではホスピス自体の知名度も低く、ましてやシシリー・ソンダースの名前など知る人もほとんどいなかった。そのような中、翻訳を英断してくださった日本看護協会出版会、そして担当編集者の熱意に支えられ、翻訳の労をとってくださった方たちとの共同作業の中で、シシリー・ソンダースの生き方、考え方を網羅した本が完成したのである。

それから四分の一世紀の刻が流れ、初版刊行以降に起こったシシリー自身とホスピスの出来事について書き加えられた増補版が二〇〇七年にイギリスで刊行された。本書はその翻訳本である。文言の精査をし、わかりやすくするための脚注などを加え、「増補新装版」として、読者の皆さまのもとにようやくお届けできることになった。

私がソンダース先生にインタビューをするためにはじめてセント・クリストファー・ホスピスを訪ねたとき、シシリーが若いナースたちとおしゃべりをしながら食事をとっているところに案内された。気さくな様子で、こちらの質問にていねいに答えてくれた。「医療革命」を起こし、新しい時代を切り開いた先駆者というイメージをもっていただけに、とても驚いたことを思い出す。この前後に、彼女はカンタベリー大主教から一〇〇年ぶりという医学の名誉博士号を授けられ、エリザベス二世から「デイム」（男性ではナイトの称号にあたる）という尊称を与えられ、宗教界のノーベル賞といわれるテンプルトン賞も受賞している。

シシリーは、自らの名前が一人歩きすること、ホスピス運動が彼女の功績のように言われることを好まず、医療そのもののシステムが、病む人のため、死にゆく人のために機能することを心から願っていることが、彼女の言動から常に伝わってきた。

我が国では当初、ホスピスは末期医療の選択肢の一つとして伝えられ、医療の世界の中で広まった。欧米などでも、ターミナルケアの考え方や方法を具体化するものとして紹介された。そのこと自体が大切なことであるのはもちろんだが、本書を手に取ってくださる方たちは、医療という世界にとどまらない、むしろ人が存在することの意味ということに向き合うことになるのではないかと思う。ホスピスの思想は、彼女自身の言葉にもあるように、「愛の共同体」をめざすものであった。「Be there—共にあること」を自ら生きたシシリー・ソンダースの生命の躍動と愛に触れてほしい。

若山隆良氏をはじめ、初版の翻訳を担当してくださった方たちは今回の増補新装版の刊行を喜び、惜しみない助力を提供してくださった。原著で新たに追加となった三章分の翻訳については、スコットランド政治思想史の研究者である小林麻衣子氏、社会福祉の現場に勤務する五十嵐美奈氏が担当してくださった。イギリスの現状については、初版に引き続き、イギリス在住のヒサカ・平岡・バンティング氏が懇切な確認作業をしてくださった。

シシリー自身は、熱心なキリスト教徒であり、イングランド国教会の信徒である。今回、本書の理解を深めていただく一助として、キリスト教的な背景や文言についての脚注も付け加えた。宗教的な背景のある言葉などの統一も図った。これらについては、日本聖公会の聖職者である五十嵐正司・立教大学チャプレン長、西原廉太・立教大学文学部長お二人の助言をいただいて、完成させた。

増補新装版の発行に関しては、何よりも、日本看護協会出版会の金子あゆみ氏の尽力が大きい。わかりやすい本になることを願い、時間とエネルギーを費やしてくださった。「今、この時代に、ソンダースの生き方」を復刻し、紹介する機会を与えてくださり、感謝に耐えない。

本書にかかわってくださった皆様に厚く御礼申し上げたい。

何かお気づきのことなどありましたら、最終的な責任は若林にありますので、ご教示いただければ幸いです。

二〇一六年　早春

若林　一美

刊行によせて

本書は、20世紀から21世紀にかけて生きた類まれな一人の女性の伝記である。彼女の名前はシシリー・ソンダース。「並はずれた強靭な性格」と信念に基づいて、「人生の最後の日々を耐えられるものにするだけでなく、価値のあるものにする環境をつくった」人である。彼女は世界中のホスピス・緩和ケアを専門にする医療者に影響を与え、その人たちを通して、多くの死にゆく人たちの人生の最期を人間らしくすることに貢献した。

看護師で医療ソーシャルワーカーだった頃、シシリーは終末期を生きる一人の男性、デヴィットと恋に陥り、彼はシシリーをホスピスに導いた人になった。そしてシシリーが医師になったときも、数週間しか生きられなかったアントーニを愛した。二人ともポーランド人という偶然の出会いだった。アントーニはセント・クリストファー・ホスピスについてのビジョンに新しい光を当て、シシリーの長期間にわたる準備を確実なものにした。二人の終末期を生きるがん患者との愛の体験を経て、長い苦難の準備期の後、一九六七年七月、セント・クリストファー・ホスピスは最初の患者を迎えることになる。

「あなたはあなた自身であるが故に大切な人です（You matter because you are you）」で始まるセント・クリストファー・ホスピスの理念は、ホスピスを入るとすぐ目につくところに掲げられている。筆者はこれまで何度か同ホスピスを訪ね、そのたびにこの言葉の重みを反芻《はんすう》してきた。いつも目の前にいるたった一人の人に目を向けること、その人はかけがえのない人生を生きている人であり、間もなく死を迎える状況であっても、今、この時を生きている大切な人として遇すること。それは、ホスピス・緩和ケアに携わる者として、最も大切なケアの姿勢でもある。

アントーニが亡くなって三年後、シシリーは夫となる最愛の人、ポール・マリアンに出会う。彼もまたポーランド人だった。マリアンをセント・クリストファー・ホスピスで見送った後、「シシリーは再び一人になったが、デヴィットやアントーニのときとは違い、哀しみに物語があった。マリアンと過ごした年月に紡がれたすばらしい思い出と、共に過ごした充実した結婚生活に慰められていた」。七七歳になっていたシシリーは、講演活動を継続し、その「カリスマ性のある彼女のスピーチは人を奮い立たせる力があった」。彼女のスピーチを印象深いものにしたのは、「患者への情熱であった」ことは、医療人の襟を正してくれる。

今回の増補新装版では三章分が新たに追加された。初版でシシリーの半生を見事に活写したシャーリー・ドゥブレイの協力を得て、マリアン・ランキンがシシリーの最期の人生を臨場感にあふれた筆遣いで描いている。老いてなおシシリーは、ホスピスのあるべき姿として描いてきたビジョンのもと、教育・研究に力を入れ、シシリー・ソンダース・インターナショナルの設立に尽力した。その後、シシリー・ソンダース緩和ケア協会の設立計画も進められ、二〇一〇年より活動が開始されている。

セント・クリストファー・ホスピスの建物も、思想も、そこで行われている数々の偉業も含めて、それはシシリー自身の存在と混然一体となりながら、ホスピス・緩和ケアの領域を常に前進させてきた。二〇〇五年七月十四日、三八年前にセント・クリストファー・ホスピスに最初の患者を迎えたのと同じ日に、彼女は穏やかにセント・クリストファー・ホスピスで旅立った。

「私がホスピスを創立したのではなく、ホスピスが私を見出したのです」と語ったというシシリー・ソンダースは、まぎれもなく「近代ホスピス運動の、そして緩和ケアの創始者」として、これからも永遠に歴史に残っていくだろう。

石垣 靖子（北海道医療大学客員教授）

訳者紹介

若林一美

立教女学院短期大学学長。立教大学大学院教育学専攻修士課程修了。ホスピス運動、デス・スタディに早くから取り組み、米国ミネソタ大学「死の教育と研修センター」に研究員として留学。悲嘆、グリーフケア、セルフヘルプグループの研究に取り組む。主な著書・訳書：『死別の悲しみを超えて』（岩波書店）［著］、『亡き子へ』（岩波書店）［編］、『穏やかに死ぬということ』（主婦の友社）［著］、『自殺した子どもの親たち』（青弓社）［著］、『「悲しみ」を超えて生きる』（講談社）［著］、『デス・スタディ』（日本看護協会出版会）［著］ほか。訳書多数。

若山隆良

一九五四年生まれ。一九八四年早稲田大学大学院文学研究科博士課程後期心理学専攻を単位取得退学。臨床心理士。現在、立野心理相談室室長。専修大学人間科学部心理学科兼任講師、明治大学理工学部兼任講師。

主な著書・訳書：『ユングとタロット――元型の旅』（新思索社）［共訳］、『自己理解の心理学――ナースとして燃え尽きないために』（日本看護協会出版会）［著］、『人と心の科学――人間理解と援助の心理学』（八千代出版）［共編著］、『ウィニコット著作集7 精神分析的探求2 狂気の心理学』（岩崎学術出版社）［共訳］、『愛のレッスン――レインと私』（新曜社）［共訳］ほか。

棚瀬多喜雄

一九二九年生まれ。米国ゴシェン大学卒業。道東聖書学院主事を経て、東京杉並区の方南町キリスト教会牧師など、長く牧会活動にかかわる。

主な著書・訳書：『親身に聞く』（すぐ書房）［訳］、『カルバリの愛を知っていますか』（いのちのことば社）［訳］、『しもべとなった王』（日本メノナイト兄弟団文書協会）［訳］、『やみを照らすともしび』（C

LC出版）［訳］、『愛する人が襲われたら?』（新教出版社）［訳］、『殉教者の鏡物語』（シャローム出版）［編訳］、『赦し――新しい人間関係を生み出す』（東京ミッション研究所）［訳］、『平和つくりの道』（いのちのことば社）［編訳］ほか。

岡田 要

一九五三年生まれ。一〇代の頃より世界約九〇か国を巡る。一九八〇年代後半から米国在住。禅を中心に宗教界に身を投ずることも考えたが、海外経済協力基金（現、国際協力銀行）、外務省、世界銀行を経て、国際機関の米州開発銀行に勤務した。がん誤診経験以来、デス・スタディに興味を寄せる。主な著作・訳書：自叙伝『一つの記録として（As a record）』、その他、経済協力関係を中心に著書多数。訳書も外交、宗教、文化など多岐に及ぶ。

小林麻衣子

立教女学院短期大学准教授。一橋大学大学院社会学研究科総合社会科学専攻博士課程修了。博士（社会学）。専門は、近世スコットランド史・政治思想史。主な著作・訳書：『近世スコットランドの王権――ジェイムズ六世と「君主の鑑」』（ミネルヴァ書房）［著］、『大人のためのスコットランド旅案内』（彩流社）［共著］、『はじめて学ぶイギリスの歴史と文化』（ミネルヴァ書房）［共著］、『会計士の歴史』（慶應義塾大学出版会）［共訳］。

五十嵐美奈

社会福祉法人 興望館、地域活動部勤務。立教大学文学部心理学科卒業、東洋英和女学院大学大学院人間科学研究科（死生学専攻）中退。現在、キリスト教系セツルメント（地域福祉施設）で乳幼児保育、学童保育、子育て支援、地域との協働、ボランティア活動推進等に従事。
主な著作・訳書：『癒しとしての痛み』（岩崎学術出版社）［共訳］。

近代《きんだい》ホスピス運動《うんどう》の創始者《そうししゃ》
シシリー・ソンダース 増補新装版《ぞうほしんそうばん》

1989年 10月 15日 第1版第1刷発行 〈検印省略〉
2004年 9月 10日 第1版第4刷発行
2016年 5月 1日 増補新装版第1刷発行

著 シャーリー・ドゥブレイ マリアン・ランキン
監訳 若林一美《わかばやしかずみ》
訳 若林一美 若山隆良《わかやまたかよし》 棚瀬多喜雄《たなせたきお》
岡田《おかだ》 要《かなめ》 小林麻衣子《こばやしまいこ》 五十嵐美奈《いがらしみな》
発行 株式会社 日本看護協会出版会
〒150-0001 東京都渋谷区神宮前5-8-2 日本看護協会ビル4階
〈注文・問合せ / 書店窓口〉 Tel / 0436-23-3271 Fax / 0436-23-3272
〈編集〉 Tel / 03-5319-7171
http://www.jnapc.co.jp
装丁 齋藤久美子
印刷 株式会社スキルプリネット

 ISBN978-4-8180-1939-3